OK食品 NG食品

どちらを食べますか？

○△×

渡辺雄二
Yuji Watanabe

WAVE出版

はじめに

添加物は安全とは言えない

スーパーやコンビニなどには、カレールゥ、ハム・ウインナーソーセージ、ハンバーグ、レトルトカレー、冷凍食品などの加工食品、カップラーメンや袋入りインスタントラーメン、おにぎり、サンドイッチなどの主食、しょうゆ、ドレッシング、焼き肉のたれ、めんつゆなどの調味料、チョコレートやスナック菓子などのお菓子、炭酸飲料やアルコールなどの飲みものと、じつにさまざまな食品が売られていますが、それらはすべて2種類の原材料で製造されています。

一つは、米、大豆、小麦粉、野菜類、果物類、砂糖、塩、しょうゆなどの食品原料です。これらの食品原料は、これまでの人間の長い食の歴史によって、安全と判断されたもので、みんなが安心して食べられるものです。

そして、もう一つが食品添加物です。ただし、食品添加物は食品原料と違って、安全性が確認されているものではありません。安全かどうか、よくわからないまま使われている状況なのです。

これらの添加物について、使用を認可した厚生労働省では「安全性に問題はない」と言っていますが、添加物の安全性は、すべて動物実験によって調べられているだけです。

つまり、人間では調べられていないのです。添加物をえさに混ぜてネズミやイヌなどに食べさせたり、直接投与したりして、その影響を調べているにすぎないのです。

しかし、動物実験でわかるのは「がんができるか」「腎臓や肝臓などの臓器に障害が出るか」「血液に異常が現れるか」「体重が減るか」など、かなりはっきりとわかる症状です。

人間が添加物を摂取したときの微妙な影響、すなわち「舌や歯茎の刺激感」「胃が張ったり、痛んだり、もたれたりなどの胃部不快感」「下腹の鈍痛」「アレルギー」など、自分で訴えないと他人には伝わらない症状は、動物では確かめようがありません。

また、人間が受けるそうした微妙な影響は、添加物が複数使われていたときに現れやすいと考えられます。いろいろな添加物の刺激を、胃や腸などの粘膜が受けることになるからです。

ところが、動物実験では、複数の添加物をあたえるという実験はまったくと言っていいほどおこなわれていません。1品目についてのみ、調べられているだけなのです。つまり、複数の添加物の影響については、まったくわかっていないのです。

カップラーメンやカップ焼きそばなどは、じつに15種類以上もの添加物が使われています。それらが一度に胃の中に入ったとき、どんな影響を受けるのか、そうしたことはまったく調べられていないのです。

発がん性のある添加物が使われている

さらに問題なのは、動物実験で一定の毒性が認められたにもかかわらず、添加物として使用が認められているものが少なくないということです。

たとえば、赤色2号（赤2）という合成着色料は、アメリカでは、動物実験の結果、「発がん性の疑いが強い」という理由で使用が禁止されました。ところが、日本では今も使用が認められ、業務用かき氷シロップなどに使われています。ほかにも、動物実験で発がん性が認められたり、その疑いのある添加物が数多く使われているのです。

また、動物実験で催奇形性《さいきけいせい》（胎児に障害をもたらす毒性）が認められたり、血液に異常を起こしたり、腎臓や肝臓などに障害をもたらす結果が得られているにもかかわらず、使用が認められているものもたくさんあります。

とくに最近、盛んに使われている添加物で要注意のものがあります。それは、ダイエット食品・飲料に使われている合成甘味料のスクラロース、アセスルファムK（カリウム）、アスパルテームです。

スクラロースは、猛毒のダイオキシンや農薬のDDTと同じく、有機塩素化合物の一種であり、ネズミを使った実験では免疫力を低下させることが示唆されています。

また、アセスルファムKは、イヌを使った実験で肝臓に対するダメージや免疫力の低下を示唆する結果が得られています。アスパルテームは、ネズミを使った実験で白血病やリンパ腫を起こすことがわかっています。

しかし、これらの合成甘味料は、カレールウ、ベーコン、梅干、スナック菓子、炭酸飲料など多くの食品に使われているのです。

消費者は防衛策を取る必要あり

なぜ、こんな状況になっているかというと、厚生労働省が、消費者の健康よりも、業者の都合を優先させているからです。それらの添加物の使用を禁止すると、日本やアメリカなどの企業の中では、営業活動が困難になってしまうところが出てきます。それを回避するため、使用を認め続けているのです。この状況は、添加物が盛んに使われるようになった1950年代以降、ずっと続いています。

したがって、消費者としては、自分の、そして家族の健康や生命を守るために、防衛策を取っていかなければなりません。

その防衛策とは、発がん性やその疑いがあったり、肝臓や腎臓などにダメージを与えたり、免疫力を低下させるなどの危険性の高い添加物を拒否することです。

本書では、危険性の高い添加物を含む製品を×（NG食品）と判定し、添加物を含まない、または安全性の高い添加物を少しだけ含む製品を○（OK食品）と判定しています。

これらを参考にされて、スーパーやコンビニなどでの買いものをしていただければと思います。

OK食品 NG食品 どちらを食べますか？ ○もくじ

第3章 有名な主食系食品

第4章 必須の調味料

第5章 おいしいお菓子

第6章 よく買う飲みもの

第7章 添加物の基礎知識

●なお、本書に出でくるデータは、『第7版　食品添加物公定書解説書』（廣川書店）、『既存天然添加物の安全性評価に関する調査研究』（日本食品添加物協会）、『天然添加物の安全性に関する文献調査』（東京都生活文化局）、『第3版および第4版食品添加物の実際知識』（谷村顕雄著、東洋経済新報社）、『アセスルファムカリウムの指定について』『スクラロースの指定について』（厚生労働省行政情報）、『がんになる人 ならない人』（津金昌一郎著、講談社）、『IARC Monographs evaluate consumption of red meat and processed meat』（WHO PRESS RELEASE No.240）、『Sugar-and Artificially Sweetened Beverages and the Risks of Incident Stroke and Dementia: A Prospective Cohort Study』（Stroke. published online April,20,2017）などを参考にしています。
●また、本書中には読者の理解のために商品写真を掲載しておりますが、本書はあくまでも商品比較を趣旨として著作されたものです。

［本書の見方］

× — NG食品

発がん性またはその疑いがあるなど、危険性の高い添加物を含む食品。または、あまりにも多くの添加物が使われているため、胃や腸などに悪影響をおよぼすと考えられる食品。

○ — OK食品

添加物が使われていない食品。または、安全性の高い添加物が1～3品目程度使われている食品。

△ — NGとOKの中間の食品

危険性が高い添加物は使われていないが、添加物が複数使われている食品。または、一括名表示の添加物が使われている食品。一括名表示の添加物とは、酸味料、調味料、pH調整剤、膨張剤などで（第7章参照）、具体名（物質名）が表示されない添加物ですが、それほど危険性は高くないものです。

それから、カラメル色素を含む食品は、本書では△としました。カラメル色素はⅠ～Ⅳの4種類あり、カラメルⅢとⅣには発がん性物質が含まれています。一方、カラメルⅠとカラメルⅡには発がん性物質は含まれず、それほど危険ではありません。ただし「カラメル色素」としか表示されないため、どれが使われているのかわからず、カラメルⅠとカラメルⅡが使われている可能性もあるので△としました。

第1章

定番の人気食品

◉子どもが大好きなカレーがみんなの免疫力を下げる!?

✕ こくまろカレー 中辛

●ハウス食品

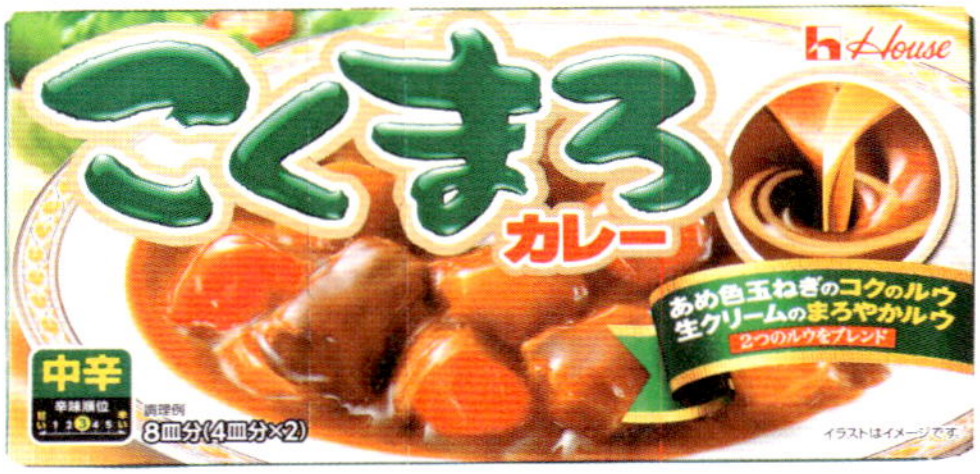

もっともポピュラーなカレールゥですが、合成甘味料のスクラロースが添加されているのでNGです。スクラロースは、有機塩素化合物の一種。

有機塩素化合物の仲間は、基本的には毒性物質であり、農薬のDDTやBHC、ダイオキシンなどがよく知られています。

スクラロースを5%含むえさをラットに4週間食べさせた実験で、脾臓《ひぞう》や胸腺《きょうせん》（リンパ球を成長させる器官）のリンパ組織に萎縮《いしゅく》が見られました。**つまり、リンパ球が減って免疫力が低下する心配があるということ。**体内で分解されないため、血流に乗って全身に行きわたり「人体汚染」を起こします。

★食品原料　食用油脂(牛脂豚脂混合油、パーム油)、小麦粉、でんぷん、食塩、カレーパウダー、砂糖、ソテーカレーペースト、オニオンパウダー、玉ねぎ加工品、ごまペースト、香辛料、全粉乳、脱脂大豆、ガーリックパウダー、デキストリン、たん白加水分解物、粉末みそ、酵母エキス加工品、ぶどう糖、ローストガーリックパウダー、チーズ加工品、濃縮生クリーム、香味野菜風味パウダー、チーズ　**★添加物**　調味料(アミノ酸等)、カラメル色素、乳化剤、酸味料、香料、甘味料(スクラロース)、香辛料抽出物　**★アレルギー表示**　乳成分、小麦、ごま、大豆

△ ゴールデンカレー 中辛

●ヱスビー食品

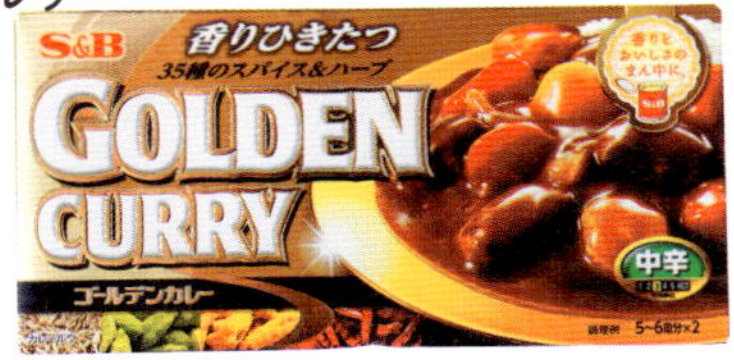

★食品原料　小麦粉（国内製造）、パーム油・なたね油混合油脂、砂糖、食塩、カレー粉、でん粉、酵母エキス、香辛料、焙煎香辛料（香辛料、コーン油）、ハーブオイル、たん白加水分解物（ゼラチン）、ソースパウダー
★添加物　調味料（アミノ酸等）、カラメル色素、酸味料
★アレルギー表示　小麦、大豆、りんご、ゼラチン

合成甘味料は添加されていません。調味料（アミノ酸等）は、大量に摂取すると、人によっては顔や腕に灼《しゃく》熱感《ねっかん》やしびれ、動《どう》悸《き》などを感じることがあります。**カラメル色素は、ヱスビー食品によると、安全性の高いカラメルⅠを使用しているとのこと。**

× カレー絶品 コクを愉しむ 中辛

●江崎グリコ

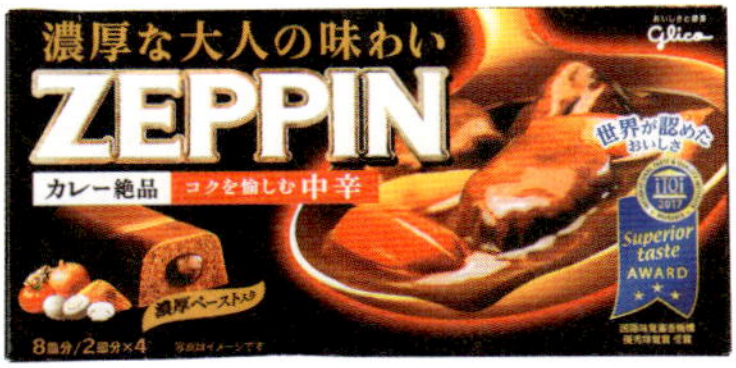

★食品原料　食用油脂（牛脂、ラード、パーム油）、小麦粉、コーンスターチ、カレー粉、食塩、砂糖、チキンブイヨン等　**★添加物**　調味料（アミノ酸等）、グリセリン、カラメル色素、乳化剤、酸味料、香料、甘味料（アセスルファムK、スクラロース）、香辛料抽出物　**★アレルギー表示**　乳成分、小麦、大豆、鶏肉、豚肉、りんご

スクラロースに加えて、合成甘味料のアセスルファムK（カリウム）が添加されています。自然界にない化学合成物質であり、3％含むえさをイヌに2年間食べさせた実験で、**肝臓障害の際に増えるGPTが増加し、リンパ球が減少**しました。

●どれも極めて危険ではないが安全と言える製品もない

△

北海道シチュー クリーム

●ハウス食品

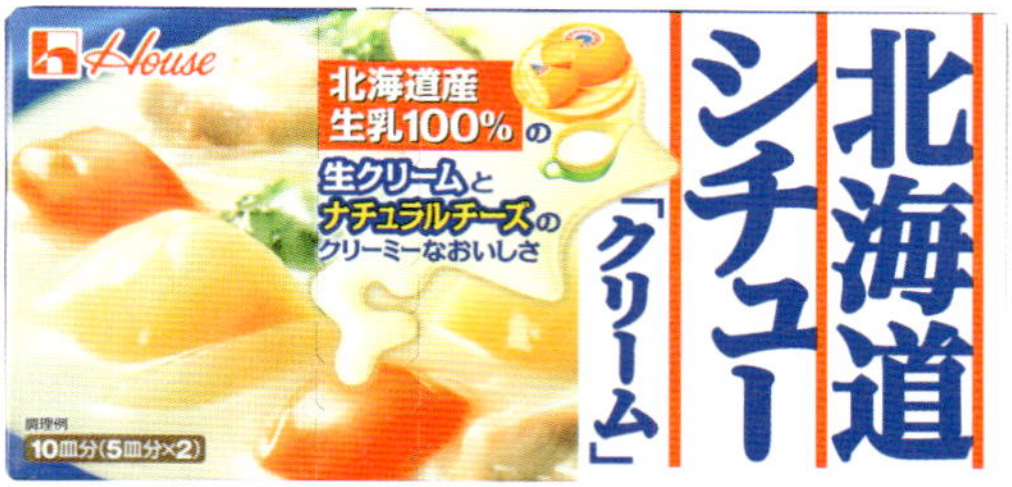

乳化剤は、水と油など混じりにくい液体を混じりやすくするもので、全部で13品目あります。

そのうち6品目は安全性に問題ありませんが、その他のものについては不安な面があります。

香料は、合成が約150品目、天然が約600品目ありますが、具体名（物質名）が表示されていません。

酸味料は、乳酸やクエン酸など25品目程度ありますが、毒性の強いものは見当たりません。香辛料抽出物は、安全性に問題なし。

★食品原料　食用油脂（牛脂豚脂混合油、パーム油）、小麦粉、砂糖、食塩、脱脂粉乳、でんぷん、ナチュラルチーズ、生クリーム、デキストリン、オニオンパウダー、麦芽糖、クリーミングパウダー、酵母エキス、濃縮生クリーム、チーズ加工品、ポークエキス、香辛料、玉ねぎ加工品、調味油、チキンエキス、乳等加工品、焦がしバターオイル、スイートコーンパウダー、ガーリックパウダー、香味野菜風味パウダー　★添加物　調味料（アミノ酸等）、乳化剤、香料、酸化防止剤（ビタミンE、ビタミンC）、酸味料、香辛料抽出物　★アレルギー表示　乳成分、小麦、大豆、鶏肉、豚肉

△ とろけるシチュークリーム

●エスビー食品

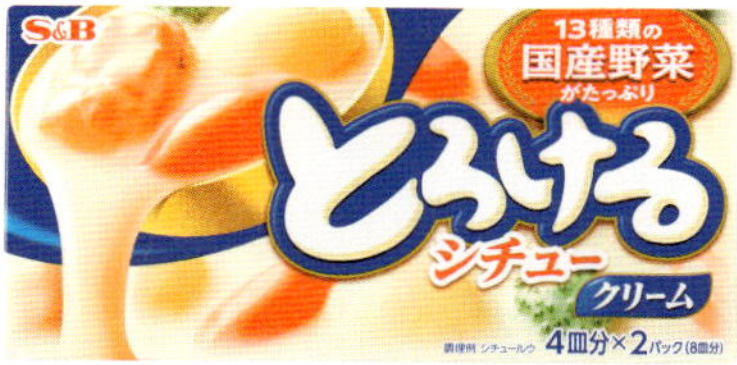

★食品原料　パーム油・なたね油混合油脂（国内製造）、小麦粉、砂糖、でん粉、食塩、デキストリン、白菜エキスパウダー、クリーミングパウダー、ミルクパウダー、ポークエキスパウダー、チキンエキスパウダー、野菜ブイヨンパウダー、キャベツエキスパウダー等　★添加物　調味料（アミノ酸等）、乳化剤、香料　★アレルギー表示　小麦、乳成分、大豆、鶏肉、豚肉

この製品には調味料（アミノ酸等）、乳化剤、香料が使われています。

乳化剤と香料は一括名の表示のみで、具体名（物質名）が表示されていないので、この点が不安要因になっています（「一括名表示については221ページに詳述」）。

△ シチューオンライス

●ハウス食品

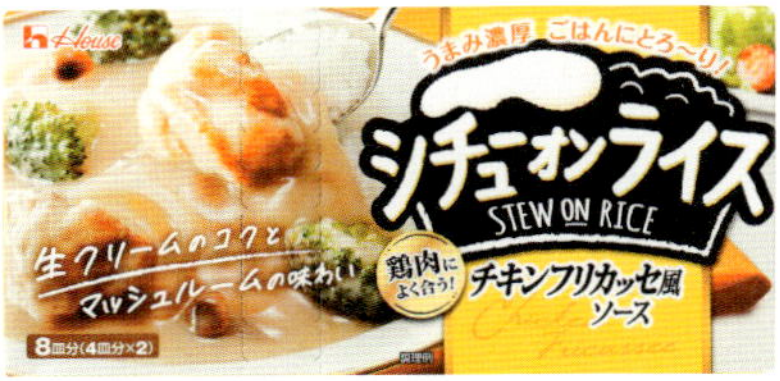

★食品原料　食用油脂（牛脂豚脂混合油（国内製造）、パーム油）、小麦粉、砂糖、食塩、デキストリン、でんぷん、脱脂粉乳、生クリーム、オニオンパウダー等　★添加物　調味料（アミノ酸等）、酸味料、乳化剤、カラメル色素、酸化防止剤（ビタミンE、ビタミンC）、香料、香辛料抽出物　★アレルギー表示　乳成分、小麦、大豆、鶏肉、豚肉、ゼラチン

右ページの「北海道シチュークリーム」と原材料は似ています。**ただし、クリームシチュールゥですが、なぜかカラメル色素が使われています。**

酸化防止剤のビタミンEとビタミンCは、安全性に問題はありません。

◉世界保健機関が認めた「がんになりやすい食品」

✕ 朝のフレッシュロースハム

●伊藤ハム

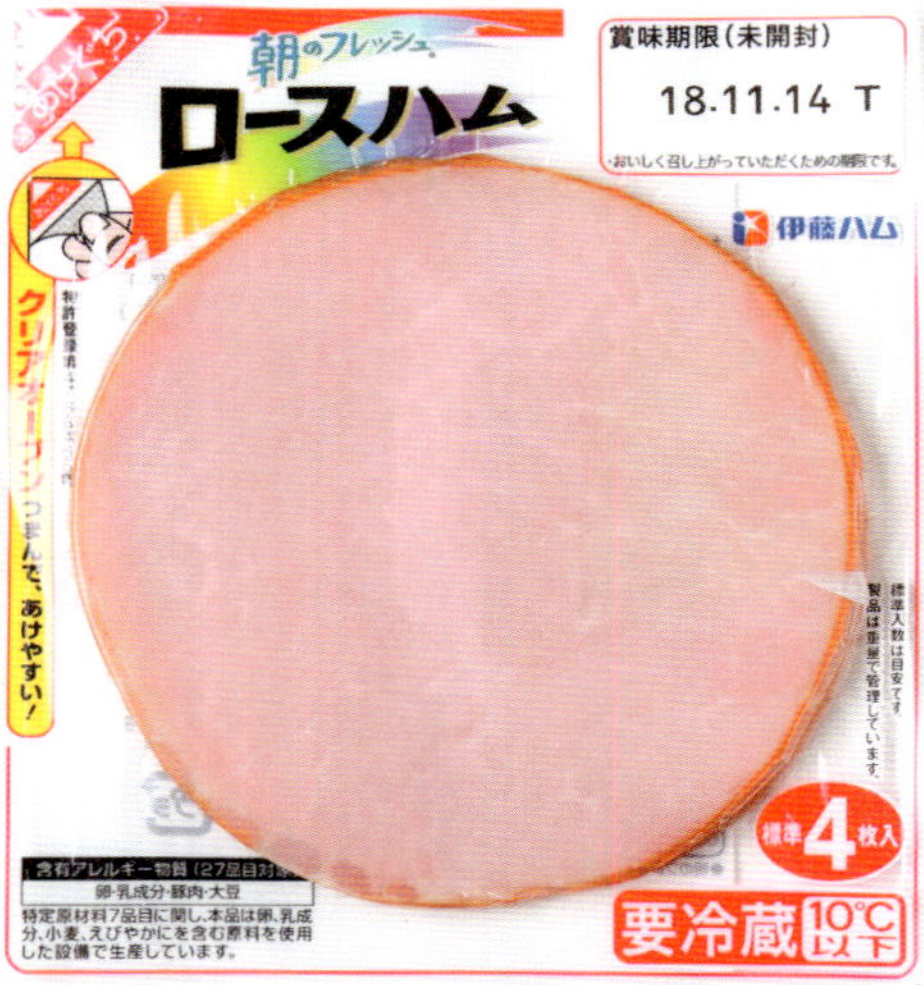

世界保健機関（ＷＨＯ）の国際がん研究機関（ＩＡＲＣ）は、２０１５年10月「ハムやソーセージなどの加工肉を食べると、大腸がんになりやすくなる」と発表しました。**これらの加工肉を１日50ｇ食べると、結腸や直腸のがんになるリスクが18％高まるとのこと。**

肉をきれいな色に保つ目的で添加されている発色剤の亜硝酸Na（ナトリウム）は、肉に多く含まれるアミンという物質と反応し、ニトロソアミン類という発がん性物質に変化します。

そのため、毎日ハムなどを食べていると、がんが発生しやすくなると考えられます。

★食品原料　豚ロース肉、糖類（水あめ、砂糖）、卵たん白、植物性たん白、食塩、乳たん白、ポークエキス調味料　★添加物　調味料（有機酸等）、リン酸塩（Na）、増粘多糖類、カゼインNa、酸化防止剤（ビタミンC）、発色剤（亜硝酸Na）、コチニール色素、香辛料抽出物

★アレルギー表示　卵、乳成分、豚肉、大豆

○ トップバリュ グリーンアイ ロースライス

●イオン

★食品原料 豚ロース肉（アメリカ）、乳たん白、糖類（水あめ、砂糖）、食塩、たん白加水分解物（乳成分・豚肉を含む）、酵母エキス、香辛料
★添加物 卵殻カルシウム、香辛料抽出物
★アレルギー表示 「卵、乳、豚肉」の成分を含んだ原材料を使用しています

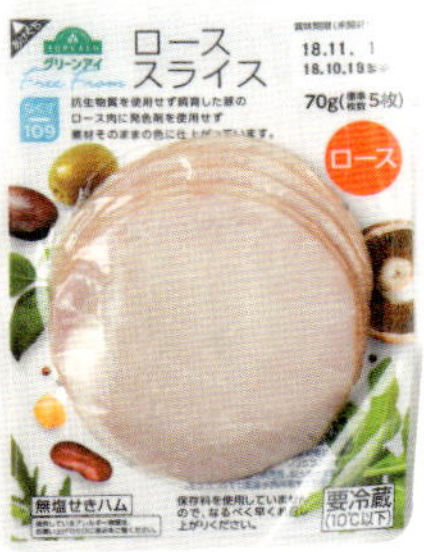

発色剤の亜硝酸Naは添加されていないので、ニトロソアミン類ができる心配はありません。**卵殻カルシウムは、卵の殻から得られたものであり、安全性に問題はありません。**香辛料抽出物は香辛料から抽出された成分で、これも安全性に問題なし。

× ロースハム

●丸大食品

★食品原料 豚ロース肉、還元水あめ、卵たん白、植物性たん白、食塩、ポークブイヨン、昆布エキス、たん白加水分解物
★添加物 リン酸塩（Na）、増粘多糖類、調味料（アミノ酸等）、酸化防止剤（ビタミンC）、発色剤（亜硝酸Na）、カルミン酸色素、香辛料抽出物
★アレルギー表示 卵、乳、大豆、豚肉

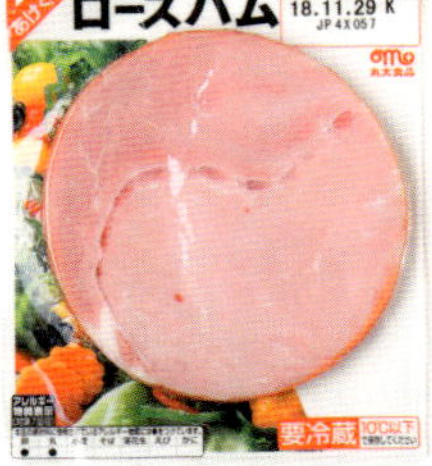

発色剤の亜硝酸Naが添加されているので、発がん性のあるニトロソアミン類ができ、がんになるリスクを高めると考えられます。また、**リン酸塩（Na）を多くとると、血液中のカルシウムが少なくなり、骨が弱くなる**心配があります。

●亜硝酸Naの有無が食の安全度を決める！

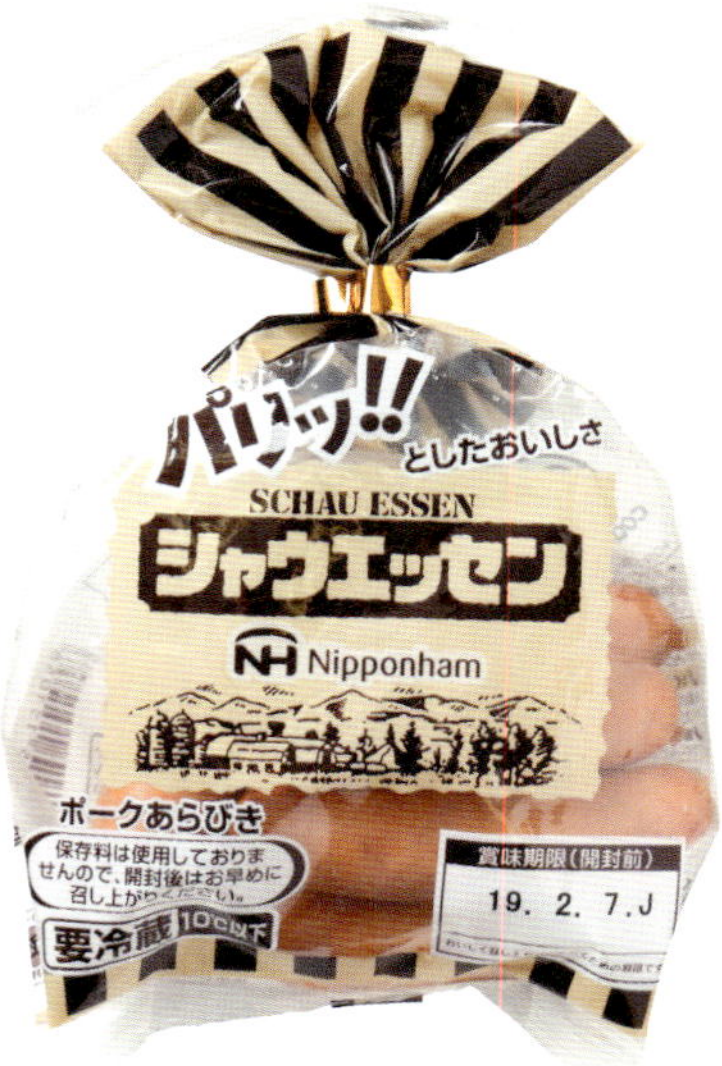

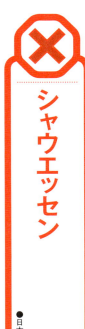

シャウエッセン

●日本ハム

発色剤の亜硝酸Naが添加されているため、発がん性のあるニトロソアミン類ができ、がんになるリスクを高めると考えられます。また、リン酸塩（Na）も添加されています。多くとりすぎると、血液中のカルシウムが少なくなり、骨が弱くなる心配があります。

酸化防止剤のビタミンCが添加されていますが、抗酸化作用を利用し、ニトロソアミン類ができるのを防ぐためです。**しかし、十分に防ぐことはできないので、ニトロソアミン類は発生してしまいます。**とくに酸性状態の胃の中で、ニトロソアミン類が発生しやすいとされています。

★食品原料　豚肉、豚脂肪、糖類（水あめ、ぶどう糖、砂糖）、食塩、香辛料

★添加物　リン酸塩（Na）、調味料（アミノ酸）、酸化防止剤（ビタミンC）、発色剤（亜硝酸Na）

ウインナーソーセージ

○ セブンプレミアム 無塩せき ポークウインナー

●セブン&アイ・ホールディングス

★食品原料　豚肉、豚脂肪、還元水あめ、大豆たん白、食塩、水あめ、ポークエキス、たん白加水分解物、醸造酢、しいたけエキス、酵母エキス、マッシュルームエキス、香辛料、コラーゲン　**★添加物**　貝カルシウム、香辛料抽出物　**★アレルギー表示**　大豆、豚肉

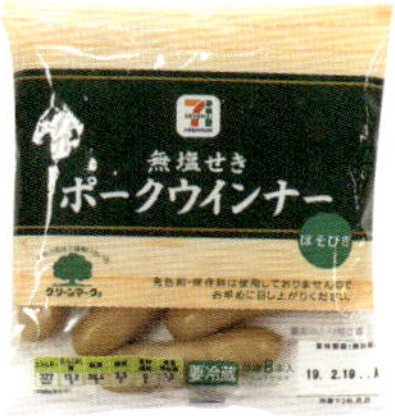

発色剤の亜硝酸Naは添加されていないので、ニトロソアミン類ができる心配はありません。**貝カルシウムは、貝殻から得られたものであり、安全性に問題はありません。**香辛料抽出物は、コショウやニンニクなどの香辛料から得られたものです。

× アルトバイエルン

●伊藤ハム

★食品原料　豚肉、豚脂肪、糖類（水あめ、砂糖）、食塩、香辛料
★添加物　調味料（アミノ酸等）、リン酸塩（Na）、酸化防止剤（ビタミンC）、pH調整剤、発色剤（亜硝酸Na）　**★アレルギー表示**　豚肉

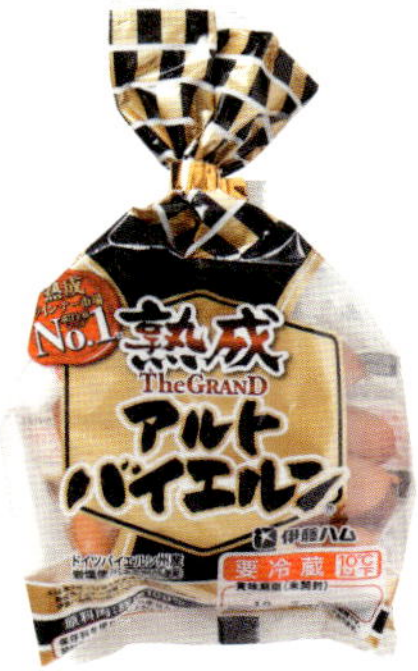

「シャウエッセン」と同様に**亜硝酸Naが添加されているので、発がん性のあるニトロソアミン類ができ、がんになるリスクを高める**と考えられます。リン酸塩（Na）を多くとると、血液中のカルシウムが少なくなって、骨が弱くなる心配があります。

●×の製品は少ないが、△の製品はそこそこある

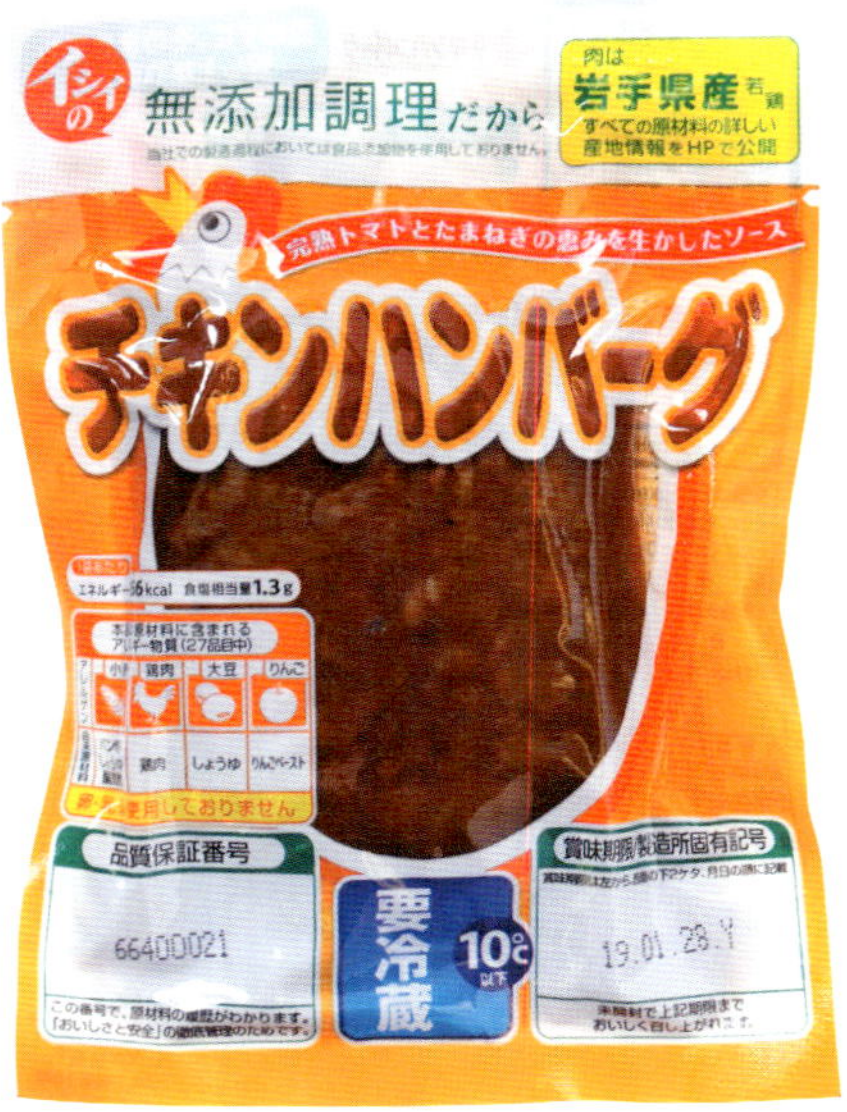

○ イシイのチキンハンバーグ

●石井食品

添加物は表示されていません。

しかし、気になるのは原材料のパン粉などに添加物が使われていないかということ。**原材料に添加物が使われていても、最終食品に残存した量が微量で、効果が発揮されない場合「キャリーオーバー」ということで表示しなくてもよいからです。**

パン粉の原材料は「小麦粉・砂糖・イースト・食塩」との表示。石井食品に確認すると、「パン粉は表示のもののみ使っている。ウスターソースはカラメル色素などの添加物は使われていない。トマトペーストやりんごペーストにも添加物は使われていない」とのこと。

★食品原料　鶏肉、たまねぎ、パン粉（小麦を含む）、ウスターソース、砂糖、しょうゆ（大豆・小麦を含む）、水あめ、食塩、香辛料、醸造酢（小麦を含む）、揚げ油（なたね油）、ソース[ウスターソース、砂糖、トマトペースト、たまねぎ、しょうゆ（大豆・小麦を含む）、醸造酢（小麦を含む）、でん粉、りんごペースト、食塩、香辛料]

★添加物　なし　★アレルギー表示　小麦、鶏肉、大豆、りんご

ハンバーグ

△

マルシンハンバーグ

●マルシンフーズ

★食品原料　食肉等(鶏肉、豚肉、牛肉、豚脂肪)、たまねぎ、つなぎ(パン粉、でん粉、粉末状大豆たん白)、食用油脂、粒状大豆たん白、粗ゼラチン、食塩、トマトケチャップ、チキンエキス調味料、砂糖、香味調味料、香辛料、コラーゲンパウダー、醸造酢　**★添加物**　調味料(アミノ酸等)、pH調整剤、グリシン、リン酸塩(Na)　**★アレルギー表示**　乳、小麦

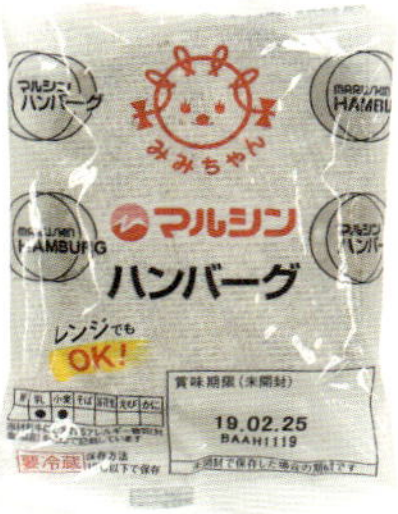

pH《ペーハー》調整剤は、酸性度とアルカリ度を調整するもので、毒性の強いものは見当たりません。グリシンは、アミノ酸の一種で、白色レグホンやモルモットを使った実験では、毒性が認められていますが、人間に対しては毒性はないようです。

△

チキンハンバーグ

●丸大食品

★食品原料　鶏肉、たまねぎ、つなぎ(パン粉、でん粉)、還元水あめ、食塩、マヨネーズ、チキンエキス、香辛料、コラーゲンパウダー、ポークエキス、ソース[砂糖、しょうゆ、野菜ペースト、ポークエキス、植物油脂、醸造酢、食塩、チキンエキス、トマトソースパウダー、香辛料、たん白加水分解物]　**★添加物**　調味料(アミノ酸等)、加工でん粉、カラメル色素、増粘剤(加工でん粉)]　**★アレルギー表示**　一部に卵、乳成分、小麦、牛肉、大豆、鶏肉、豚肉、りんご、ゼラチンを含む

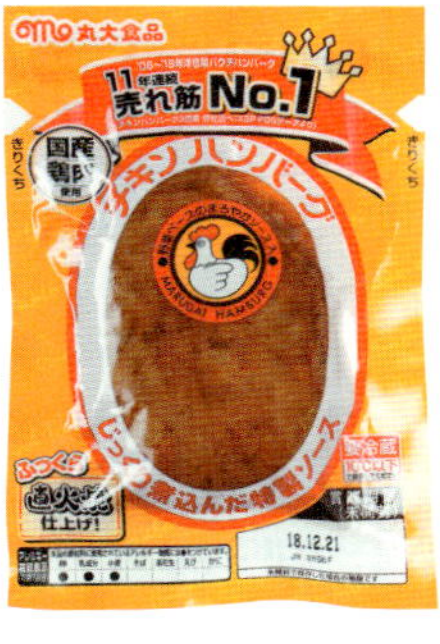

カラメル色素は、カラメルI～Ⅳの4種類あり、**カラメルⅢとカラメルⅣには、発がん性物質が含まれていますが、I～Ⅳのどれが使われているのか不明。**加工でん粉は、でん粉をもとにつくられ11品目ありますが、すべてが安全とは言えない状態。

◉「添加物不使用」が社是！石井食品の安全度が際立つ

イシイのおべんとうクン ミートボール

●石井食品

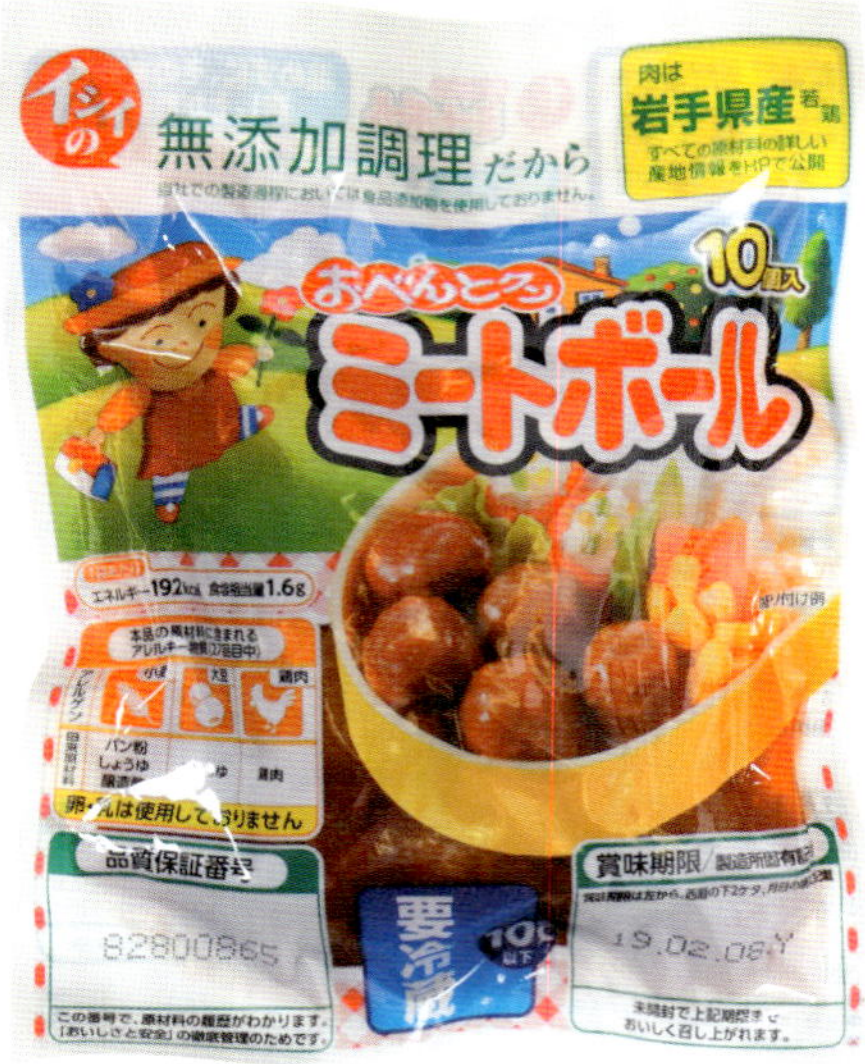

この製品にも添加物は使われていません。石井食品は、千葉県船橋市に本社がありますが、無添加調理を標榜している会社です。**同社のホームページには、「当社での製造過程においては、食品添加物を使用しておりません」と書かれています。**

さらに「食品添加物を使用しない商品は、素材そのものの味や香りが生きています。そこで、原材料選びが重要です。当社では、野菜や肉などは産地を選び、育て方を確認した厳選素材を使用しております」とも。同社製品のおいしさは、添加物に頼らない企業姿勢の賜物のようです。

★食品原料　鶏肉、たまねぎ、つなぎ[パン粉（小麦を含む）、でん粉]、砂糖、しょうゆ（大豆・小麦を含む）、しょうが汁、食塩、水あめ、醸造酢（小麦を含む）、揚げ油（なたね油）、ソース[砂糖、トマトペースト、醸造酢（小麦を含む）、みりん、しょうゆ（大豆・小麦を含む）、でん粉、食塩、香辛料]
★添加物　なし　★アレルギー表示　小麦、大豆、鶏肉

△ トマトソース味ミートボール

●丸大食品

★食品原料　鶏肉、たまねぎ、パン粉、砂糖、トマトケチャップ、食塩、しょうゆ、マヨネーズ、香辛料、チキンエキス、ポークエキス、ソース[トマトケチャップ、砂糖、野菜ペースト、発酵調味料、しょうゆ、水あめ、醸造酢、りんご、食塩、トマトエキス、果糖ぶどう糖液糖、酵母エキス]　★添加物　調味料（有機酸等）、加工でん粉、増粘剤（加工でん粉）、調味料（アミノ酸等）　★アレルギー表示　卵、乳、小麦、牛肉、ゼラチン

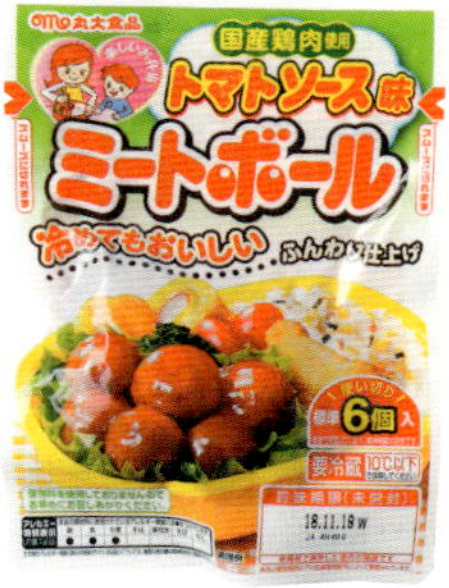

調味料（有機酸等）は、コハク酸やクエン酸Ca（カルシウム）などの酸をメインとしたもの。**毒性の強いものは見当たりませんが、具体的に何が使われているのかわかりません。**このほかに、加工でん粉と調味料（アミノ酸等）が使われています。

△ 温めいらずのミートボール

●伊藤ハム

★食品原料　食肉等（鶏肉、豚脂肪、牛脂肪）、たまねぎ、つなぎ（パン粉、卵白、粉末状植物性たん白）、揚げ油（植物油脂）、粒状植物性たん白、砂糖、食塩、穀物酢、香辛料、酵母エキス、ソース[トマトベースソース、野菜・果実ミックスジュース]　★添加物　加工でん粉、調味料（アミノ酸等）、増粘剤（加工でん粉、増粘多糖類）、香料　★アレルギー表示　卵、乳成分、小麦、牛肉、豚肉、大豆、りんご、オレンジ

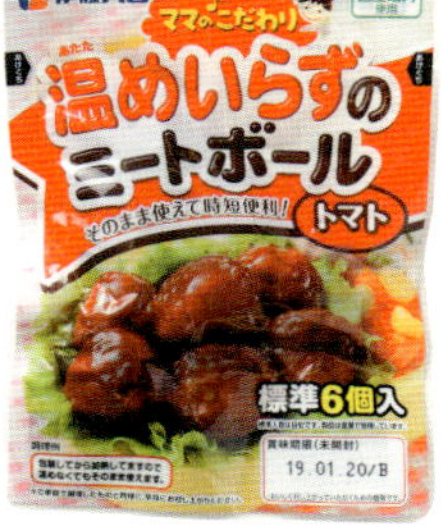

増粘《ぞうねん》多糖類《たとうるい》は、植物や海藻、細菌などから抽出された粘性のある多糖類です。**毒性の強いものはそれほどありません。**

香料は、合成が約150品目、天然が600品目ありますが、具体名（物質名）が表示されていません。

◉△が多いジャンルの中で食べてもいい商品があった

△

あさげ

●永谷園

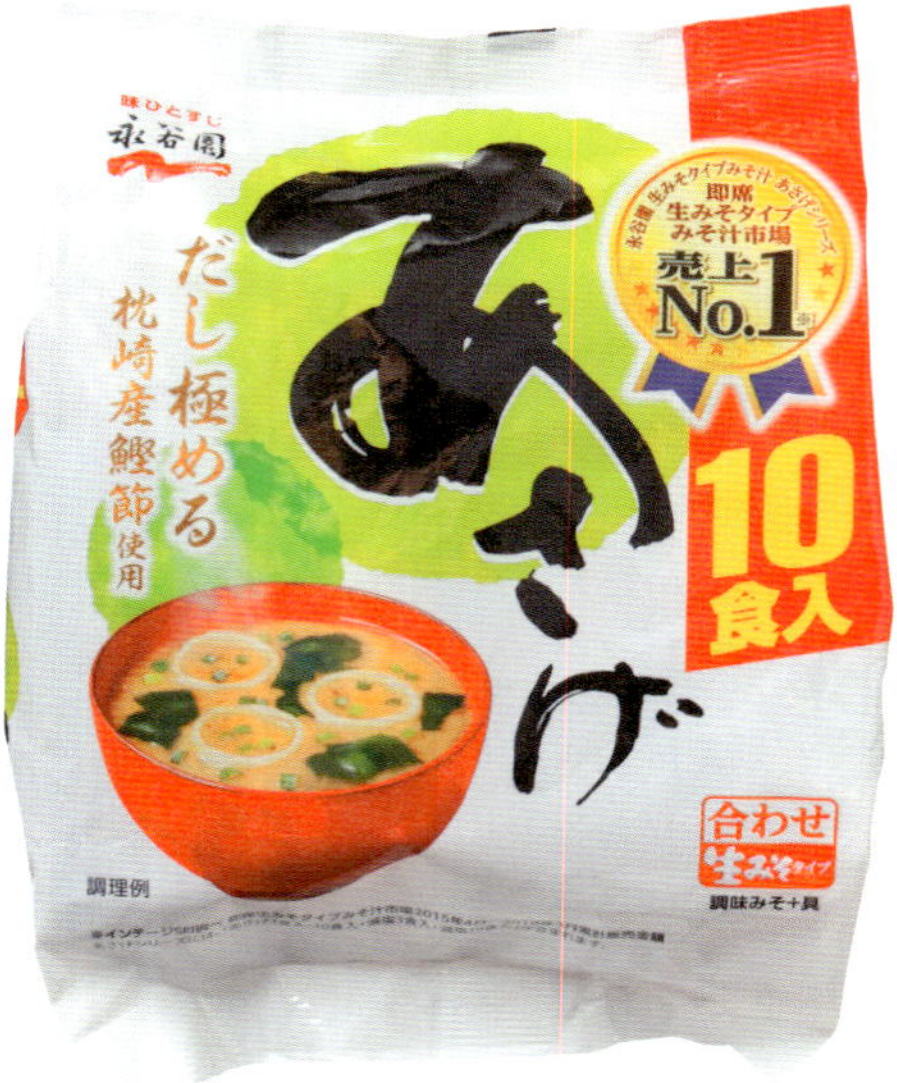

酒精とはエチルアルコールのことで、デンプンや糖蜜を発酵させた後、蒸留して得られたもの。保存性を高める目的で添加されていますが、安全性に問題はありません。酸化防止剤のビタミンEとクエン酸も安全性に問題なし。

調味料（アミノ酸等）は、L-グルタミン酸Naをメインとしたもの。L-グルタミン酸Naは、昆布に含まれるうま味成分で、現在はサトウキビなどを原料に、発酵法によって製造されています。**動物実験で毒性はほとんど見られませんが、人間が一度に大量に摂取すると、腕や顔に灼熱感を覚えたり、動悸を感じたりすることも。**

★食品原料　調味みそ:米みそ（大豆を含む）、食塩、昆布エキス、鰹エキス、鰹節粉、煮干粉、酵母エキス、具:わかめ、ふ（小麦を含む）、調味顆粒（鰹節粉、デキストリン、煮干粉、食塩）、乾燥ねぎ　★添加物　酒精、調味料（アミノ酸等）、酸化防止剤（ビタミンE）、クエン酸

○ アマノフーズ 国産野菜のおみそ汁 ほうれん草

●アサヒグループ食品

★食品原料　米みそ、ほうれんそう、ねぎ、かつおエキス、デキストリン、わかめ、酵母エキスパウダー、しいたけエキスパウダー、かつお節粉末、こんぶ粉末　**★添加物**　酸化防止剤（ビタミンE）　**★アレルギー表示**　一部に小麦・大豆を含む

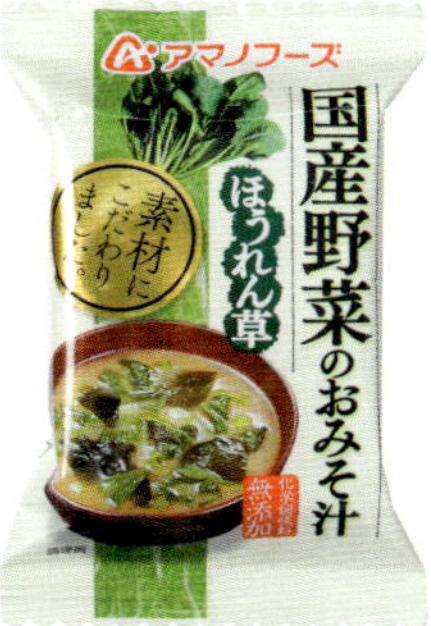

調味料（アミノ酸等）が添加されていない、珍しい即席みそ汁。**ビタミンEは、もともとは植物油や小麦胚芽などに多く含まれるビタミンの一種で、抗酸化作用があります。**安全性に問題なし。デキストリンは、ぶどう糖がいくつも結合したもの。

△ タニタ食堂監修のみそ汁なす

●マルコメ

★食品原料　調味みそ［米みそ、豆みそ、かつお節粉末（かつお節、宗田かつお節）、昆布エキス、たん白加水分解物、かつおエキス、いわし煮干粉末、麦みそ、昆布粉末］、具（めかぶと小葱）［めかぶ、ごま、ねぎ、とうふ］、具（ぎんぴら風）［ごぼう、ごま、ねぎ、人参、油あげ］　**★添加物**　酒精、調味料（アミノ酸等）、凝固剤、膨張剤、酸化防止剤（V.E）　**★アレルギー表示**　大豆、ごま、乳成分、小麦

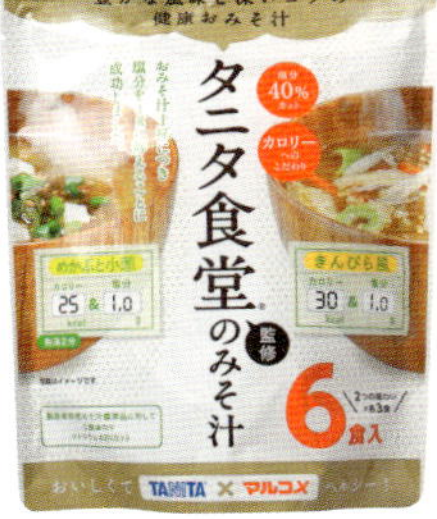

調味料（アミノ酸等）が添加されている上、凝固剤や膨張《ぼうちょう》剤《ざい》が使われています。凝固剤は、具の豆腐の製造に使われているもので、安全性にほとんど問題なし。**膨張剤は、具の油揚げの製造に使われています。**危険性の高いものはほぼありません。

●高級品だからといって安全なわけではない！

△ まぜるだけのスパゲッティソース バジル

●エスビー食品

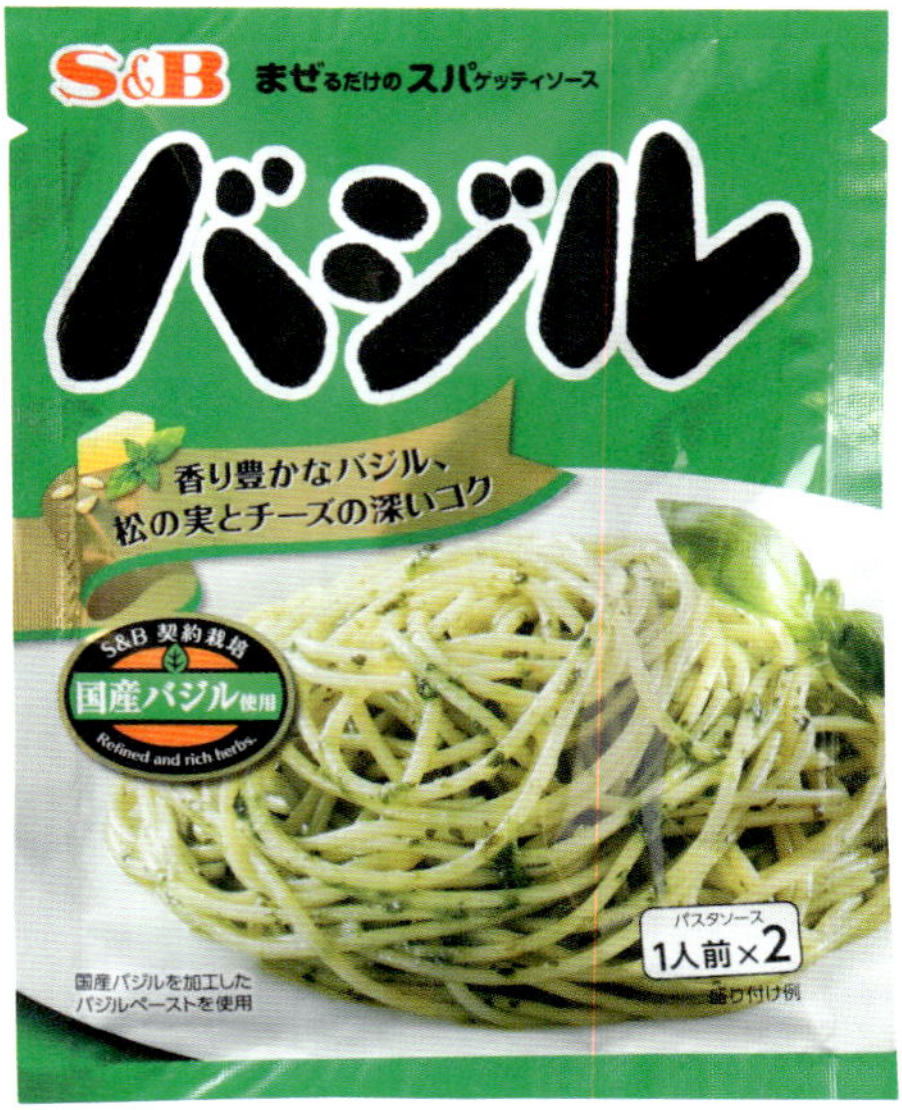

乳酸Naは乳酸にナトリウムを結合させたもので、安全性に問題なし。クチナシ色素はクチナシの実から抽出された色素で、黄色素、赤色素、青色素があります。赤色素と青色素は、動物実験ではほとんど毒性は認められていません。

黄色素の場合、ラットに体重1kgあたり0・8〜5gを経口投与した実験で下痢《げり》が見られ、肝臓の出血と肝細胞の壊死《えし》も認められました。**黄色素に含まれるゲニポサイドという物質が腸内で変化し、毒性を発揮すると考えられています。**この投与量は、体重が50kgの成人に単純換算すると40〜250gという大量になります。

★食品原料　バジルペースト（バジル、ショートニング）、オリーブオイル、ガーリックソテー、チーズパウダー、デキストリン、食塩、ショートニング（なたね油、パーム油）、松の実、パセリ

★添加物　乳酸Na、調味料（アミノ酸等）、クチナシ色素、香料、酸化防止剤（V.E）

★アレルギー表示　乳成分、大豆

パスタソース

✕ 青の洞窟 2種のチーズのカルボナーラ

●日清フーズ

★食品原料　ショルダーベーコン、ショートニング、チーズ、卵黄、砂糖、でん粉、生クリーム、食塩、脱脂粉乳、香辛料
★添加物　増粘剤（加工でん粉、キサンタンガム）、調味料（アミノ酸等）、カゼインNa、リン酸塩（Na、K）、フィチン酸、クチナシ色素、発色剤（亜硝酸Na）、アナトー色素
★アレルギー表示　卵、乳成分、豚肉

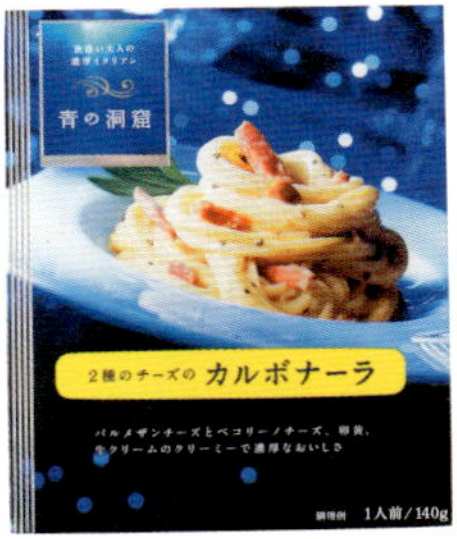

高級パスタソースですが、おススメできません。**発色剤の亜硝酸Naが添加されたショルダーベーコンが使われているからです。**原材料名の最初にショルダーベーコンが書かれているので、いちばん多い食品原料ということです。

△ マ・マー トマトの果肉たっぷりのミートソース

●日清フーズ

★食品原料　野菜（たまねぎ、トマト、にんじん、にんにく）、トマトペースト、食肉（牛肉、豚肉）、砂糖、食塩、植物油脂、酵母エキス、ブロード、香辛料　★添加物　加工でん粉、調味料（アミノ酸等）　★アレルギー表示　牛肉、大豆、鶏肉、豚肉

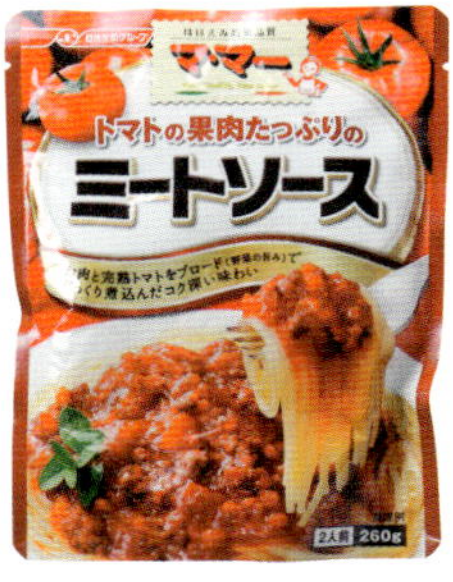

加工でん粉は、デンプンに化学処理を施し、酸化デンプンなどに変えたもので11品目あります。内閣府の食品安全委員会は「安全性に懸念がないと考えられる」と言っていますが、**発がん性や生殖毒性に関して試験データのない品目もあります。**

◉利便性と引き換えに添加物を投入したら△の製品が多めに

△ ボンカレーゴールド 中辛

●大塚食品

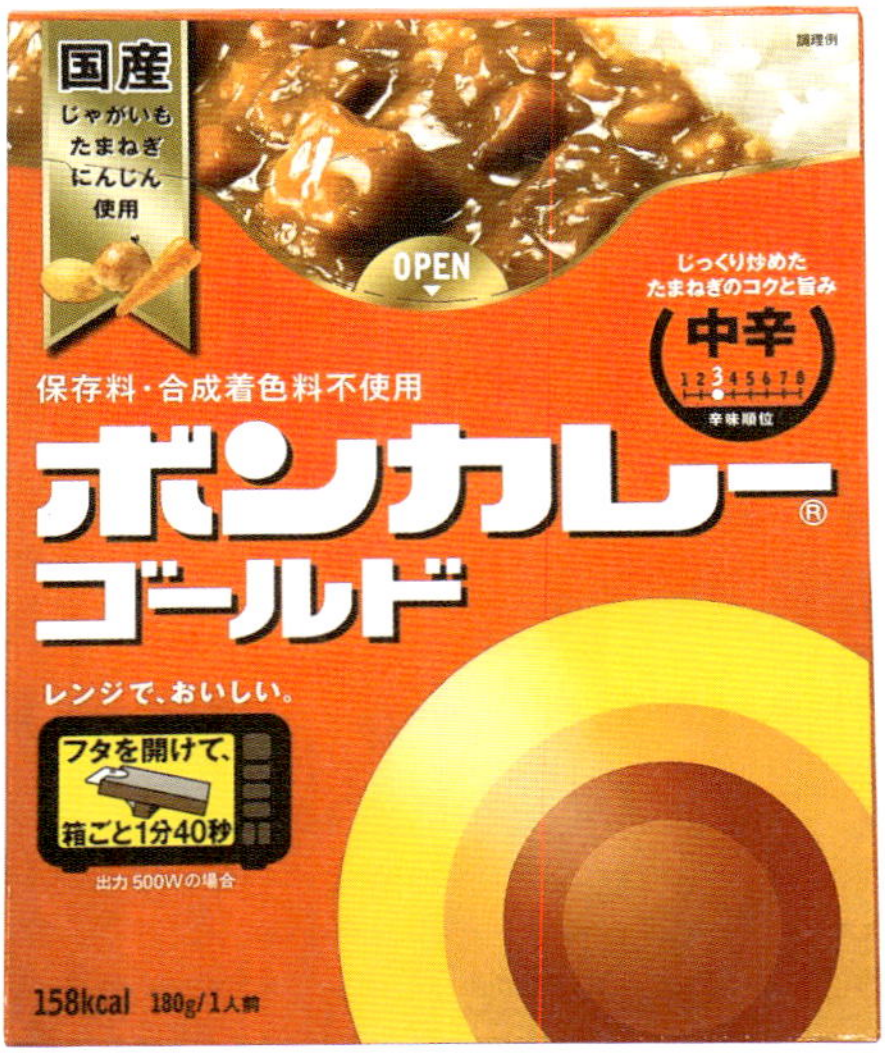

レトルトカレーはとても便利ですが、心配な点があります。**ほとんどの製品にカラメル色素が使われていて、この製品もそうです。**そのほか、調味料（アミノ酸等）、加工デンプン、酸味料、香料などが使われています。

酸味料は、クエン酸や乳酸など25品目程度あります。もともと食品に含まれる酸が多く、毒性の強いものは見当たりません。

なお「乳等を主要原料とする食品」とは、乳脂肪に乳化剤や安定剤を加えたもの、あるいは乳脂肪の一部または全部を植物性脂肪に置き換えたものです。

★食品原料　野菜（じゃがいも（遺伝子組換えでない）、にんじん）、ソテーオニオン、小麦粉、牛肉、食用油脂、砂糖、フルーツチャツネ、ブイヨン（ビーフ、チキン、ポーク）、カレー粉、食塩、カレーペースト、りんごペースト、乳等を主要原料とする食品、乳製品、ココナッツミルク、ウスターソース、香辛料、酵母エキス、エシャロットペースト　★添加物　調味料（アミノ酸等）、増粘剤（加工デンプン）、カラメル色素、酸味料、パプリカ色素、リンゴ抽出物、香料

★アレルギー表示　一部に小麦・乳成分・牛肉・大豆・鶏肉・バナナ・豚肉・りんごを含む

△ ククレカレー中辛

●ハウス食品

★食品原料　野菜（じゃがいも、にんじん）、牛脂豚脂混合油、牛肉、小麦粉、砂糖、でんぷん、りんごペースト、ソテーオニオン、カレーパウダー、食塩、トマトペースト、バターミルクパウダー、酵母エキス、チャツネ、しょうがペースト、香辛料、ガーリックペースト　★添加物　調味料（アミノ酸等）、乳酸Ca、カラメル色素、酸味料、香辛料抽出物、香料
★アレルギー表示　乳成分、小麦、牛肉、豚肉、りんご

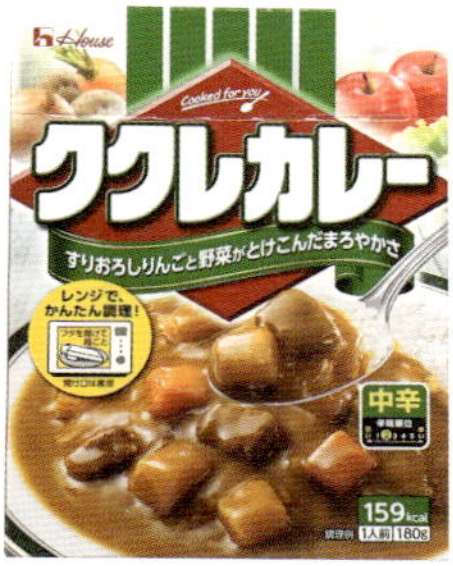

この製品にも、右ページで取り上げた「ボンカレーゴールド中辛」と同様に、カラメル色素が使われています。**ほかに、調味料（アミノ酸等）、酸味料、香料など、全部で6種類の添加物が使われています。**

△ 100kcalバターチキンカレー中辛

●大塚食品

★食品原料　鶏肉、りんご、トマトペースト、乳製品（バター、全粉乳）、小麦粉、ソテーオニオン、食用油脂、砂糖、食塩、フルーツチャツネ、ココナッツミルク、チキンエキス、香辛料、乳等を主要原料とする食品、カレー粉
★添加物　増粘剤（加工デンプン）、調味料（アミノ酸等）、香料、パプリカ色素、酸味料、リンゴ抽出物　★アレルギー表示　一部に小麦・乳成分・大豆・鶏肉・バナナ・豚肉・りんごを含む

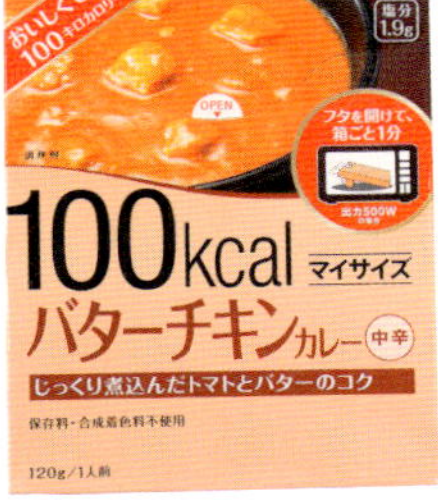

「ボンカレーゴールド中辛」と同じ大塚食品の製品ですが、決定的な違いがあります。カラメル色素を使っていない点です。**レトルトカレーの中では珍しい製品です。**ただし、調味料（アミノ酸等）、香料、酸味料などが使われています。

◉納豆自体に問題はなくても たれとからしに危険が潜む

△

おかめ納豆　極小粒

●タカノフーズ

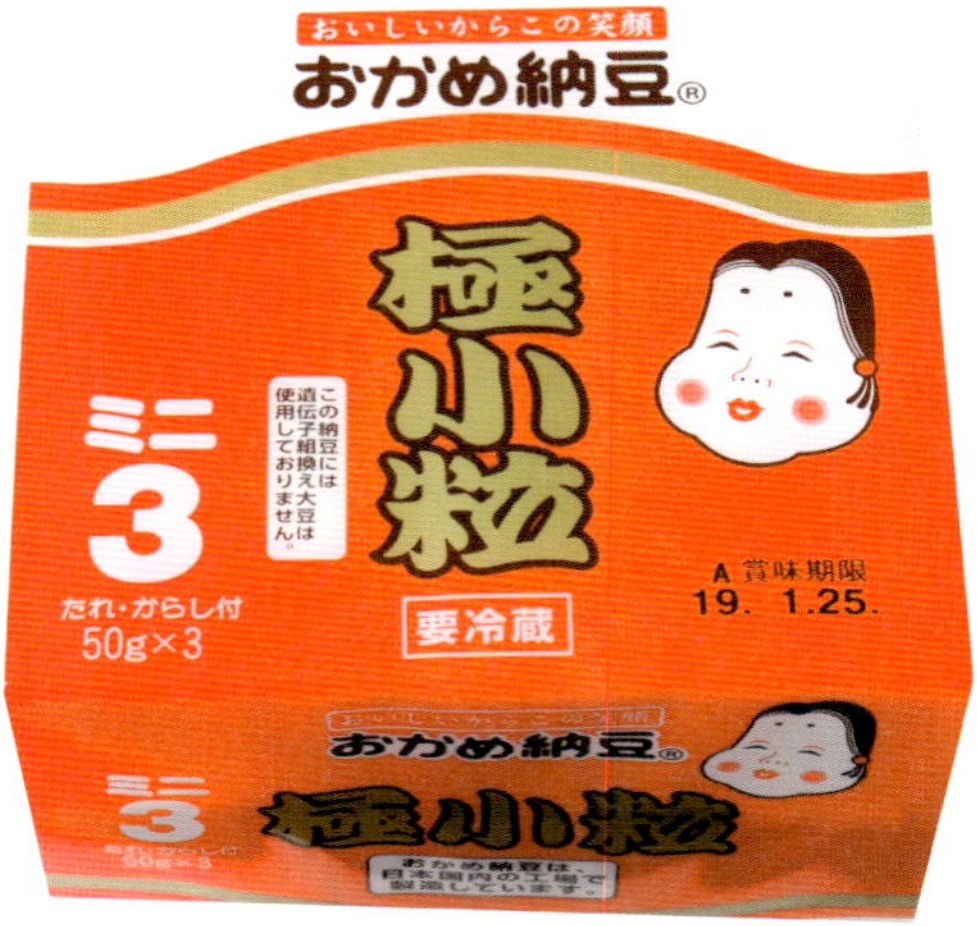

納豆自体は、丸大豆、米粉、納豆菌でつくられており、添加物は使われていません。**ただし、添付のたれとからしに、調味料（アミノ酸等）や酸味料、増粘多糖類などが使われています。**着色料のウコンは、カレー粉の原料であるウコンから抽出された黄色い色素。

増粘多糖類は、植物や海藻、細菌などから抽出された粘性のある多糖類で30品目程度あります。基本的にはぶどう糖がたくさん結合した多糖類なので、それほど毒性の強いものはありませんが、いくつか不安を感じるものもあります。2品目以上使った場合は「増粘多糖類」としか表示されません。

★食品原料　丸大豆（アメリカ又はカナダ）（遺伝子組換えでない）、米粉、納豆菌、たれ［たんぱく加水分解物、砂糖混合ぶどう糖果糖液糖、しょうゆ、食塩、醸造酢、鰹節エキス］、からし［からし、醸造酢、食塩、植物油脂］　★添加物　調味料（アミノ酸等）、アルコール、ビタミンB1、酸味料、着色料（ウコン）、ビタミンC、増粘多糖類、香辛料
★アレルギー表示　一部に小麦・大豆を含む

○ 有機そだち 極小粒納豆

●あづま食品

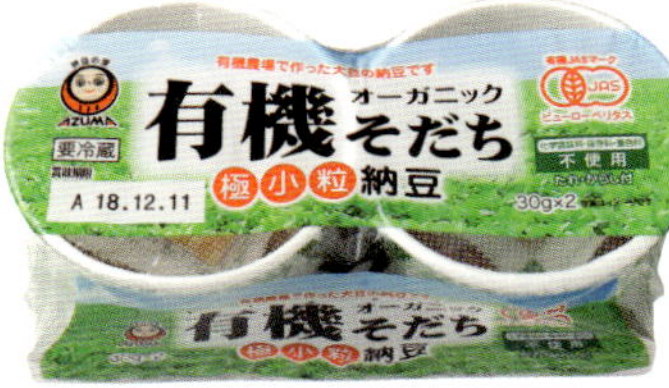

★食品原料　有機大豆（アメリカ、遺伝子組換えでない）、納豆菌、たれ［有機しょうゆ（小麦・大豆を含む）、砂糖混合異性化液糖、異性化液糖、食塩、たん白加水分解物（大豆を含む）、砂糖、みりん、酵母エキス、かつお節エキス、ぶどう糖、醸造酢］、練からし［からし、醸造酢、水飴、食塩、香辛料］
★添加物　なし

有機栽培された大豆を使っています。**また、添付のたれには有機しょうゆが使われています。**

右ページの「おかめ納豆 極小粒」と違って、たれにもからしにも、添加物は使われていません。

△ 納豆金の粒 とろっ豆

●ミツカン

★食品原料　大豆（アメリカまたはカナダ）（遺伝子組換えではない）、納豆菌、たれ［果糖ぶどう糖液糖、食塩、本醸造しょうゆ（小麦・大豆を含む）、植物たんぱく加水分解物（大豆を含む）、醸造酢、砂糖、椎茸だし、かつおだし、昆布だし］
★添加物　調味料（アミノ酸等）、増粘多糖類、アルコール、ビタミンB1

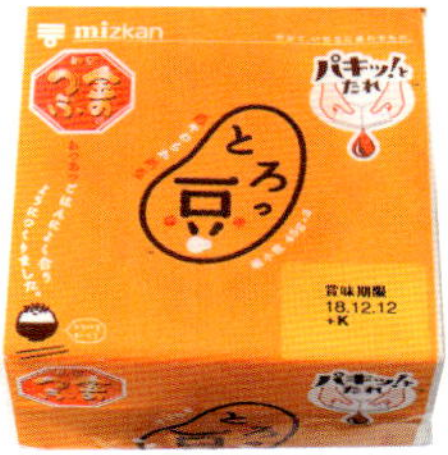

この製品も、納豆自体には添加物は使われていません。ただし、たれに調味料（アミノ酸等）が使われています。また、**たれをジェルにして、袋からの漏れをなくすようにしていますが、ゲル化するために増粘多糖類が使われています。**

◉無添加製品は意外に少なく食べすぎには要注意！

△

のりたま

●丸美屋

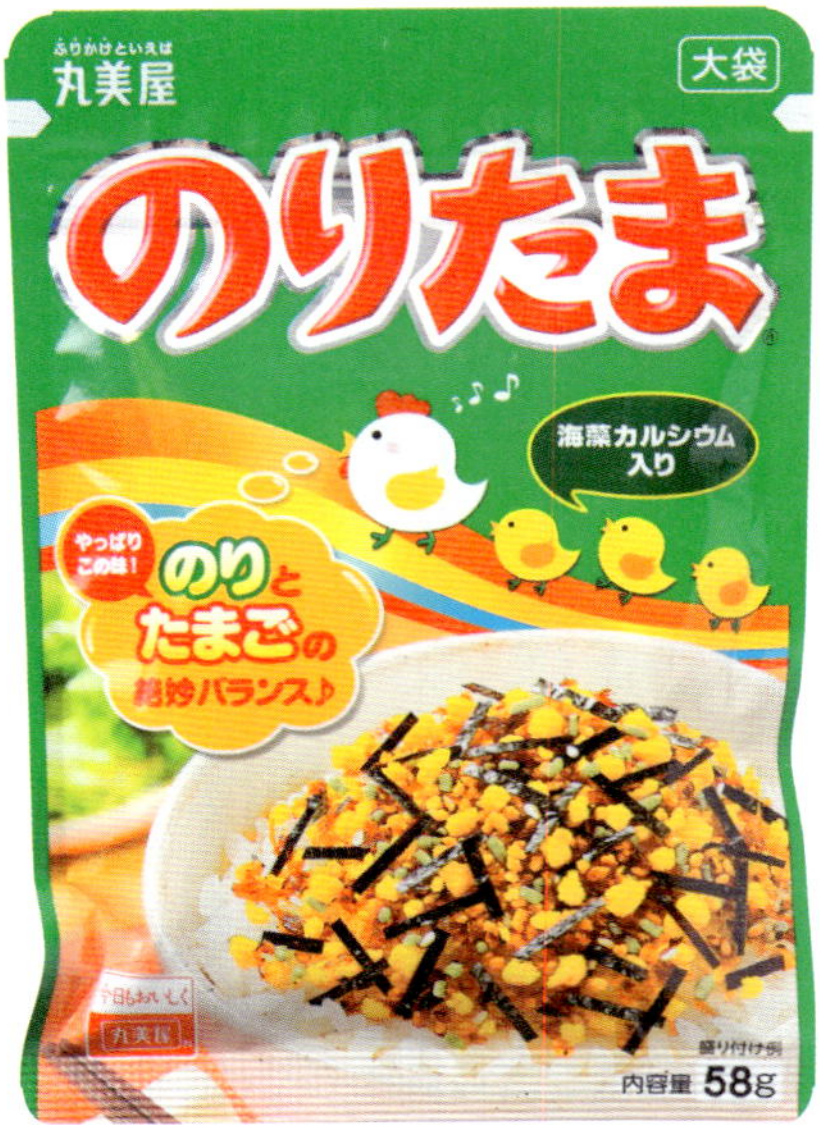

調味料（アミノ酸）は、L-グルタミン酸Naをメインとしたものです。L-グルタミン酸Naは、もともとは昆布に含まれるうま味成分で、現在はサトウキビなどを原料に、発酵法によって製造されています。動物実験では毒性はほとんど見られていませんが、**人間が一度に大量に摂取すると、腕や顔に灼熱感を覚えたり、動悸を感じたりする**ことがあります。

カロチノイド色素は、植物や動物に含まれる黄、だいだい、赤を示す色素。トウガラシ色素（パプリカ色素）、トマト色素、ニンジンカロテン、パーム油カロテン、クチナシ黄色素などがあります。

★食品原料　胡麻、鶏卵、砂糖、小麦粉、乳糖、大豆加工品、食塩、海苔、こしあん、さば削り節、マーガリン、エキス（チキン、魚介、鰹、酵母）、パーム油、海藻カルシウム、鶏肉、澱粉、醤油、脱脂粉乳、粉末状植物性蛋白、鶏脂、あおさ、ぶどう糖果糖液糖、抹茶、イースト、みりん、なたね油、卵黄油、バター、大豆油

★添加物　調味料（アミノ酸）、カロチノイド色素、酸化防止剤（ビタミンE）

○ のり屋自慢の鰹ふりかけ

●通宝

★食品原料　味付削りぶし（かつお削りぶし、砂糖、食塩、その他（大豆・小麦を含む））、ごま、乾のり、でん粉、抹茶風味顆粒（鶏肉を含む）、しょうゆ、砂糖、あられ、食塩、みりん、果糖、酵母エキス、発酵調味料、煮干、焼きえび、魚介エキス、かつお削りぶし、果糖蜜、デキストリン、昆布、乾しいたけ、焼きあご（飛魚）　**★添加物**　なし

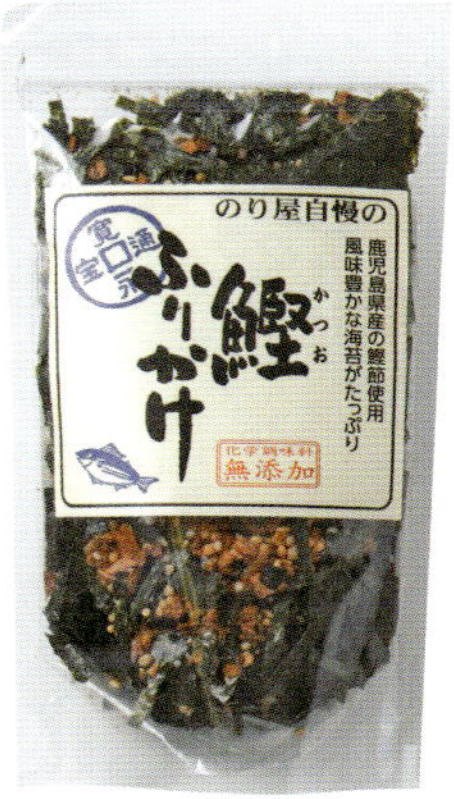

デキストリンは、ぶどう糖がいくつも結合した状態のもので、食品の粘度の調整などの目的で使われています。**食品に分類され、安全性に問題はありません。**発酵調味料は、米などを発酵させたもので、みりんに近いものです。

△ 永谷園のお茶づけ海苔

●永谷園

★食品原料　調味顆粒（食塩、砂糖、抹茶、昆布粉）、あられ、海苔
★添加物　調味料（アミノ酸等）

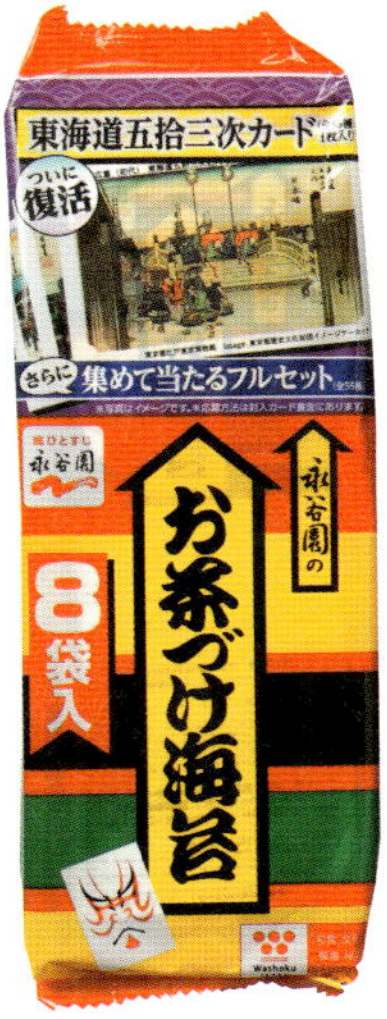

緑色の調味顆粒《かりゅう》は、食塩、砂糖、抹茶、昆布粉を固めて乾燥させたものですが、添加物を使っていないのか気になるところ。**永谷園によると「原材料はすべて記載しており、ほかには使っていない」と言います。**記載されている添加物は調味料（アミノ酸等）のみです。

●プロセスチーズと比べればナチュラルチーズに軍配！

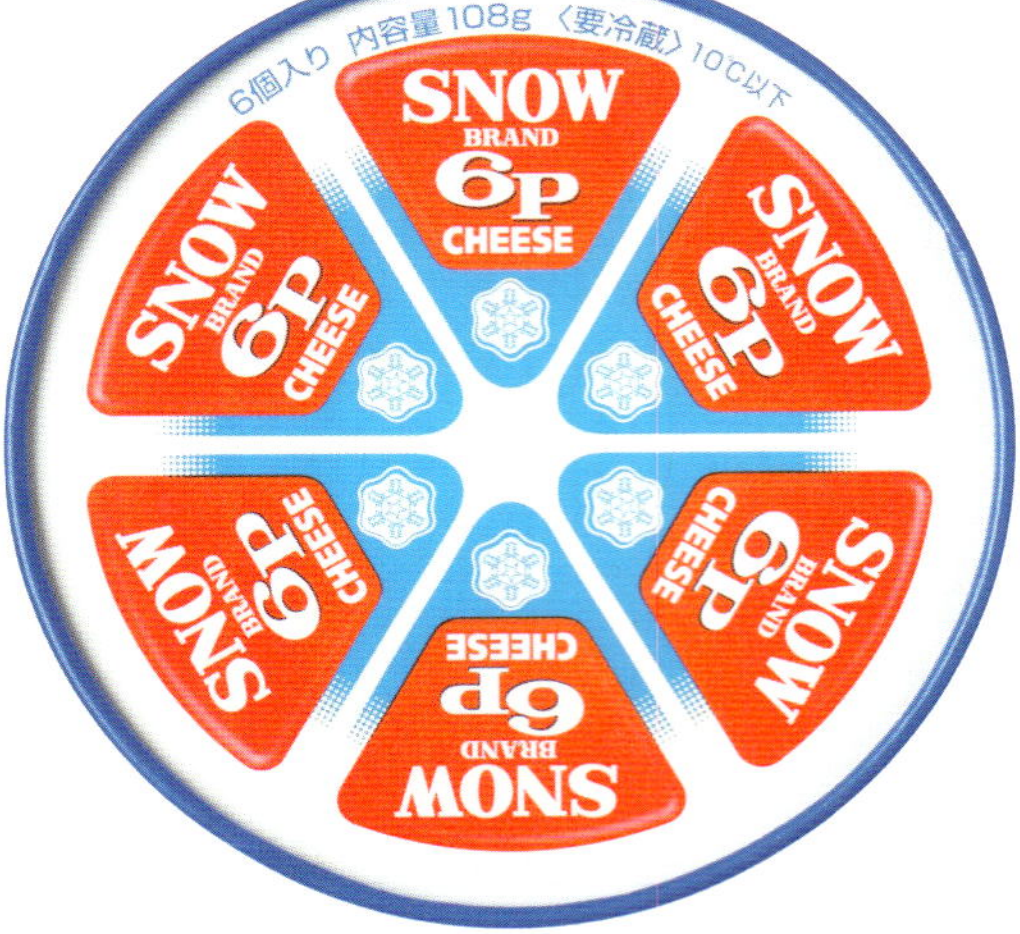

△ SNOW BRAND 6P チーズ

●雪印メグミルク

代表的なプロセスチーズです。プロセスチーズは、数種類のナチュラルチーズ（牛乳やクリームなどをレンネットという酵素や乳酸菌によって発酵させて固めたもの）を加熱して溶かし、加工したもの。**混ぜ合わせる際に、成分の分離を防ぐために乳化剤を使います。**

チーズの場合、23品目のチーズ用乳化剤の使用が認められていますが、19品目はリン酸塩です。リン酸塩を多量に摂取すると、血液中のカルシウム量が低下し、骨が弱くなる可能性があります。チーズにはカルシウムが豊富に含まれていますが、そのメリットが相殺される心配があるのです。

★食品原料　ナチュラルチーズ　★添加物　乳化剤

○ 雪印 北海道100 カマンベールチーズ

●雪印メグミルク

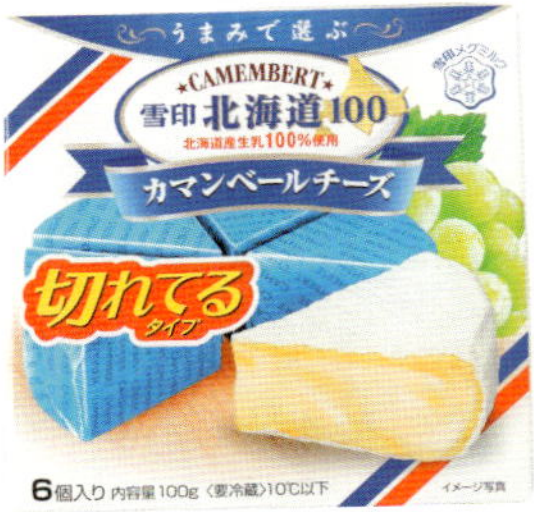

★食品原料　生乳（北海道産）、食塩　★添加物　なし
★アレルギー表示　乳成分

この製品は、ナチュラルチーズです。右ページの「SNOW BRAND 6Pチーズ」と違って乳化剤は使われていません。

原材料は、生乳と食塩だけです。つまり、生乳をレンネットなどによって発酵させてつくったもので、安心して食べられます。

△ 明治 スライスチーズ

●明治

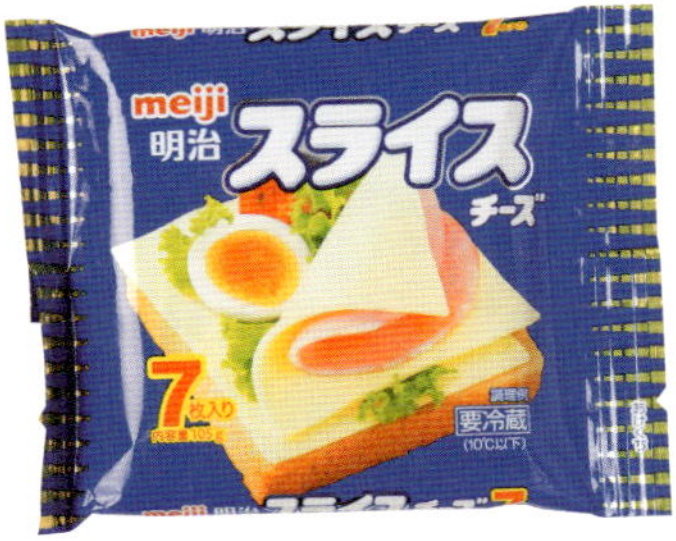

★食品原料　ナチュラルチーズ、でん粉、食塩　★添加物　乳化剤、調味料（アミノ酸）　★アレルギー表示　乳成分

この製品は、プロセスチーズです。やはり乳化剤が使われ、さらに味を調整するためか、調味料（アミノ酸）も添加されています。

また、でん粉を使っていますが、**チーズづくりには邪道**という印象を受けます。

●△の製品も微妙だが わざわざ×の製品を買わない

×

リケンのノンオイル 青じそ

●理研ビタミン

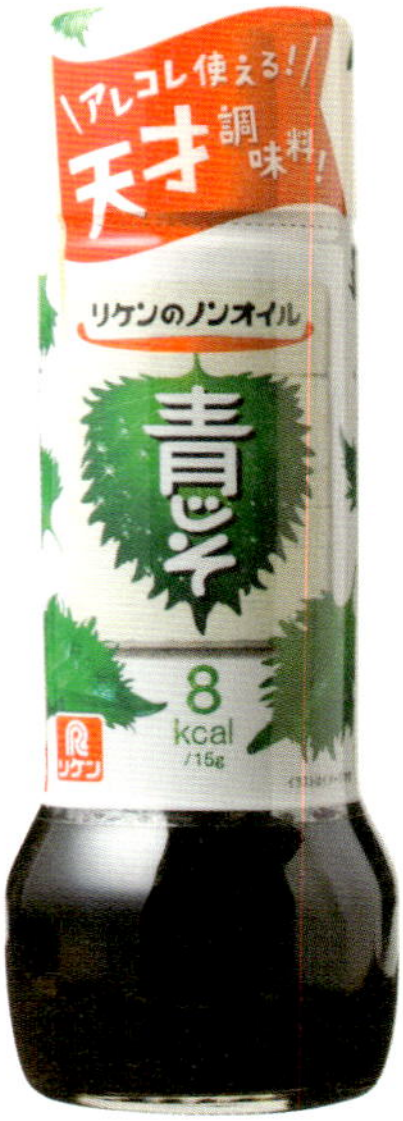

ノンオイルで低カロリーのため、人気のある製品ですが、合成甘味料のスクラロースが添加されているのでNGです。

このほか、増粘剤のキサンタンガム（キサンタン）が使われています。

男性5人に1日10・4～12・9g（3回に分けて）のキサンタンガムを23日間与えたところ、血液、尿、免疫、善玉コレステロールなどに影響は見られず、総コレステロールが10％減っていました。

この結果と、キサンタンガムが多糖類であることを考え合わせると、人間への悪影響はほとんどないと考えられます。

★食品原料　しょうゆ、醸造酢、糖類（果糖ぶどう糖液糖、水あめ、砂糖、ぶどう糖）、たん白加水分解物、梅肉、ほたてエキス、りんご、小麦たん白発酵調味料、レモン果汁、食塩、かつお節エキス、青じそ、オニオンエキス、しそエキス　★添加物　酒精、調味料（アミノ酸等）、酸味料、香料、増粘剤（キサンタンガム）、甘味料（スクラロース）、香辛料抽出物、ビタミンB1
★アレルギー表示　一部に小麦・大豆・鶏肉・豚肉・りんごを含む

△

キユーピー 和風醤油ごま入ドレッシング

●キユーピー

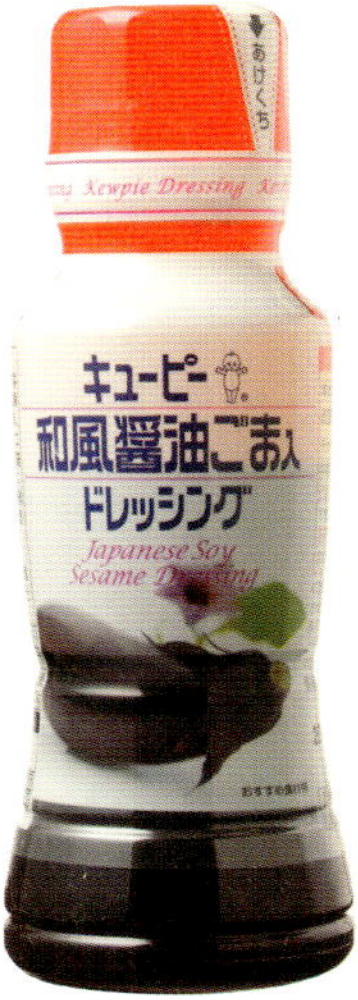

★食品原料　しょうゆ（国内製造）、食用植物油脂、ぶどう糖果糖液糖、醸造酢、米発酵調味料、ごま、食塩、豆板醤、ローストオニオンパウダー、にんにく、香味食用油　**★添加物**　調味料（アミノ酸）、増粘剤（キサンタンガム）、香辛料抽出物
★アレルギー表示　乳成分、小麦、ごま、大豆、鶏肉

合成甘味料は使われていません。キサンタンガムは、安全性に問題はありません。**植物油が含まれていますが、大さじ約1杯（15g）のエネルギーは36kcalなので、多いというわけではありません。**

△

マコーミック フレンチドレッシング

●ユウキ食品

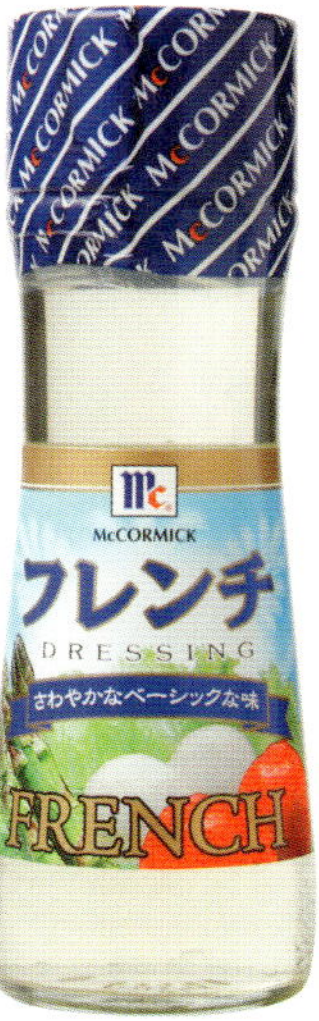

★食品原料　食用植物油脂、醸造酢、果糖ぶどう糖液糖、食品
★添加物　調味料（アミノ酸）、香辛料抽出物、増粘剤（キサンタン）

この製品も合成甘味料は使われていません。**植物油脂が多く含まれているため、1食分（15g）のエネルギーは52kcal。**「キユーピー 和風醤油ごま入ドレッシング」よりも多いので、かけすぎには注意したほうがよさそうです。

●大手VS老舗VS高級
唯一OK食品だったのは？

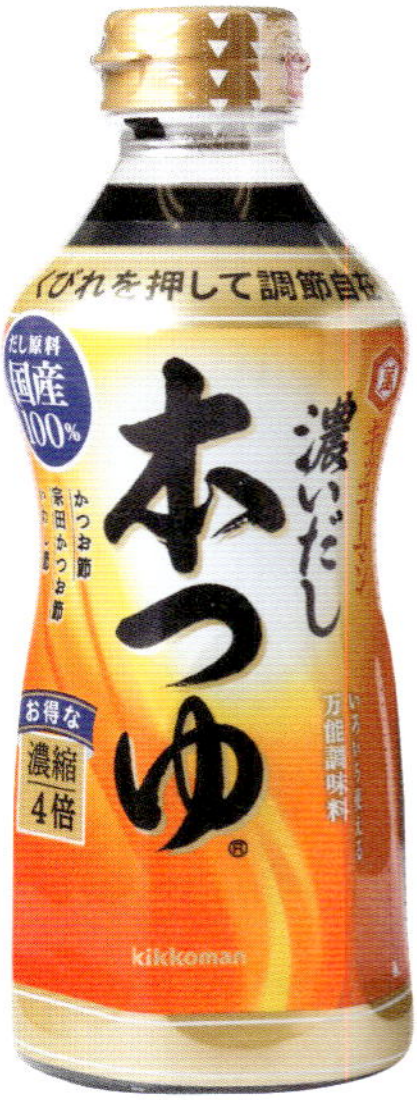

△

キッコーマン 濃いだし本つゆ

●キッコーマン食品

調味料（アミノ酸等）は、L-グルタミン酸Naをメインとしたもの。L-グルタミン酸Naは、昆布に含まれるうま味成分で、現在はサトウキビなどを原料に発酵法によって製造されています。

動物実験では毒性はほとんど見られていませんが、人間が一度に大量にとると、腕や顔に灼熱感を覚えたり、動悸を感じることも。

あまりにも多くの食品に使われているため、味の画一化、さらにL-グルタミン酸Naが添加されていないと「おいしくない」と感じてしまう、いわゆる「味音痴」を生み出すという問題も。アルコールは、エチルアルコールのこと。

★食品原料　しょうゆ（大豆・小麦を含む）、ぶどう糖果糖液糖、砂糖、食塩、節（かつお、まぐろ、いわし、そうだかつお）、かつお節エキス、小麦発酵調味液、みりん、昆布

★添加物　調味料（アミノ酸等）、アルコール

○ にんべん つゆの素ゴールド

●にんべん

★食品原料　有機しょうゆ、砂糖、かつおぶし、食塩、みりん、酵母エキス、醸造酢、こんぶ　★添加物　なし
★アレルギー表示　一部に小麦・大豆を含む

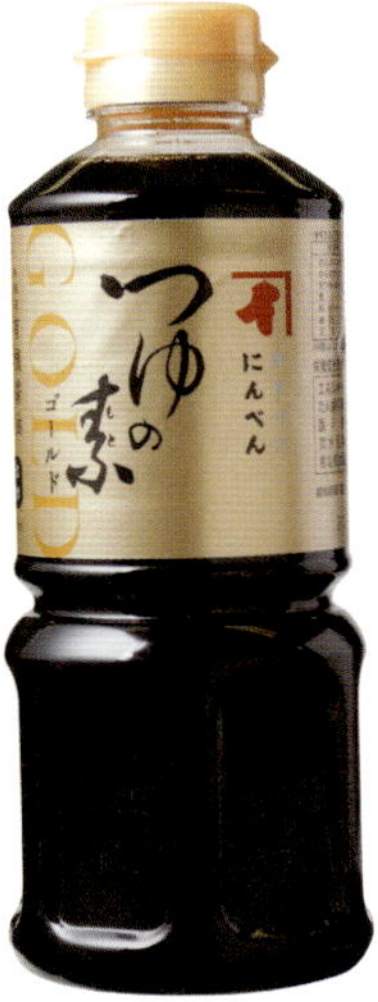

市販のめんつゆの場合、ほとんどに調味料（アミノ酸等）が使われていますが、この製品には使われていません。そのためL-グルタミン酸Naの独特の味を感じないで済みます。**かつおぶしや昆布などのだしが効いた本来のつゆの味です。**

△ 創味のつゆ

●創味食品

★食品原料　しょうゆ（本醸造）、砂糖、食塩、削りぶし（かつお、さば）、醗酵調味料、にぼし
★添加物　調味料（アミノ酸等）、カラメル色素　★アレルギー表示　小麦、大豆、さば

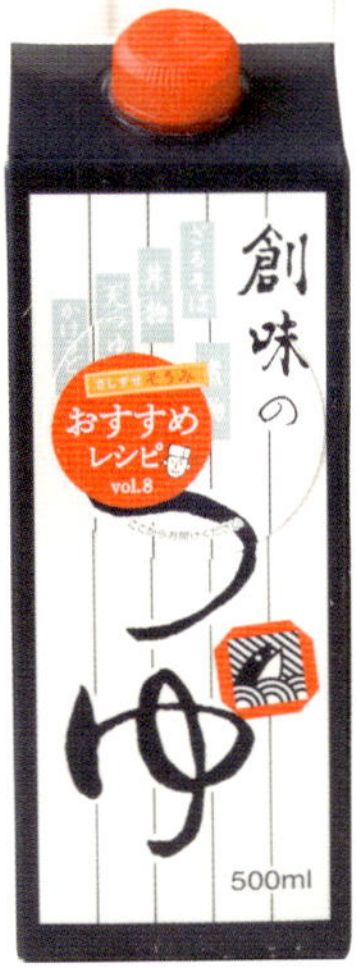

「高級つゆ」をうたっている製品ですが、この製品にも「キッコーマン濃いだし本つゆ」同様に、調味料（アミノ酸等）が使われています。

また、カラメル色素も使われています。**これで高級つゆと言えるのか、はなはだ疑問です。**

●同じメーカーの製品で評価が分かれた理由とは？

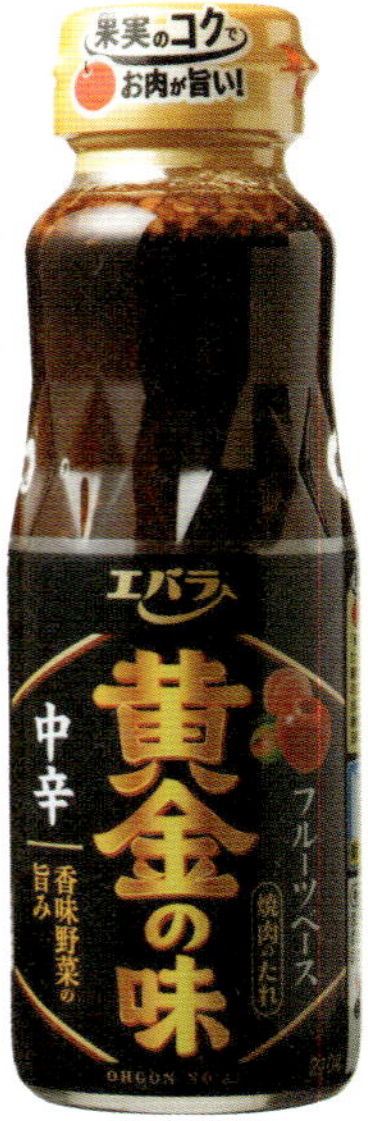

△

エバラ 黄金の味 中辛

●エバラ食品工業

カラメル色素は全部で4種類（カラメルⅠ、Ⅱ、Ⅲ、Ⅳ）あり、カラメルⅢとⅣには、原料にアンモニウム化合物が使われています。

それが、色素を製造する際の熱処理によって化学変化を起こし、副産物として4-メチルイミダゾールという発がん性物質ができてしまうのです。カラメルⅠとⅡには、それは含まれておらず、それほど問題はありません。

しかし「カラメル色素」としか表示されないため、ⅠからⅣのどれが使われているのかわかりません。消費者としては「カラメル色素」と表示されたものを、なるべく避けるようにせざるを得ません。

★食品原料　果実類（りんご、もも、うめ）、醤油、砂糖、アミノ酸液、にんにく、還元水あめ、食塩、蜂蜜、りんご酢、白ごま、ごま油、蛋白加水分解物、オニオンエキス、香辛料
★添加物　カラメル色素　**★アレルギー表示**　小麦、ごま、大豆、もも、りんご

焼き肉のたれ

○ エバラ 焼肉のたれ 醤油味

●エバラ食品工業

★食品原料　醤油、砂糖、果実類（りんご、レモン）、食塩、果糖ぶどう糖液糖、黒蜜、発酵調味料、白ごま、ごま油、蜂蜜、もろみ、香辛料、にんにく

★添加物　なし　**★アレルギー表示**　小麦、ごま、大豆、りんご

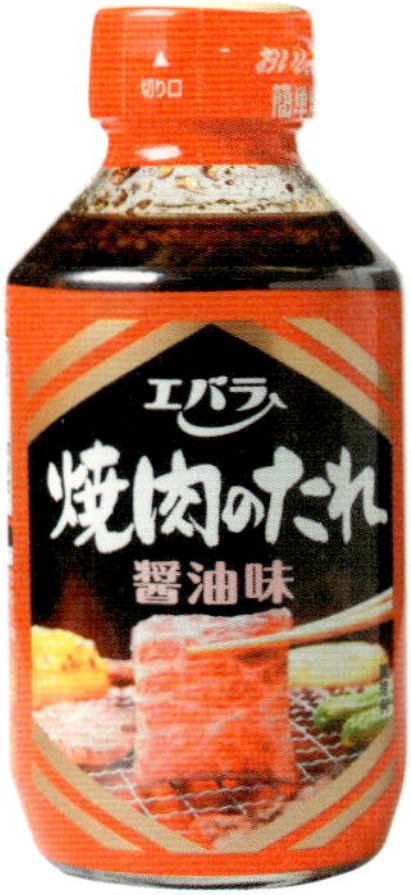

カラメル色素や、その他の添加物も使われていません。発酵調味料は、米などを発酵させたものです。みりんに近いもので、食品に分類され、アルコールを10～14%含んでいます。**安全性に問題はないと考えられます。**

△ 牛角 醤油だれ

●フードレーベル

★食品原料　砂糖、しょうゆ、還元水あめ、食塩、生姜、なたね油、にんにく、ごま、生姜加工品、こしょう

★添加物　酒精、酸味料、調味料（アミノ酸）、増粘剤（キサンタン）　**★アレルギー表示**　一部に小麦・大豆・ごまを含む

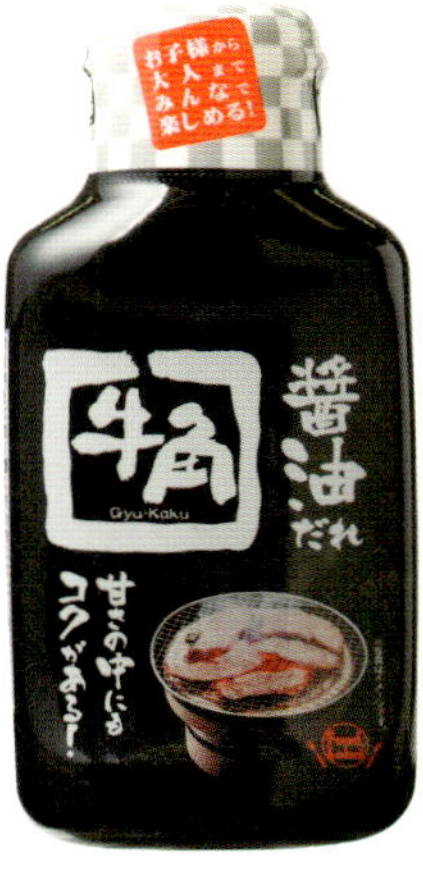

酒精とは、エチルアルコールのことです。酸味料は酸味をつけたり、保存性を高める目的で使われます。クエン酸や乳酸など25品目程度あります。**もともと食品に含まれる酸が多いので、毒性の強いものは見当たりませんが、具体名が表示されません。**

●おススメできるものはないが買ってはいけないものはある

△ ニッスイ 大きな大きな焼きおにぎり

●日本水産

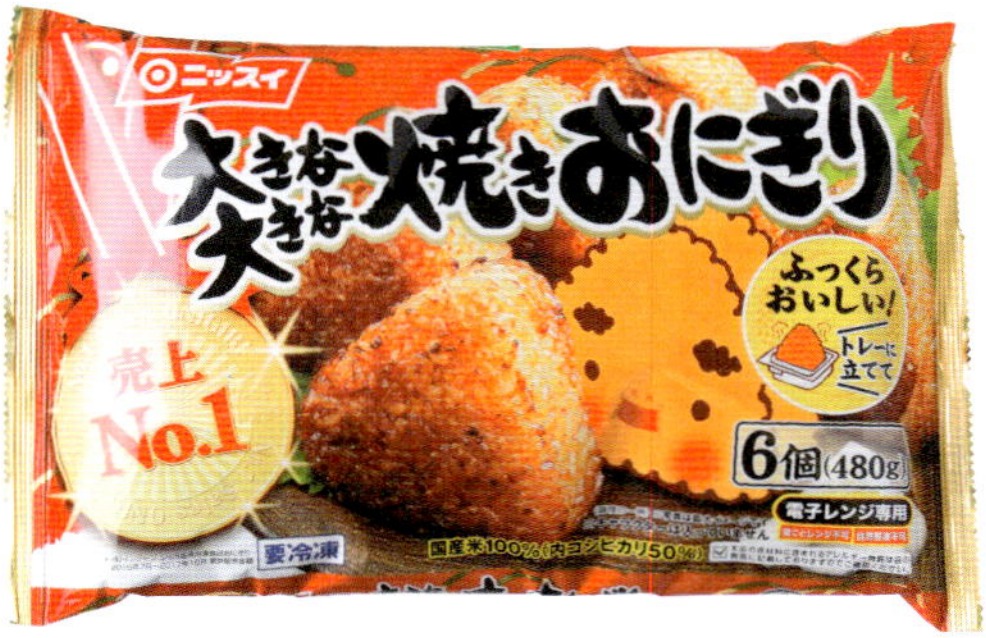

この製品に使われている添加物は、調味料（アミノ酸等）、加工でん粉、増粘剤（キサンタン）の3種類です。

加工でん粉は、デンプンに化学処理を施し、酸化デンプンなどに変えたもので11品目あります。

内閣府の食品安全委員会は「安全性に懸念がないと考えられる」と言っていますが、発がん性や生殖毒性に関して試験データのない品目もあります。

キサンタンは、細菌のキサントモナス・キャンペストリスの培養《ばいよう》液《えき》から得られた多糖類です。人間への悪影響はほとんどないと考えられます。

★食品原料　米(国産)、しょうゆ、砂糖、食塩、植物油脂、かつおエキス、果糖ぶどう糖液糖、ほたてエキス、こんぶエキス、酵母エキス、デキストリン　★添加物　調味料(アミノ酸等)、加工でん粉、増粘剤(キサンタン)　★アレルギー表示　小麦、大豆、鶏肉、豚肉

冷凍食品

マ・マー ザ・パスタ ナポリタン

●日清フーズ

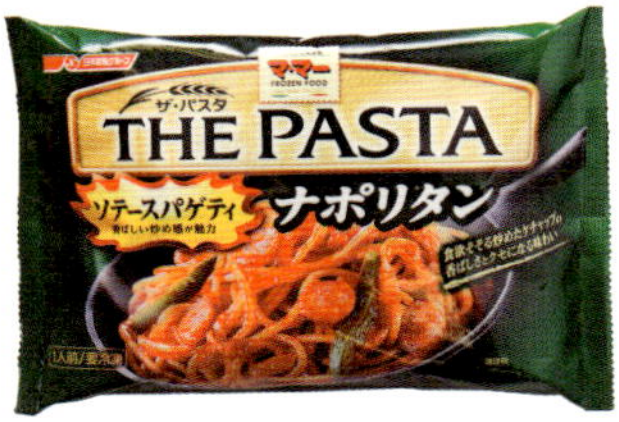

★食品原料　めん[スパゲッティ(デュラム小麦のセモリナ)]、トマトケチャップ等　★添加物　調味料(アミノ酸等)、乳化剤、増粘剤(加工でん粉、増粘多糖類)、パプリカ色素、リン酸塩(Na)、カラメル色素、発色剤(亜硝酸Na)、くん液

★アレルギー表示　小麦、卵、乳成分、大豆、鶏肉、豚肉

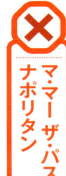

具材に、発色剤の亜硝酸Naが添加されたソーセージが使われています。**ソーセージの量はそれほど多くはありませんが、やはりこうした製品は避けたほうがよいでしょう。**

さらにカラメル色素が使われていて、それも気になるところです。

ニチレイ えびピラフ

●ニチレイフーズ

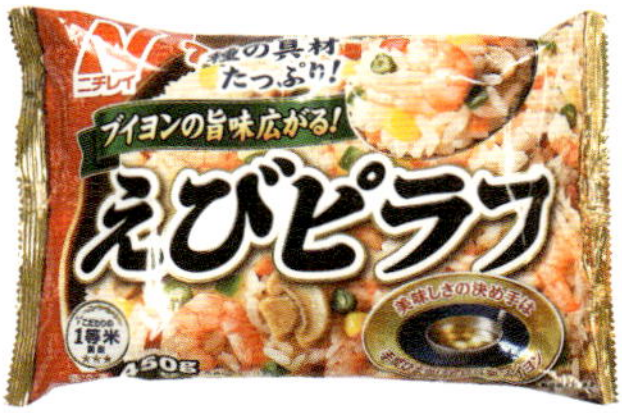

★食品原料　野菜(たまねぎ、コーン、にんじん、ピーマン、いんげん)、えび、マッシュルーム等　★添加物　調味料(アミノ酸等)、香料

★アレルギー表示　えび、小麦、乳成分、大豆、鶏肉、ゼラチン

香料は、合成が約150品目、天然が約600品目もあり、それらを数品目、あるいは数十品目組み合わせて独特の香りがつくられています。**合成香料の中には毒性の強いものもありますが「香料」としか表示されず、何が使われているのか不明。**

●コラム 1

合成甘味料が「人体汚染」を引き起こす

「糖質や糖類が、肥満や糖尿病の原因になっている」という説が広まり、糖質や糖類が忌《い》み嫌われて、その代わりにスクラロースやアセスルファムKなど、ゼロカロリーの合成甘味料が、飲みものやお菓子などに盛んに使われています。

ちなみに、糖質とは、食物繊維を除いた炭水化物のこと。糖類は、砂糖や麦芽糖などの二糖類と、ぶどう糖や果糖などの単糖類のことです。

ところで、糖質や糖類は体にとって、そんなに悪いものなのでしょうか。それらは体内で代謝されて、生命活動に必要なエネルギーに変換されます。その意味では、糖質や糖類は我々にとって不可欠なものなのです。

ただし、糖質や糖類をとりすぎると、消費されずに残ったものが脂肪に変化し、体に蓄積され、肥満の原因となります。また、血糖値を上げるので、糖尿病の原因ともなります。

しかし、それはあくまで、とりすぎがよくないのであり、糖質や糖類そのものが悪いわけで

COLUMN

はありません。

一方、スクラロースやアセスルファムKは、自然界に存在しない化学合成物質であり、人間が摂取しても、消化酵素によって分解されず、代謝されません。そのため、糖質・糖類とは違い、エネルギーに変換されることがなく、ゼロカロリーなのです。ただし、スクラロースやアセスルファムKは、消化管から吸収されて血液中に入り、全身をめぐります。

地球の環境中に排出されたダイオキシンや農薬のDDTなどの化学物質は、分解されることなく環境中をぐるぐるめぐって「環境汚染」を引き起こしています。同様に、人体に入って分解されることなく体中をめぐる添加物は、「人体汚染」を起こしていると言えます。「人体汚染」物質は、肝臓や腎臓などの臓器の機能を低下させたり、遺伝子を傷つけて、がんの引き金になる可能性があります。

２０１７年４月、アメリカのボストン大学の研究グループが、合成甘味料入りのダイエット飲料を１日１本以上飲んでいた人は、まったく飲まない人よりも脳卒中や認知症になる確率が約３倍も高かったという発表をおこないました。これは、合成甘味料が脳の血管や組織に対して、何らかの悪影響をもたらしたと考えられます。

第2章

便利な加工食品

◉亜硝酸Naが使われていない安全な製品を選ぼう！

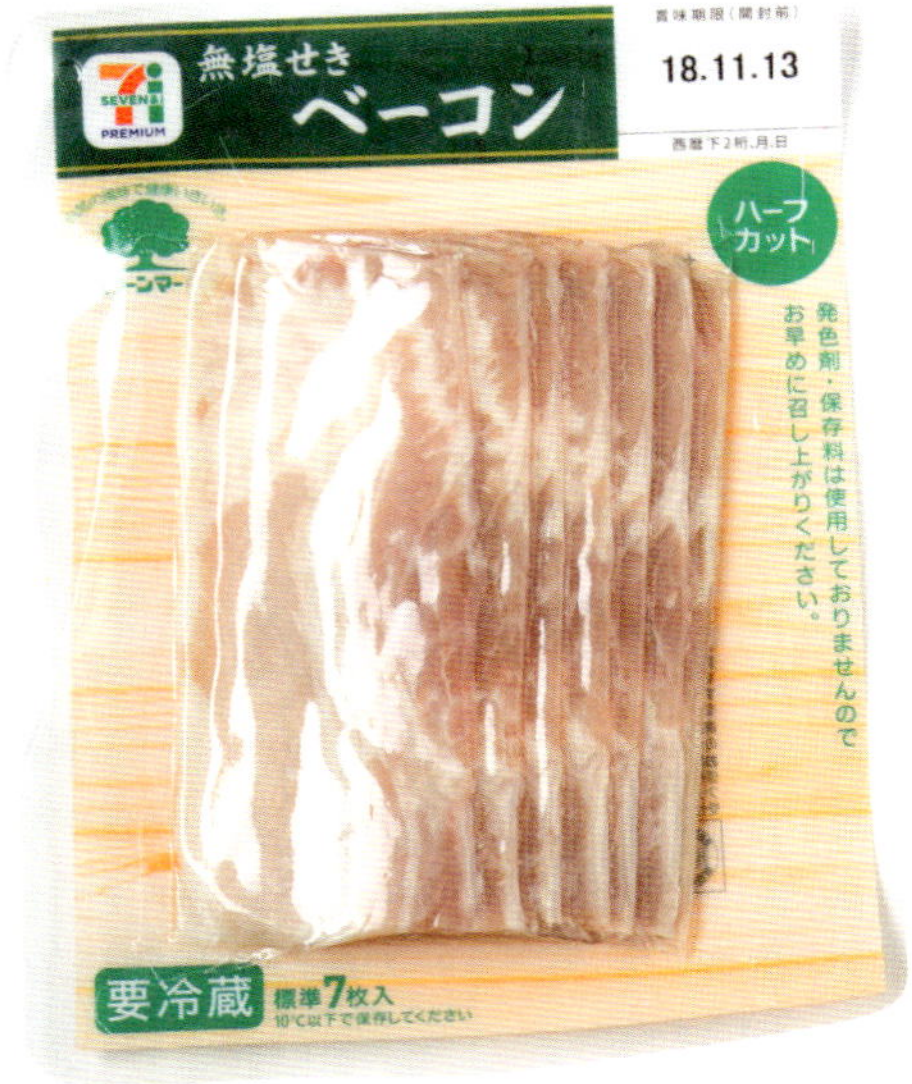

セブンプレミアム 無塩せきベーコン

●セブン＆アイ・ホールディングス

セブン＆アイグループと信州ハム（長野県上田市）が共同して開発した製品です。発色剤の亜硝酸Na（ナトリウム）が添加されていません。**「無塩せき」とは、亜硝酸Naを使用していないという意味。**

信州ハムでは、亜硝酸Naを添加していないベーコンやハムなどを「グリーンマーク」シリーズとして販売していました。それを「セブンプレミアム」としても売り出したようで、第1章で取り上げた「セブンプレミアム 無塩せきポークウインナー」も同様です。香辛料抽出物は、食品として利用されている香辛料から抽出された成分で問題なし。

★食品原料　豚ばら肉、乳たん白、糖類（麦芽糖、砂糖）、食塩、酵母エキス
★添加物　卵殻カルシウム、香辛料抽出物　★アレルギー表示　卵、乳成分、豚肉

ベーコン

ハーフベーコン
●プリマハム

★食品原料　豚ばら肉、還元水あめ、食塩、大豆たん白、乳たん白、粉末油脂、卵たん白
★添加物　リン酸塩（Na）、カゼインNa、調味料（アミノ酸）、酸化防止剤（ビタミンC）、くん液、発色剤（亜硝酸Na）、カルミン酸色素
★アレルギー表示　卵、乳成分、大豆、豚肉

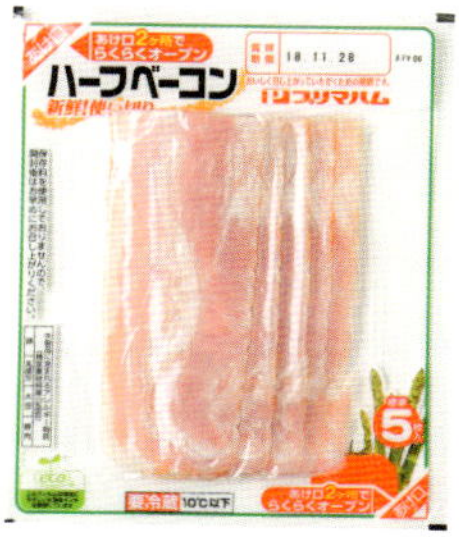

亜硝酸Naが添加されているので、発がん性のあるニトロソアミン類ができて、がんになるリスクを高めると考えられます。

また、**リン酸塩（Na）を多くとると、血液中のカルシウムが少なくなって、骨が弱くなる**心配があります。

ZEROハーフベーコン
●日本ハム

★食品原料　豚ばら肉、豚肉、卵たん白、大豆たん白、食塩、乳たん白、豚コラーゲン、香辛料
★添加物　調味料（有機酸等）、リン酸塩（Na）、カゼインNa、酸化防止剤（ビタミンC）、発色剤（亜硝酸Na）、コチニール色素、甘味料（アセスルファムK、スクラロース、ネオテーム）、香辛料抽出物
★アレルギー表示　卵、乳、大豆、豚肉

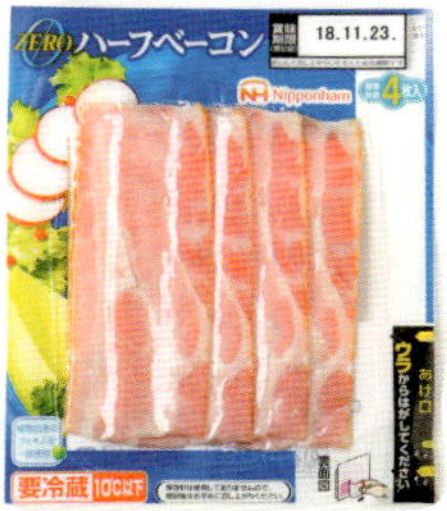

発色剤の亜硝酸Naが添加されている上、合成甘味料のアセスルファムK（カリウム）やスクラロース、さらにネオテームも添加されています。**ネオテームは、甘味が砂糖の7000〜1万3000倍もありますが、発がん性の疑いがあります。**

◉残念ながら全部×評価
諦めるか、それでも買うか…

×

セブンプレミアム カルパス

●セブン＆アイ・ホールディングス

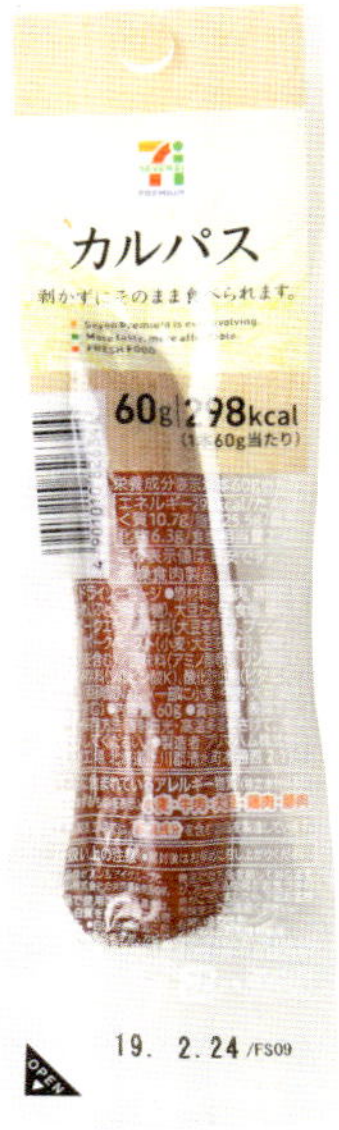

発色剤の亜硝酸Naが添加されているので、肉類に多く含まれるアミンと反応し、発がん性のあるニトロソアミン類ができて、がんになるリスクを高めると考えられます。

また、リン酸塩（K、Na）を多くとると、血液中のカルシウムが少なくなり、骨が弱くなる心配があります。

ソルビン酸Kは、合成保存料のソルビン酸にカリウムを結合させたものです。ソルビン酸Kは、遺伝子への影響を調べる実験で、染色体異常、およびDNA修復を妨げる作用があることがわかっています。

★食品原料　鶏肉、豚脂肪、糖類（粉あめ、ぶどう糖、砂糖）、大豆たん白、食塩、豚肉、香辛料、ポークエキス調味料（大豆を含む）、ブランデー、ラム酒、ポークペースト（小麦・大豆を含む）、調味エキス（大豆を含む）　**★添加物**　調味料（アミノ酸等）、リン酸塩（K、Na）、保存料（ソルビン酸K）、酸化防止剤（ビタミンC）、発色剤（亜硝酸Na）
★アレルギー表示　小麦、牛肉、大豆、鶏肉、豚肉

ドライソーセージ

✕ お母さん食堂 タンスティック 瀬戸内レモン

●ファミリーマート

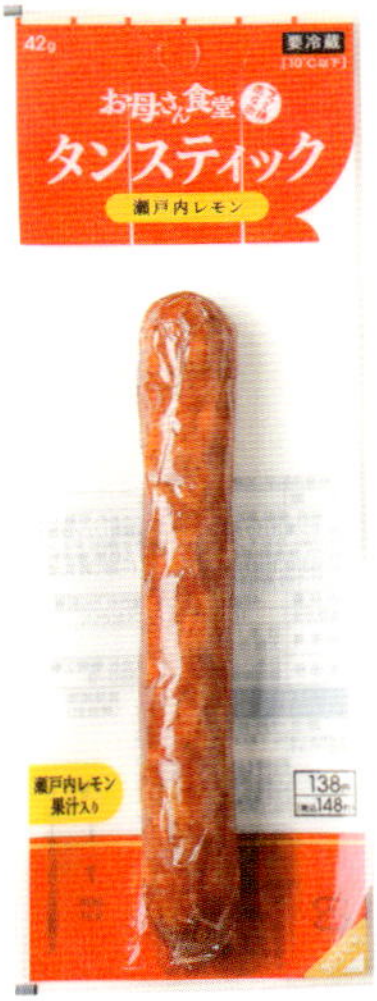

★食品原料　豚舌、食塩、卵たん白、香辛料、還元水あめ、砂糖、レモン果汁パウダー　★添加物　調味料（有機酸等）、リン酸塩（Na）、カゼインNa、香料、酸化防止剤（ビタミンC）、発色剤（亜硝酸Na）、コチニール色素、香辛料抽出物、甘味料（アドバンテーム）　★アレルギー表示　卵、乳、牛肉、豚肉

亜硝酸Naが添加されているので、**発がん性のあるニトロソアミン類ができ、がんになるリスクが高まる**と考えられます。また、リン酸塩（Na）を多くとると、血液中のカルシウムが少なくなり、骨が弱くなる心配も。

✕ まるかじりカルパス プリマハム

●プリマハム

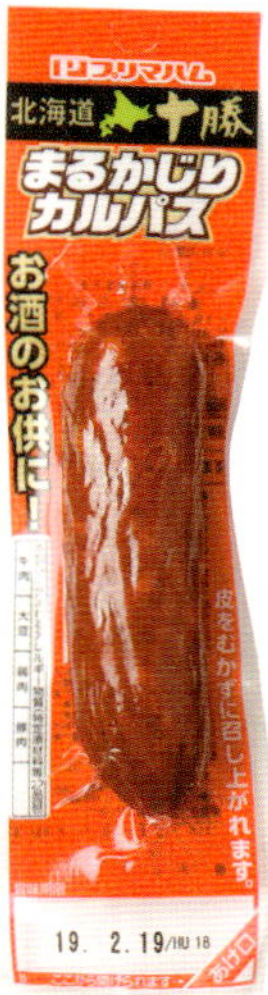

★食品原料　鶏肉、豚脂肪、豚肉、糖類（粉あめ、ぶどう糖、砂糖）、大豆たん白、食塩、香辛料、ベジタブルブイヨン、ポーク調味料、ポークエキス調味料
★添加物　調味料（アミノ酸等）、リン酸塩（K、Na）、保存料（ソルビン酸K）、酸化防止剤（ビタミンC）、発色剤（亜硝酸Na）
★アレルギー表示　牛肉、大豆、鶏肉、豚肉

この商品にも、亜硝酸Naが添加されています。さらに、リン酸塩（K、Na）も添加されているので、多くとると血液中のカルシウムが少なくなり、骨が弱くなる危険性があります。

◉発がん性の疑いアリ！ 外国では使用禁止の添加物

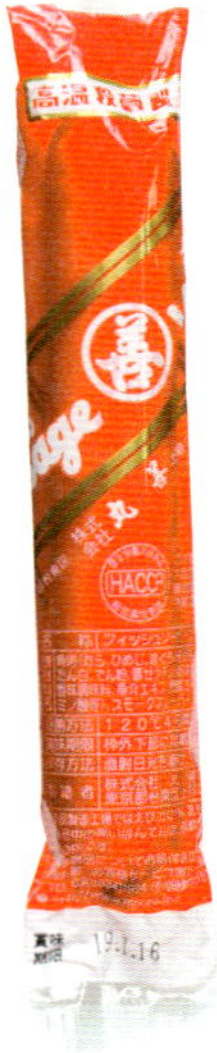

✕ ホモソーセージ

●丸善

魚肉ソーセージには、発色剤の亜硝酸Naは添加されていません。しかし、この製品の場合、色をきれいに見せるために、合成着色料でタール色素の赤色106号（赤106）が添加されています。

タール色素は、以前はコールタールからつくられていたことから、この名前がついています。**タール色素は、全部で12品目が食品添加物として使用が認められていますが、その化学構造や動物実験結果から、すべてに発がん性が疑われています。**

赤色106号も、発がん性の疑いがあるため、外国ではほとんど使用が認められていません。

★食品原名　魚肉（たら、ひめじ、まぐろ、その他）、結着材料（ペースト状小麦たん白、でん粉、豚ゼラチン、粉末状大豆たん白）、豚脂、砂糖、食塩、香味調味料、魚介エキス、野菜エキス

★添加物　加工デンプン、調味料（アミノ酸等）、スモークフレーバー、香辛料抽出物、赤色106号

△ おさかなソーセージ

●日本水産

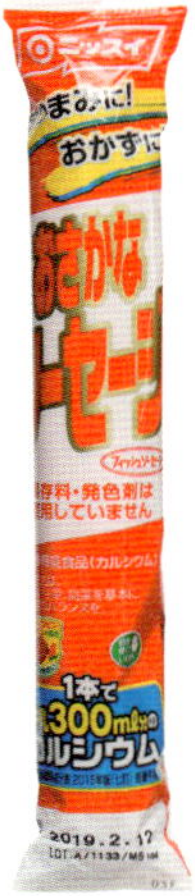

★食品原料　魚肉、結着材料（ペースト状小麦たん白、でん粉、粉末状大豆たん白）、植物油脂、砂糖、食塩、醸造酢、香味食用油、オニオンエキス、香辛料、かつおエキス、酵母エキス　★添加物　加工でん粉、炭酸Ca、調味料（アミノ酸等）、骨Ca、着色料（クチナシ、トマトリコピン）、香辛料抽出物、香料
★アレルギー表示　かに、小麦、さけ、大豆

タール色素は使われていません。着色料のクチナシは、クチナシの実から抽出された赤色素と黄色素。赤色素は問題ありませんが、黄色素をラット体重1kgあたり0・8〜5gを経口投与した実験では、**下痢や肝臓の出血、肝細胞の壊死**が見られました。

△ フィッシュソーセージ

●丸大食品

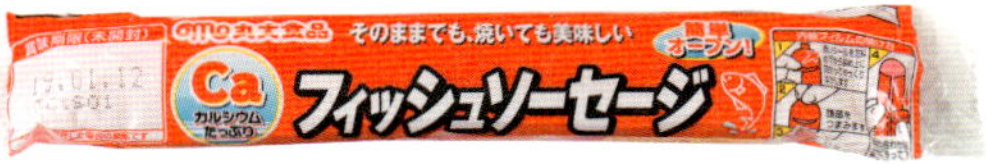

★食品原料　魚肉、結着材料（植物性たん白、でん粉、ゼラチン、卵たん白）、植物油脂、たまねぎ、砂糖、食塩、香辛料　★添加物　加工でん粉、貝カルシウム、調味料（アミノ酸等）、カルミン酸色素、香辛料抽出物
★アレルギー表示　卵、小麦、大豆、豚肉

カルミン酸色素は、南米のエンジムシから抽出された色素でコチニール色素とも言います。急性毒性は弱いのですが、ラットに3％含むえさを13週間食べさせた実験で、**中性脂肪とコレステロールが増えました。**

貝カルシウムは問題なし。

●どれも△評価の中で唯一ちょっとマシな理由は？

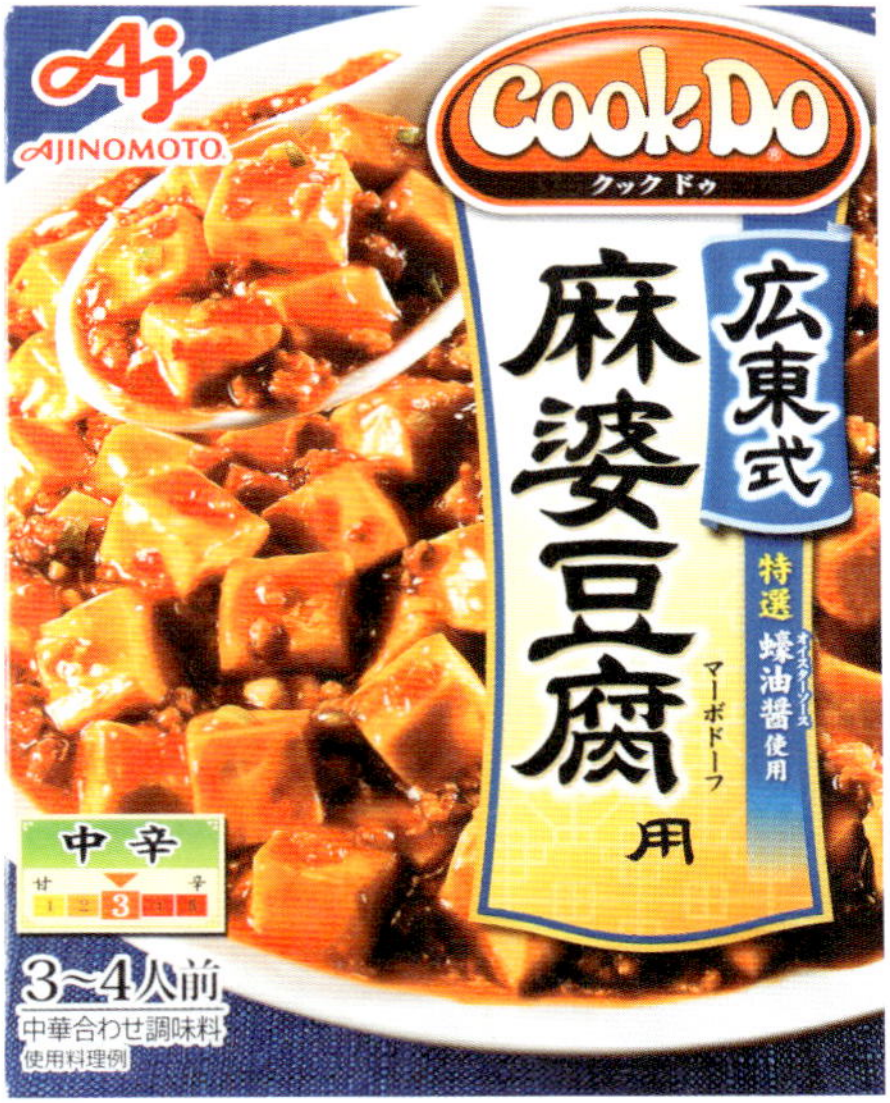

△ クックドゥ 広東式 麻婆豆腐用

●味の素

代表的なレトルト中華の素ですが、もっとも気になるのは、カラメル色素を使っている点です。カラメル色素は全部で4種類（カラメルⅠ、Ⅱ、Ⅲ、Ⅳ）あり、カラメルⅢとⅣには、4-メチルイミダゾールという発がん性物質が含まれています。

カラメルⅠとⅡには含まれず、それほど問題はありませんが、「カラメル色素」としか表示されないため、どれが使われているのかわかりません。

パプリカ色素は、トウガラシから抽出された赤い色素で、トウガラシ色素とも言います。その由来から安全性に問題はありません。

★食品原料　しょうゆ、食用植物油脂（ごま油、大豆油）、砂糖、オイスターソース、野菜（しょうが、にんにく）、辣醤、発酵調味料、チキンエキス、ポークエキス、食塩、でん粉、チキンオイル、そら豆味噌、椎茸エキス、小麦たん白発酵調味料　★添加物　糊料（加工でん粉、キサンタン）、調味料（アミノ酸等）、カラメル色素、パプリカ色素、酸味料　★アレルギー表示　小麦、大豆、鶏肉、豚肉、ごま

レトルト中華の素（麻婆豆腐）

△ クックドゥ 四川式 麻婆豆腐用

●味の素

★食品原料 しょうゆ、食用植物油脂（大豆油、ごま油）、甜麺醤、にんにく、豆板醤、砂糖、豆鼓、辣油、発酵調味料、でん粉、食塩、チキンエキス、チキンオイル、香辛料調整品、唐辛子、花椒
★添加物 調味料（アミノ酸）、糊料（加工でん粉、キサンタン）、パプリカ色素、酸味料 **★アレルギー表示** 小麦、大豆、鶏肉、ごま

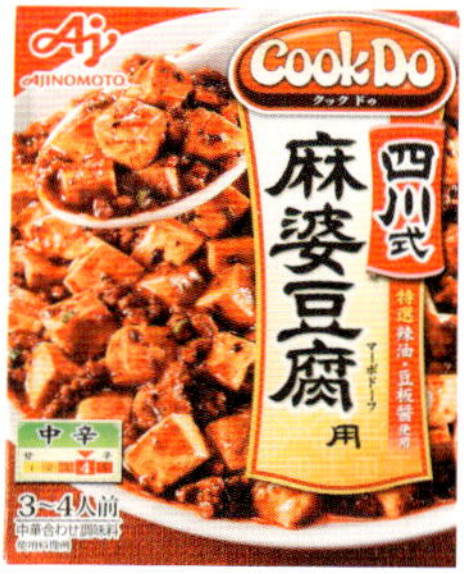

この製品は、右ページの「クックドゥ 広東式麻婆豆腐用」とは、ある違いがあります。それは、カラメル色素を使っていないことです。添加物はほぼ同じものが使われていますが、**カラメル色素が使われていない分だけ、安全度は少し高まります。**

△ 丸美屋 麻婆豆腐の素 中辛

●丸美屋食品工業

★食品原料 麻婆豆腐の素（鶏肉、砂糖、醤油、食塩、米酢、豆板醤、胡麻油、エキス（チキン、酵母）、大豆油、蛋白加水分解物、発酵調味料）、トロミ粉（澱粉、生姜、ねぎ、にんにく） **★添加物** 調味料（アミノ酸等）、着色料（カラメル、カロチノイド） **★アレルギー表示** 原材料の一部に小麦・豚肉を含む

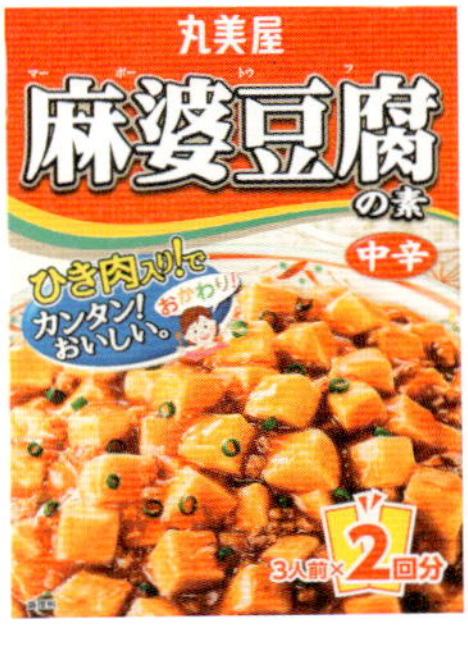

この製品にもカラメル色素が使われています。着色料のカロチノイド（カロチノイド色素）は、植物や動物に含まれる黄、だいだい、赤を示す色素で、トウガラシ色素（パプリカ色素）、トマト色素、ニンジンカロテン、クチナシ黄色素などです。

◉カラメル色素を使っていない分
牛丼よりは親子丼がいいか？

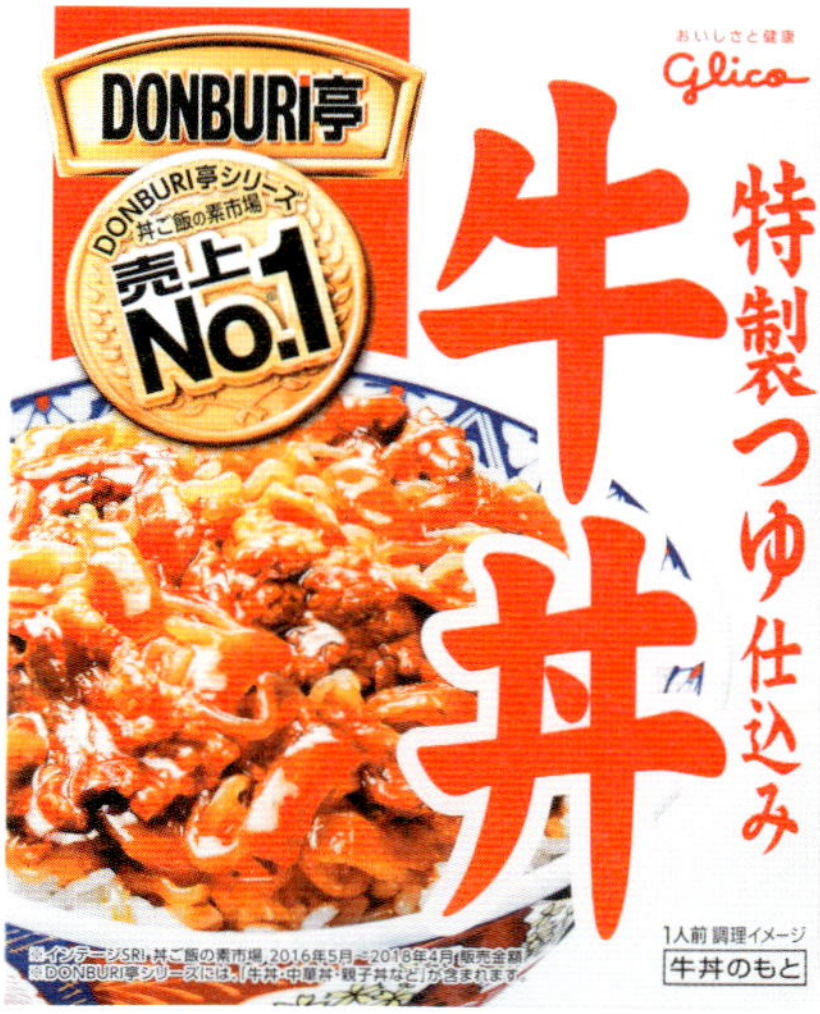

△

DONBURI亭 牛丼

●江崎グリコ

pH調整剤には、酸性度とアルカリ度を調整するほか、保存性を高める働きもあります。クエン酸やリン酸などの酸が多く、全部で35品目程度あり、**毒性の強いものは見当たりませんが、どれがいくつ使われても「pH調整剤」と一括名しか表示されません。**

カラメル色素も気になるところ。

それから具材に「しらたき」が入っていますが、通常しらたきには、こんにゃく用凝固剤の水酸化Ca（カルシウム）が添加されています。しかし、それが表示されていません。キャリーオーバーという判断で表示していないようですが、疑問が残ります。

★食品原料　たまねぎ、牛肉、しらたき、しょうゆ、砂糖、香味油、水あめ、発酵調味料、ポークブイヨン、りんご濃縮果汁、しょうがペースト、にんにくペースト、しょうゆ風味ペースト、食塩、大豆たん白、かつおエキス、こんぶエキス、こしょう、酵母エキス、乳精たん白、デキストリン、脱脂粉乳、しょうがエキス、植物油脂　**★添加物**　調味料（アミノ酸等）、増粘剤（加工デンプン）、加工デンプン、pH調整剤、酸化防止剤（V.C）、乳化剤、カラメル色素、香料

★アレルギー表示　乳成分、小麦、牛肉、大豆、鶏肉、豚肉、りんご

レトルト丼の具

△ DONBURI亭 親子丼

●江崎グリコ

★食品原料　味付鶏肉（鶏肉、コーンスターチ、食塩）、鶏卵、たまねぎ、砂糖、しょうゆ、かつおエキス、水あめ、こんぶエキス、チキンブイヨン、発酵調味料、チキンエキス　★添加物　増粘剤（加工デンプン、キサンタン）、調味料（アミノ酸等）、リン酸塩（Na）、酸化防止剤（V.C）、カロチノイド色素　★アレルギー表示　卵、小麦、大豆、鶏肉

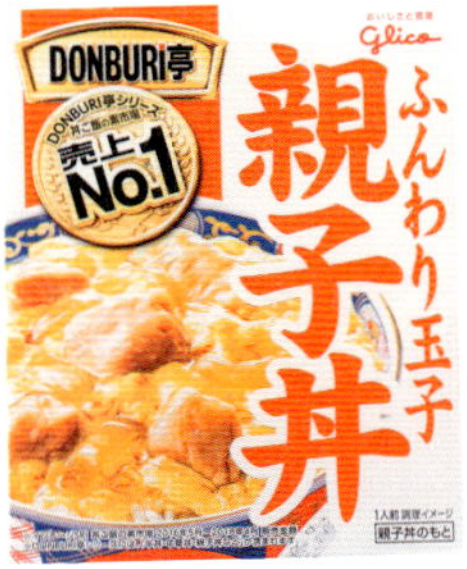

カラメル色素は使われていません。**リン酸塩（Na）を多く摂取すると、血液中のカルシウムの量が減って、骨が弱くなる心配があります。**V・C（ビタミンC）は、もともとイチゴやレモンなどに多く含まれる栄養素なので、問題はありません。

△ 100kcal 親子丼

●大塚食品

★食品原料　野菜（たまねぎ、にんじん）、鶏肉、卵白、卵黄、でんぷん、しょうゆ、砂糖、チキンエキス、なたね油、かつおぶし粉末、かつお風味調味料　★添加物　調味料（アミノ酸等）、増粘剤（加工デンプン）、リンゴ抽出物、カロチン色素　★アレルギー表示　一部に小麦・卵・大豆・鶏肉・りんごを含む

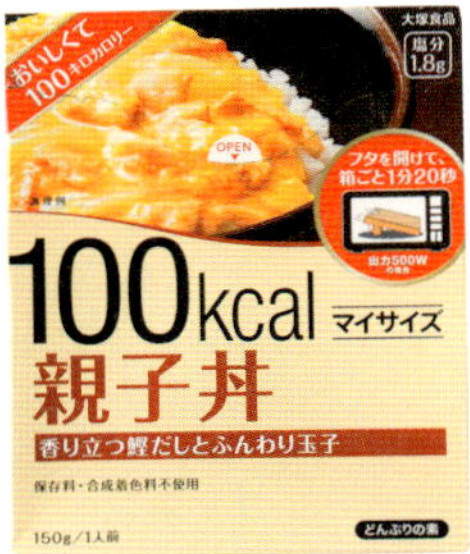

この製品も、カラメル色素は使われていません。カロチン（カロテン）色素は、植物や動物に含まれる黄、だいだい、赤を示す色素で、ニンジンカロテン、パーム油カロテン、β-カロテンなどがあります。**安全性に問題はないと考えられます。**

×

セブンプレミアム 鶏むね肉をじっくり香り良く燻製したサラダチキン

●セブン＆アイ・ホールディングス

◉発がん性リスクを負ってまで買うべきとは思えない

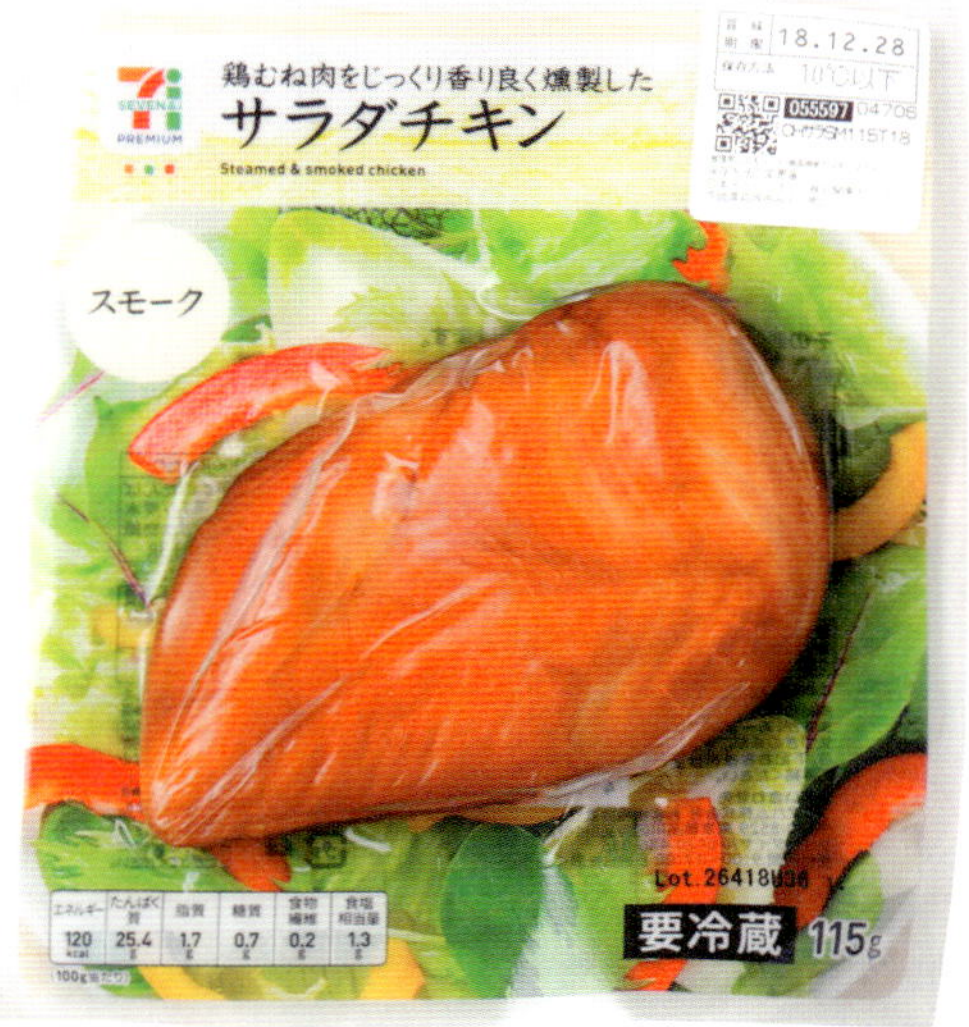

サラダチキンはコンビニ惣菜の中でもとくに人気ですが、この製品は避けたほうがよいでしょう。**というのも、発色剤の亜硝酸Naが添加されているからです。**

亜硝酸Naは毒性が強く、さらに肉類に多く含まれるアミンという物質と結合し、発がん性のあるニトロソアミン類に変化します。したがって、亜硝酸Naが添加された食肉加工品を食べ続けていると、胃がんや大腸がんなどになるリスクが高くなると考えられます。

ソルビトールは、もともとは果実や海藻などに含まれる甘味成分。その由来や動物実験の結果から安全性は高いと考えられます。

★食品原料　鶏むね肉、食塩、マルトデキストリン、香辛料　★添加物　ソルビトール、調味料（アミノ酸等）、pH調整剤、酸化防止剤（ビタミンC）、発色剤（亜硝酸Na）
★アレルギー表示　鶏肉

コンビニ惣菜（サラダチキン）

△ セブンプレミアム 鶏むね肉をじっくり柔らかく蒸したサラダチキン

●セブン＆アイ・ホールディングス

★食品原料　鶏むね肉、食塩、チキンスープパウダー、醸造酢、植物性たん白、香辛料、酒、たん白加水分解物、マルトデキストリン、小麦粉、ホエイパウダー、卵白粉、酵母エキス、ぶどう糖、野菜パウダー
★添加物　加工でん粉、pH調整剤、塩化K、調味料（アミノ酸等）、増粘剤（加工でん粉）、グリシン、香料　**★アレルギー表示**　卵、乳成分、小麦、大豆、鶏肉

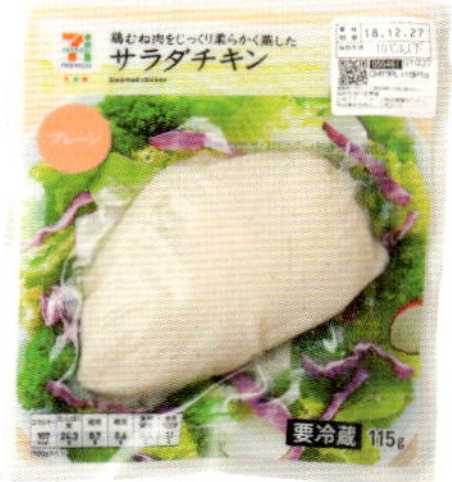

グリシンはアミノ酸の一種で、食べものにも含まれます。鶏やモルモットを使った実験では毒性が認められていますが、グリシンを成分としたサプリメントを多くの人が飲んでいても、問題は起きていないので、**人間には害はない**ようです。

× ファミリーマート コレクション スモーク香る国産鶏サラダチキン

●ファミリーマート

★食品原料　鶏むね肉（国産）、食塩
★添加物　調味料（アミノ酸等）、リン酸（Na）、くん液、酸化防止剤（ビタミンC）、発色剤（亜硝酸Na）
★アレルギー表示　鶏肉

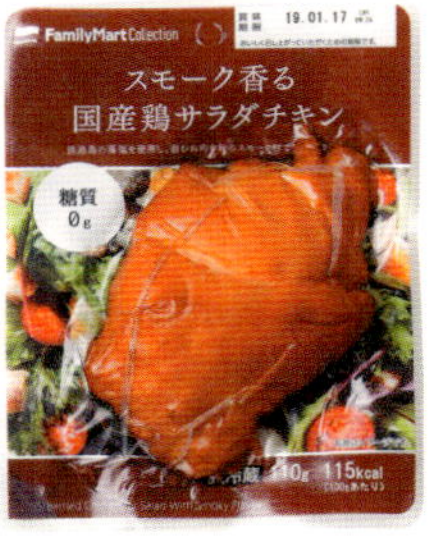

右ページで取り上げた「セブンプレミアム 鶏むね肉をじっくり香り良く燻製したサラダチキン」と同様に、この製品にも発色剤の亜硝酸Naが添加されています。**やはり避けたほうがよいでしょう。**

●安全度に関して言えば どのコンビニでも大差なし

△

お母さん食堂 北海道産 じゃがいものポテトサラダ

●ファミリーマート

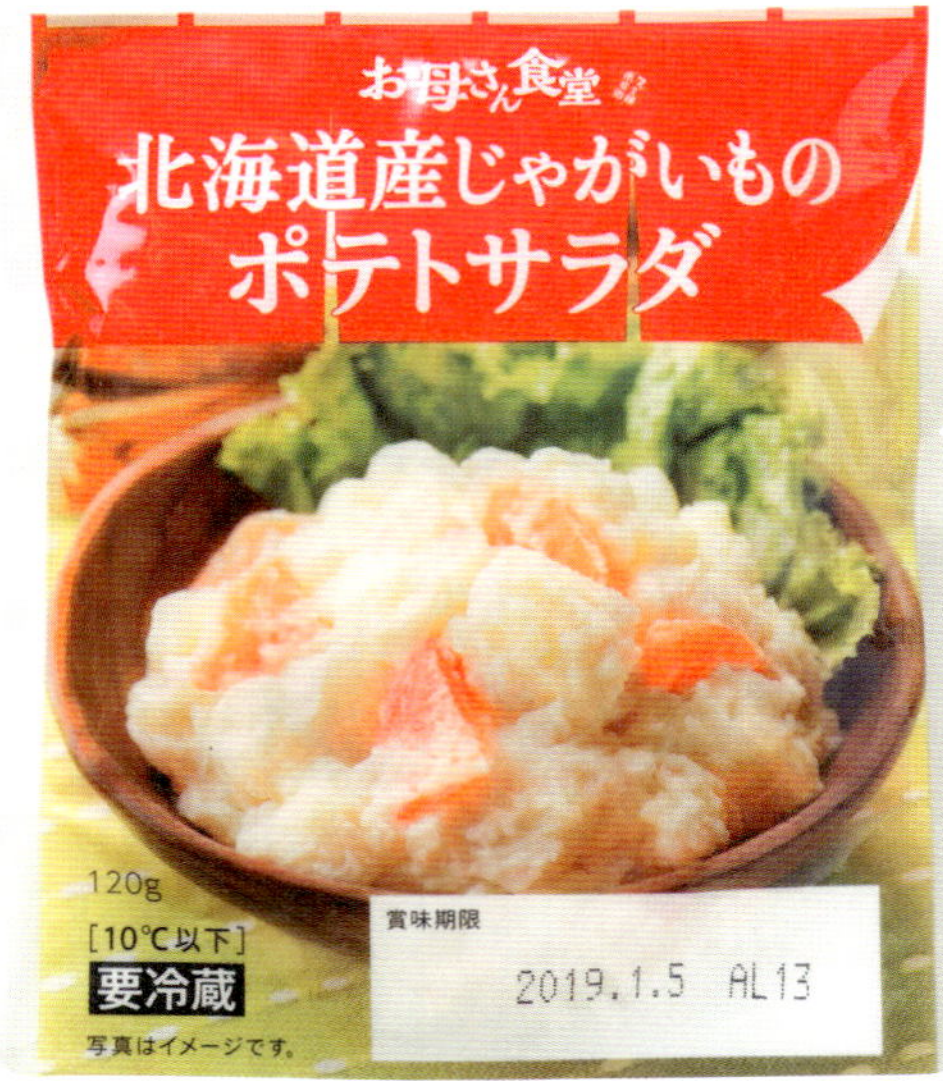

人気の高いポテトサラダですが、添加物はそれほど使われていません。グリシンはアミノ酸の一種で、食べものにも含まれます。うま味を増すとともに、保存性を高める働きも。**鶏やモルモットを使った実験では毒性が認められていますが、グリシンを成分としたサプリメントが販売され、多くの人が飲んでいても問題は起きていないので、人間に害はないようです。**

カロチノイド色素は、植物や動物に含まれる黄、だいだい、赤を示す色素のことで、トウガラシ色素（パプリカ色素）、トマト色素、ニンジンカロテン、クチナシ黄色素などです。

★食品原料　じゃがいも、マヨネーズ、にんじん、ぶどう糖果糖液糖、食塩、醸造酢、還元水あめ、水あめ、卵黄、香辛料、砂糖、酵母エキス　**★添加物**　調味料（アミノ酸等）、グリシン、増粘剤（キサンタンガム）、カロチノイド色素、香辛料抽出物　**★アレルギー表示**　卵、大豆

コンビニ惣菜（ポテトサラダ）

△ セブンプレミアム 北海道男爵いものポテトサラダ

●セブン＆アイ・ホールディングス

★食品原料　じゃがいも（遺伝子組換えでない）、マヨネーズ（卵・大豆を含む）、にんじん、たまねぎ、砂糖、醸造酢、食塩、マスタード、こしょう　**★添加物**　酸味料　**★アレルギー表示**　卵、大豆

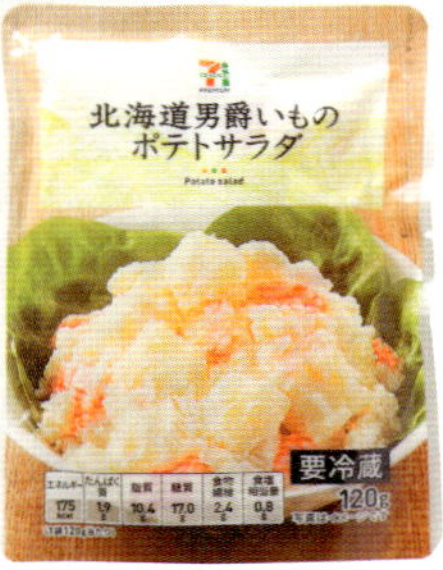

酸味料は、酸味をつけたり、保存性を高める目的でも使われます。アジピン酸、クエン酸、乳酸、リンゴ酸など25品目程度あります。**もともと食品に含まれる酸が多いので、毒性の強いものは見当たりません。**ただし、具体名が表示されていません。

△ ローソンセレクト 国産じゃがいもをごろごろ使ったポテトサラダ

●ローソン

★食品原料　じゃがいも、マヨネーズ、たまねぎ、とうもろこし、にんじん、砂糖、食塩、醸造酢、還元水あめ、水あめ、卵黄、香辛料、酵母エキス　**★添加物**　調味料（アミノ酸等）、増粘剤（キサンタンガム）、香辛料抽出物　**★アレルギー表示**　卵、大豆

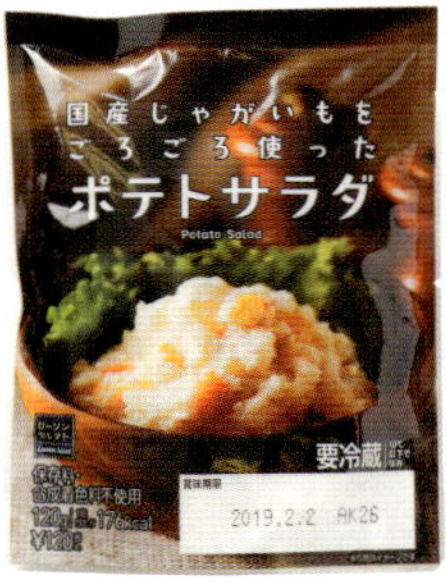

キサンタンガムは、細菌のキサントモナス・キャンペストリスの培養液から得られた多糖類。男性5人に1日10・4〜12・9g（3回に分けて）のキサンタンガムを23日間与えましたが、**悪影響は認められませんでした。**安全性に問題はないと考えられます。

◉焼き鮭を食べたくなったら コンビニはどちらでも大丈夫

◯ セブンプレミアム 銀鮭の塩焼

●セブン&アイ・ホールディングス

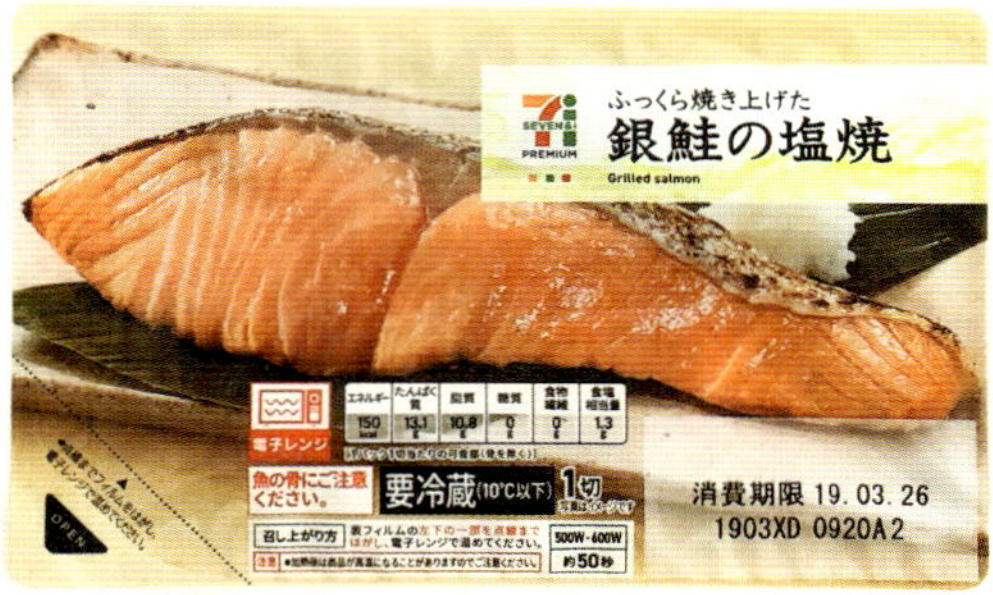

この製品は、パックに入れたまま電子レンジで温めるだけで食べられる手軽さが受けているようです。添加物は使われていません。

なお、以前の「セブンプレミアム 熟成天然鮭の塩焼」は、pH調整剤が使われていました。

pH調整剤は、酸性度とアルカリ度を調整するほか、保存性を高める働きもあります。クエン酸やリン酸などの酸が多く、全部で35品目程度ありますが、毒性の強いものは見当たりません。

ただし、どれがいくつ使われても「pH調整剤」という一括名しか表示されません。

★食品原料　銀鮭(チリ産、養殖)、食塩　**★添加物**　なし

★アレルギー表示　さけ

コンビニ惣菜（焼き鮭）

お母さん食堂 銀鮭の塩焼き

●ファミリーマート

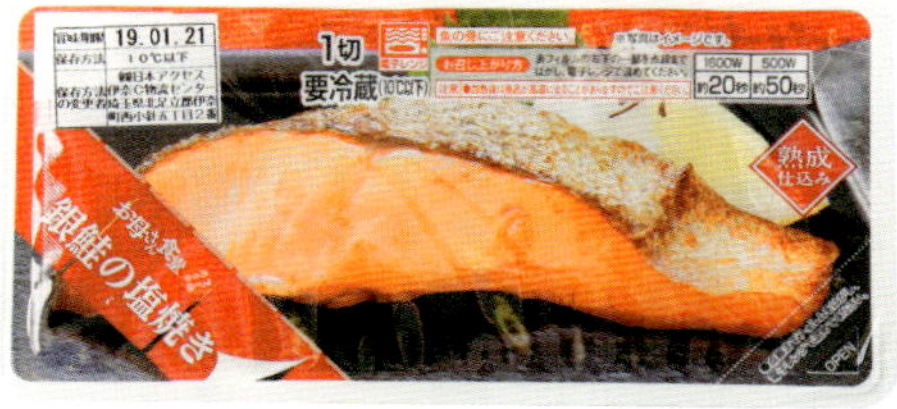

★食品原料　銀鮭（チリ産）、食塩、砂糖、魚醤、ぶどう糖、食用調合油（大豆油、なたね油）　**★添加物**　なし　**★アレルギー表示**　さけ、大豆

この製品も、電子レンジで温めるだけで食べられるものです。**しかも「セブンプレミアム 銀鮭の塩焼」と同様に、添加物は使われていません。**なお魚醤《ぎょしょう》とは、魚類を発酵させた液状の調味料で、古くから使われているものです。

ローソン セレクト紅鮭の塩焼

●ローソン

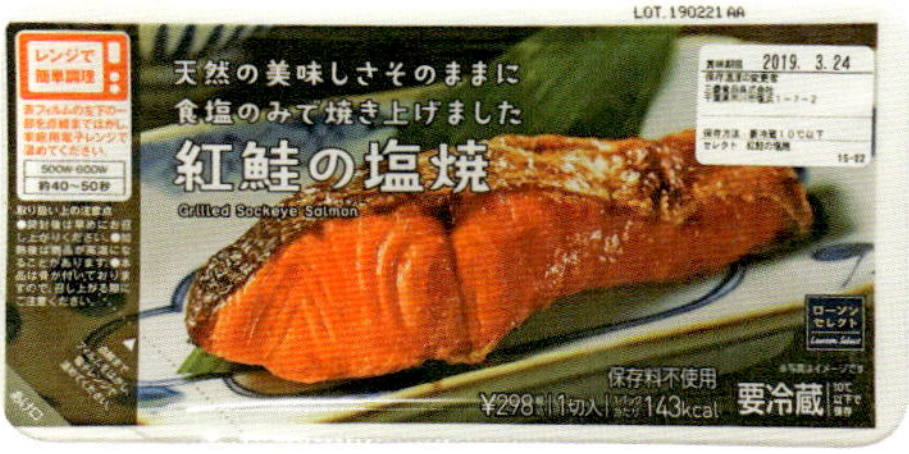

★食品原料　紅鮭、食塩　**★添加物**　なし　**★アレルギー表示**　さけ

この製品も、焼かずに電子レンジで温めるだけで食べられるという便利なものです。

また「お母さん食堂 銀鮭の塩焼き」同様に、添加物はいっさい使われていません。**味つけは食塩のみです。**そのため、紅鮭本来の味を楽しむことができます。

◉全部×の評価も納得できる国立がん研究センターの発表

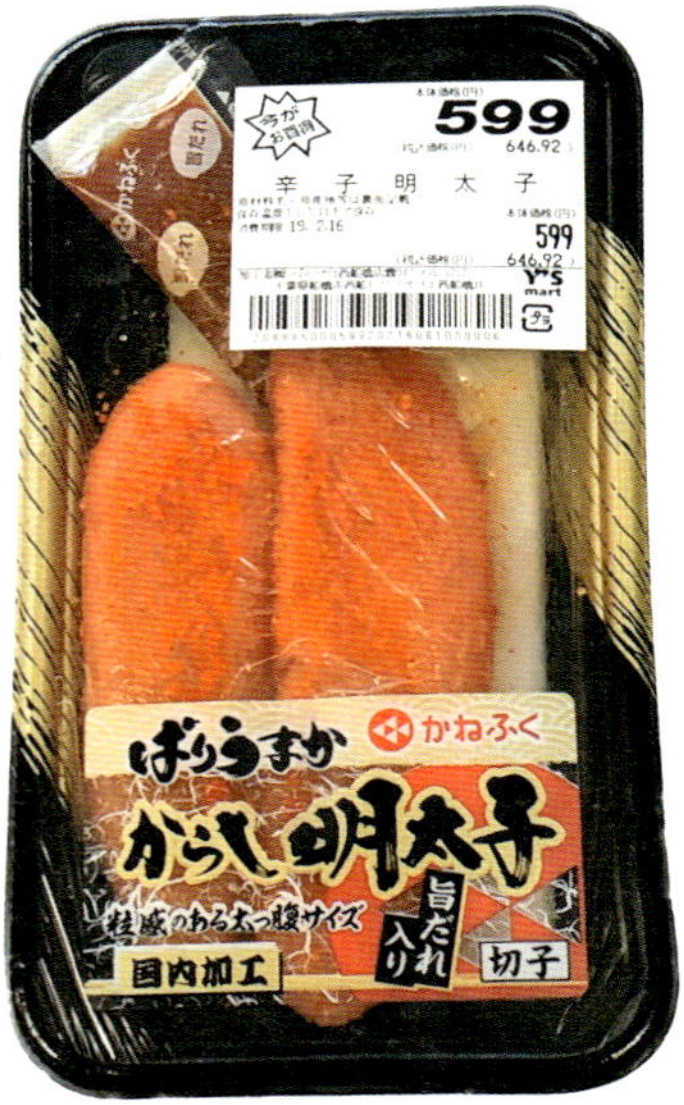

×

かねふく からし明太子

●かねふく

国立がん研究センターが、40～59歳の男性約2万人について、約10年間追跡調査をおこなったところ、明太子などの**塩蔵魚卵を頻繁に食べている人ほど、胃がんの発生率が高い**ことがわかりました。

この調査では、塩蔵魚卵を「ほとんど食べない」「週1～2日」「週3～4日」「ほとんど毎日」に分類し、胃がん発生率を調べた結果「ほとんど食べない」の胃がん発生率を1とすると、「週1～2日」が1・58倍、「週3～4日」が2・18倍、「ほとんど毎日」が2・44倍という結果でした。発色剤の亜硝酸Naとタール色素が原因していると考えられます。

★食品原料　明太子（すけとうだらの卵（米国又はロシア）、食塩、醸造調味料、果糖ぶどう糖液糖、唐辛子）、旨だれ（醸造調味料、果糖ぶどう糖液糖、唐辛子、食塩）　**★添加物**　調味料（アミノ酸等）、酸化防止剤（ビタミンC）、酵素、発色剤（亜硝酸Na）、着色料（黄5、赤106）、増粘多糖類　**★アレルギー表示**　原材料の一部に小麦・大豆・ゼラチンを含む

辛子明太子・たらこ

✕ めんたい子 香味の蔵

●かねすえ

★食品原料　すけとうたらの卵巣（ロシア又は米国）、食塩、唐辛子、醗酵調味液、アミノ酸液、柚子胡椒、唐辛子エキス
★添加物　調味料（アミノ酸等）、酸化防止剤（ビタミンC）、甘味料（ソルビット）、アルコール、乳酸Ca、酵素、増粘剤（キサンタンガム）、香料、着色料（黄5、赤102、赤106）、発色剤（亜硝酸Na）

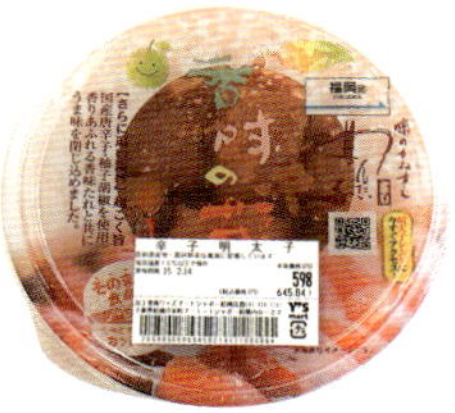

発色剤の亜硝酸Naは、たらの卵に多く含まれるアミンと反応して、発がん性のあるニトロソアミン類に変化します。

また、タール色素の黄5（黄色5号）、赤102（赤色102号）、赤106は、**発がん性の疑いが持たれています。**

✕ たらこ

●辛太郎本舗

★食品原料　すけとうだらの卵（ロシア又はアメリカ）、食塩
★添加物　調味料（アミノ酸等）、酸化防止剤（ビタミンC）、ソルビット、着色料（黄5、赤102、赤106）、酵素、発色剤（亜硝酸Na）

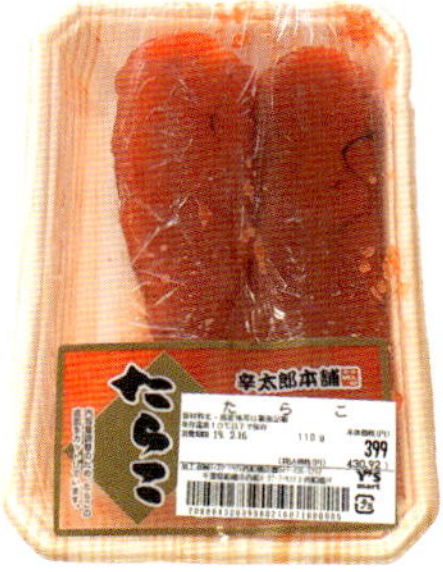

辛子明太子と同様に、たらこにも発色剤の亜硝酸Naが使われています。これが、たらの卵に含まれるアミンと反応して、発がん性のあるニトロソアミン類に変化します。

さらに、黄色系や赤系のタール色素も使われています。こういった製品は避けたほうがよいでしょう。

●健康的なイメージがあるが…甘味料と着色料に要注意！

✕ 天日干し仕上げ 紀州南高梅

●紀州梅家

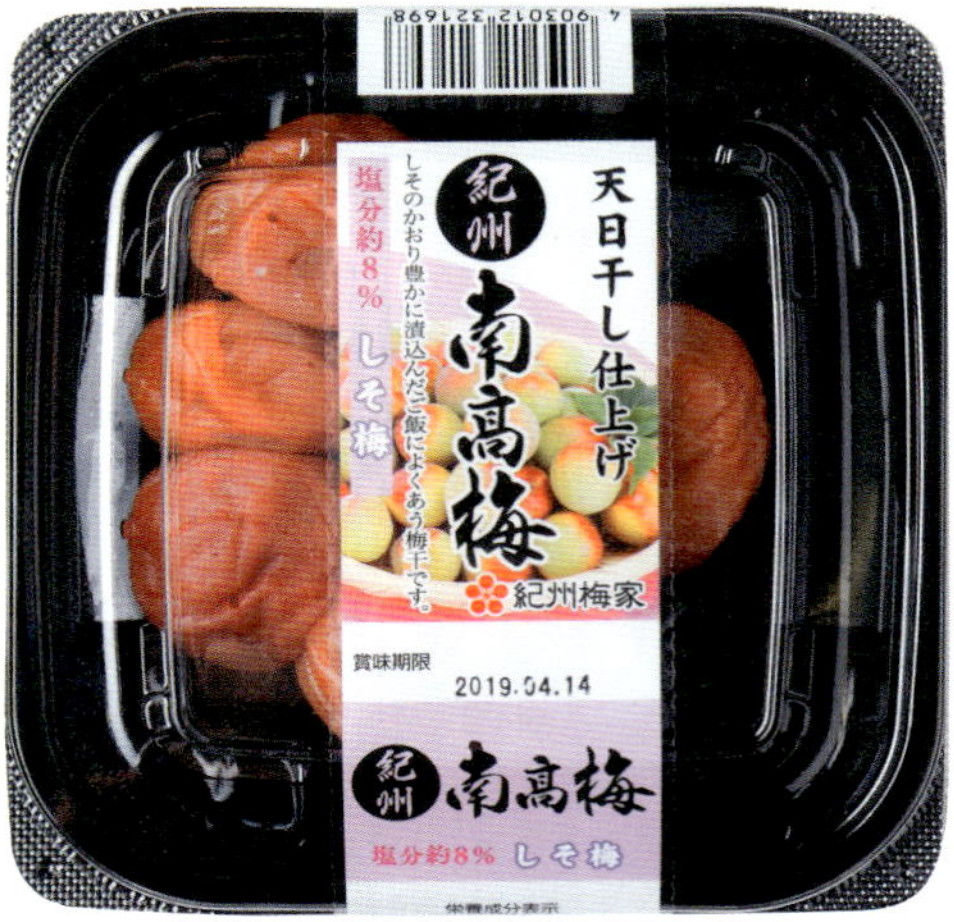

甘味のある梅干ですが、**合成甘味料のスクラロースが添加されているのでNG**です。酸味料は、酸味をつけたり、保存性を高める目的で使われ、クエン酸や乳酸など25品目程度あります。もともと食品に含まれる酸が多いので、毒性の強いものは見当たりませんが、具体名が表示されません。

なお、蛋白《たんぱく》加水分解物《かすいぶんかいぶつ》は、肉や大豆などのタンパク質を分解したもの。アミノ酸とペプチド（アミノ酸がいくつか結合したもの）の混合物でうま味があります。ふだん食されているタンパク質を分解したものということから、添加物ではなく食品に分類されています。

★食品原料　梅、漬け原材料［還元水飴、食塩、醸造酢、しそ液、蛋白加水分解物、酵母エキス］　★添加物　調味料（アミノ酸等）、酸味料、野菜色素、ビタミンB1、甘味料（スクラロース）、香料

梅干

○ 紀州晩稲梅

●南紀梅干

★食品原料　梅、漬け原材料［食塩］
★添加物　なし

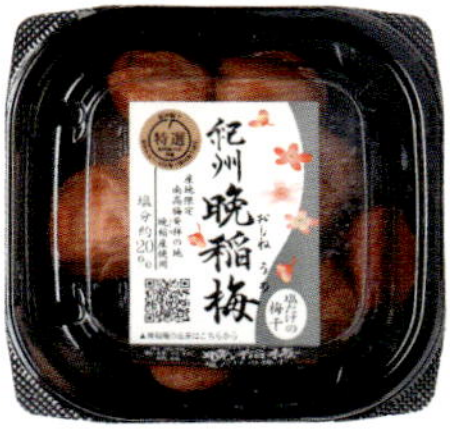

右ページの「天日干し仕上げ紀州南高梅」と違って、添加物はいっさい使われていません。梅と食塩だけからつくられた梅干です。**これが本来の梅干と言えるでしょう。**「甘い梅干は嫌いだ」という人にも、おススメできる製品です。

× しそかつお梅

●中田食品

★食品原料　梅、しそ、かつお削り節、漬け原材料［還元水あめ、食塩、醸造酢（りんごを含む）、糖類（果糖ぶどう糖液糖、砂糖）、かつおエキス、たん白加水分解物（大豆を含む）、発酵調味料、酵母エキス］
★添加物　調味料（アミノ酸等）、酒精、酸味料、甘味料（ステビア）、V.B1、着色料（赤102、野菜色素）

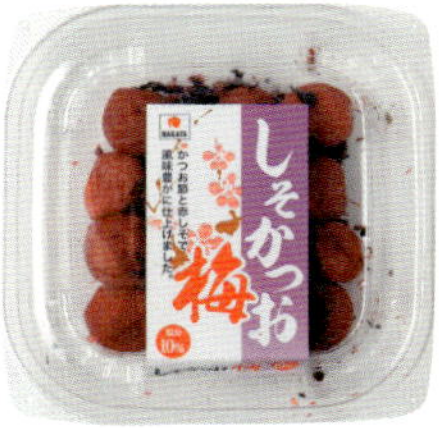

この製品も甘い梅干です。合成甘味料は使われていませんが、色づけのためタール色素の赤102を使用。**赤102は発がん性の疑いがあり、また蕁麻疹《じんましん》を起こす添加物として、皮膚科医のあいだでは警戒されています。**

◉基本的には安全な添加物が使われているが…

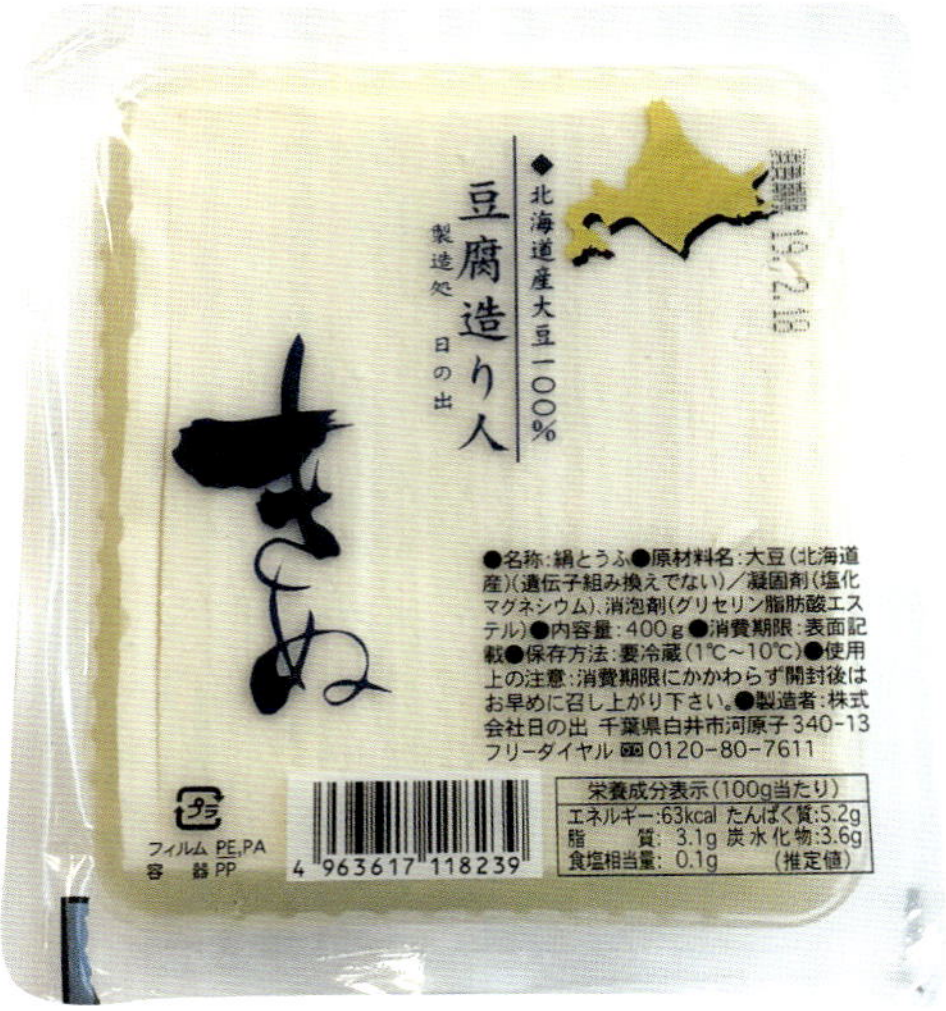

豆腐造り人 きぬ

●日の出

豆腐は、豆乳に豆腐用凝固剤を加えて固めたものです。

塩化マグネシウムは、にがり（苦汁）の主成分。海水から食塩（塩化ナトリウム）を製造する際に、食塩を取り除いた後に残る液体がにがりです。**塩化マグネシウムは、安全性に問題はないと考えられます。**

消泡剤は、大豆をすりつぶしたものを煮る際に大量の泡が発生して、吹きこぼれるのを防ぐ目的で使われます。

グリセリン脂肪酸エステルは、油脂に近い成分で、食用油にも含まれているので、安全性に問題はありません。

★食品原料　大豆（国産）

★添加物　凝固剤（塩化マグネシウム）、消泡剤（グリセリン脂肪酸エステル）

豆腐

△ おかめ納豆 木綿

●タカノフーズ

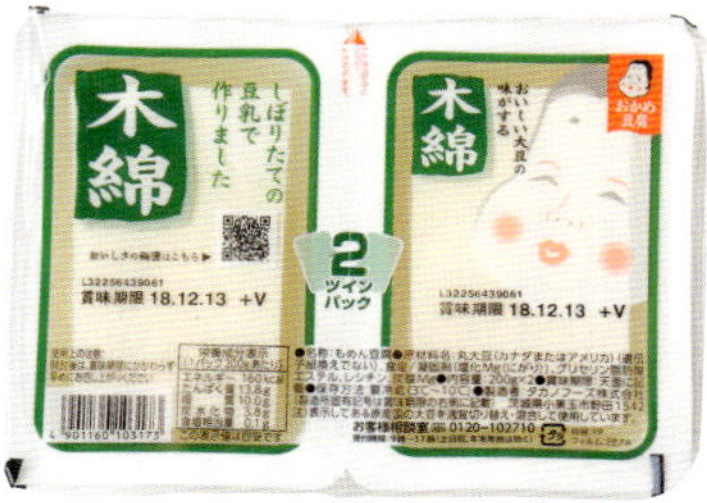

★食品原料　丸大豆（カナダまたはアメリカ）（遺伝子組換えでない）、食塩
★添加物　凝固剤（塩化Mg（にがり））、グリセリン脂肪酸エステル、レシチン、炭酸Mg

レシチンは、大豆または卵から得られた成分で、安全性に問題はありません。

また、炭酸Mgも、安全性に問題はないと考えられます。

しかし、**使用添加物が全部で4種類と、豆腐にしては多い**ので、〇（OK）にはしかねます。

○ オーガニックライフ 有機大豆100%使用 絹

●藤田食品

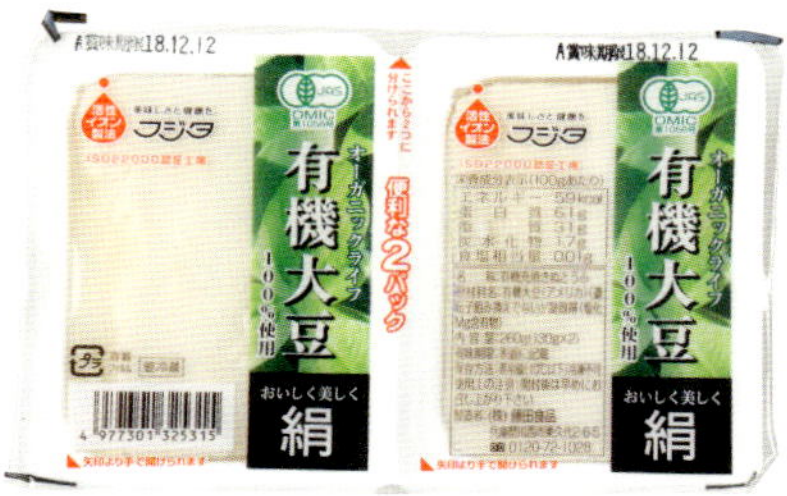

★食品原料　有機大豆（アメリカ）（遺伝子組換えでない）
★添加物　凝固剤（塩化Mg含有物）

有機栽培された大豆が使われています。

添加物は、塩化Mg（マグネシウム）を含む豆腐用凝固剤のみです。

塩化Mgは、食塩にもわずかに含まれているので、安全性に問題はないと考えられます。

◉問題のある添加物を入れた製品を選ばない

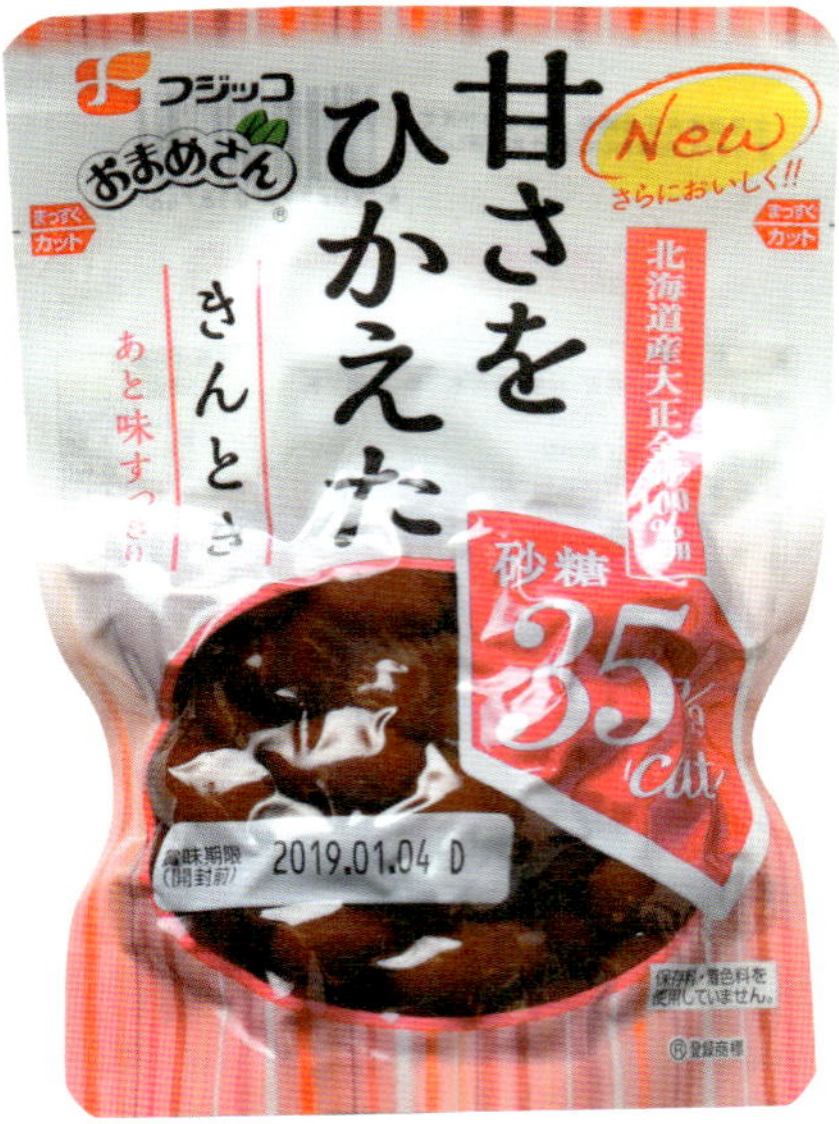

おまめさん 甘さをひかえたきんとき

●フジッコ

豆パックは、真空包装されている上、砂糖が多く使われているため腐りにくく、通常、保存料は使われていません。乳酸カルシウムは、乳酸とカルシウムを結合させたもので、安全性に問題はありません。乳酸の働きで保存性を高めることができ、またカルシウムの補給にもなります。

フジッコの「おまめさんシリーズ」は、ほかに「甘さをひかえた北海道産黒豆」や「こんぶ豆」など多くの種類がありますが、**いずれも添加物の使用をできるだけ少なくしています。**そのため、安心して食べられるものが多く、素材の味もよく活かされています。

★食品原料　大正金時豆、砂糖、還元水あめ　★添加物　乳酸カルシウム

豆パック

△ 甘さひかえめ金時豆

●味菜

★食品原料　大正金時豆、砂糖、食塩
★添加物　乳酸カルシウム、重曹

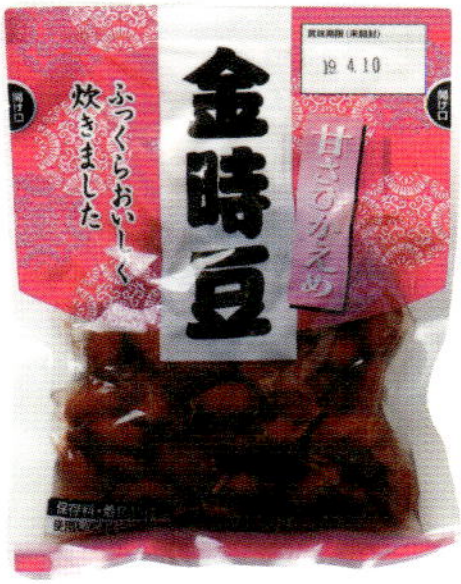

重曹は、炭酸水素Naのことで、豆を柔らかく煮るために使われています。炭酸水素Naは、制酸薬として胃薬にも使われていますが、**副作用として、お腹の膨満感やむかつきなど**があげられています。できれば使ってほしくないですね。

◎ セブンプレミアム 北海道産大正金時使用 金時豆

●セブン＆アイ・ホールディングス

★食品原料　金時豆（北海道産）、砂糖、食塩
★添加物　なし

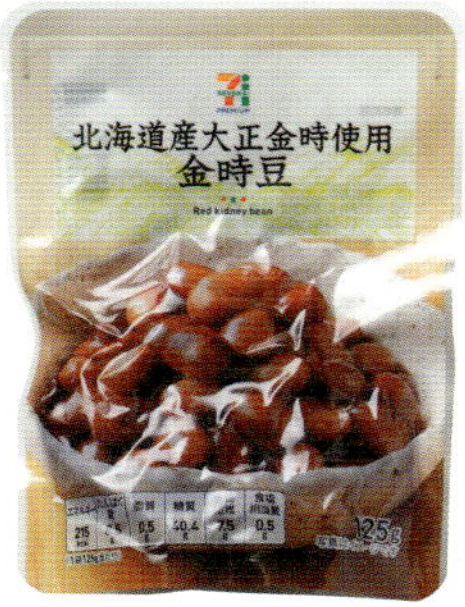

この製品には、上で取り上げた「甘さひかえめ金時豆」と違って、添加物は使われていません。

食塩を加えることで、柔らかい煮豆に仕上げています。

無添加なので、豆の本来の味が活かされています。

◉ペクチンだけなら問題ない
酸味料が入っているか否か

アヲハタ まるごと果実 いちご

●アヲハタ

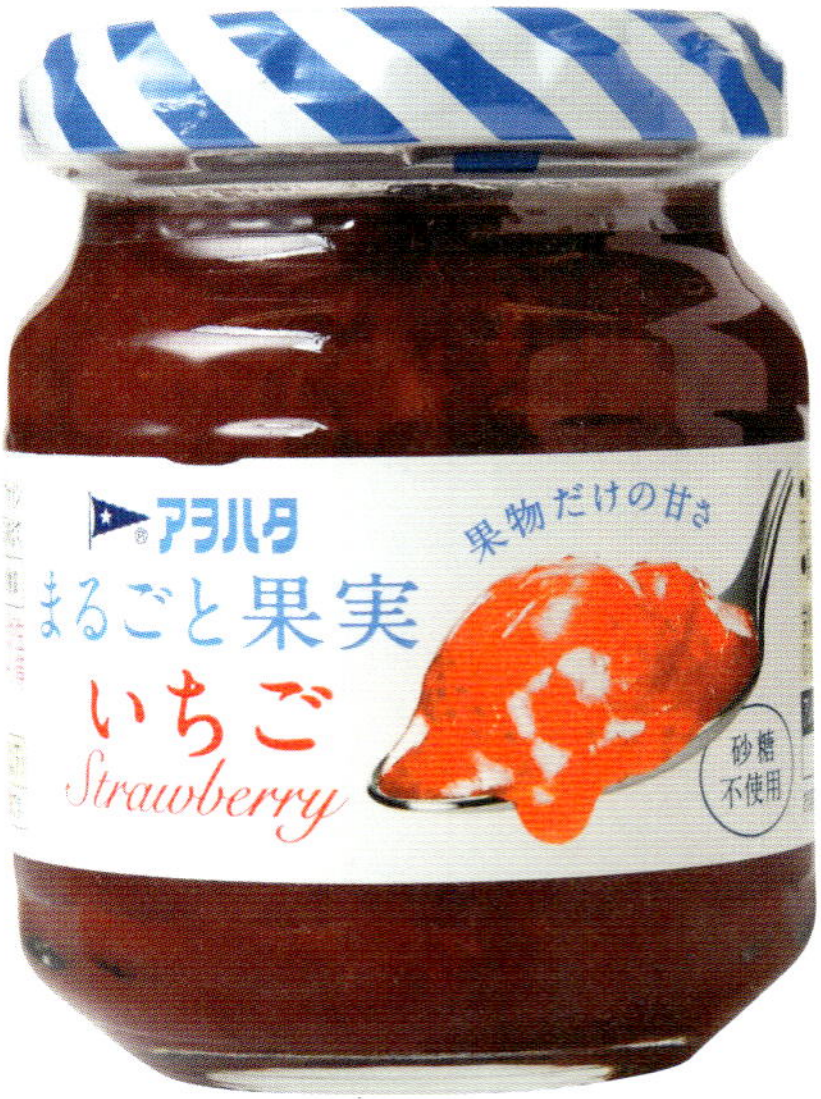

添加物は、ゲル化剤のペクチンのみです。ゲル化剤とは、液状のものをゲル状に固めるために使われるものです。ペクチンは、サトウダイコン、りんご、ヒマワリ、グレープフルーツ、ライム、レモンなどから、熱水または酸性水溶液で抽出したものより得られたものです。あるいは、これをアルカリ性水溶液または酵素で分解したものより得られたものです。成分は、多糖類です。

ペクチンは、動物実験でほとんど毒性は認められていません。食用とされているものをもとにつくられていることから、毒性はほとんどないと考えられます。

★食品原料　いちご、りんご清澄濃縮果汁、レモン果汁　**★添加物**　ゲル化剤（ペクチン）

ジャム

△ 明治屋 いちごジャム

●明治屋

★食品原料　砂糖類（砂糖、水あめ）、いちご
★添加物　ゲル化剤（ペクチン）、酸味料

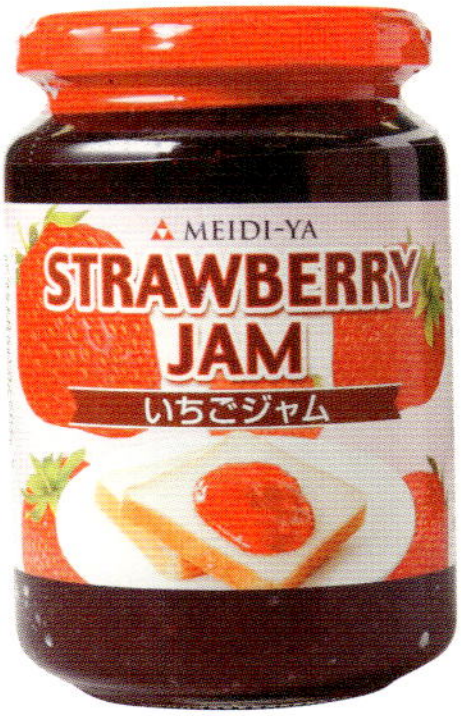

酸味料は、酸味をつけたり、また保存性を高める目的でも使われます。アジピン酸、クエン酸、乳酸、リンゴ酸など25品目程度あります。もともと食品に含まれる酸が多いので、**毒性の強いものは見当たりません**が、具体名が表示されていません。

△ ソントン イチゴジャム

●ソントン

★食品原料　糖類（ぶどう糖果糖液糖、砂糖、水あめ）、いちご、レモン果汁
★添加物　酸味料、ゲル化剤（ペクチン）

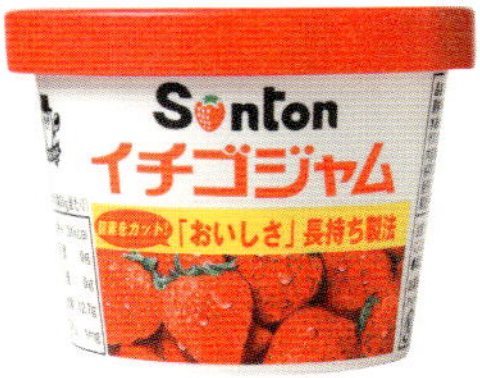

添加物は「明治屋 いちごジャム」と同様に、酸味料とゲル化剤のペクチンのみです。ただし、酸味料がゲル化剤（ペクチン）の前に書かれています。これは添加されている量が、**ペクチンよりも酸味料のほうが多い**ということです。

◉致命的な添加物はないが安全とは言い切れない

△ じっくりコトコト 濃厚かぼちゃポタージュ

●ポッカサッポロフード&ビバレッジ

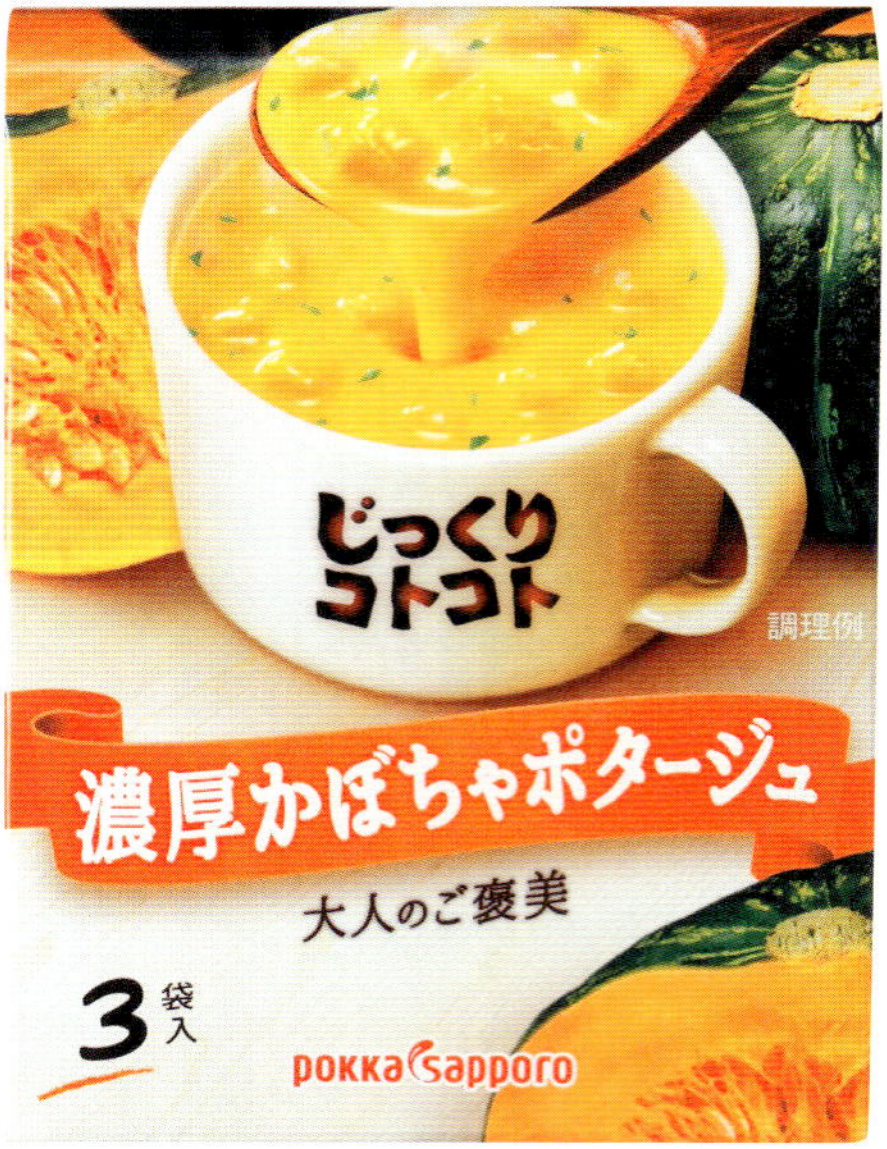

加工デンプンは、デンプンに化学処理を施し、酸化デンプンや酢酸デンプンなどに変えたもので11品目あります。**内閣府の食品安全委員会は、「安全性に懸念がないと考えられる」と言っていますが、発がん性や生殖毒性に関して試験データのない品目もあります。**

なお、乳等を主要原料とする食品とは、乳脂肪に乳化剤や安定剤を加えたもの、あるいは乳脂肪の一部または全部を植物性脂肪に置き換えたものです。乳化剤や安定剤が使われた場合、それらの添加物が最終食品に残留して効果を発揮するときは、その添加物名を表示しなければなりません。

★食品原料　野菜(かぼちゃ、じゃがいも)、砂糖、ホエイパウダー(乳製品)、乳糖、植物油脂、食塩、クリーム、乳たんぱく、ミルポア、デキストリン、チキンブイヨン、酵母エキス、チキンエキス、野菜エキス(たまねぎ、にんじん)、香味油、乳等を主要原料とする食品、調味オニオンパウダー、うきみ(かぼちゃ、ぶどう糖、砂糖、パセリ、植物油脂)　**★添加物**　増粘剤(加工でん粉)、調味料(アミノ酸等)、酸化防止剤(ビタミンE、ビタミンC)　**★アレルギー表示**　乳、小麦、大豆、鶏肉

カップスープ

△

クノール つぶたっぷりコーンクリーム

●味の素

★食品原料　スイートコーン、でん粉、砂糖、クリーミングパウダー、デキストリン、食塩、乳糖、食用加工油脂、脱脂粉乳、じゃがいも、バターソテーオニオンパウダー、コーンバターパウダー、全粉乳、酵母エキス、オニオン、香辛料、チキンエキス、うきみ（スイートコーン）
★添加物　調味料（アミノ酸等）　**★アレルギー表示**　小麦、乳成分、大豆、鶏肉

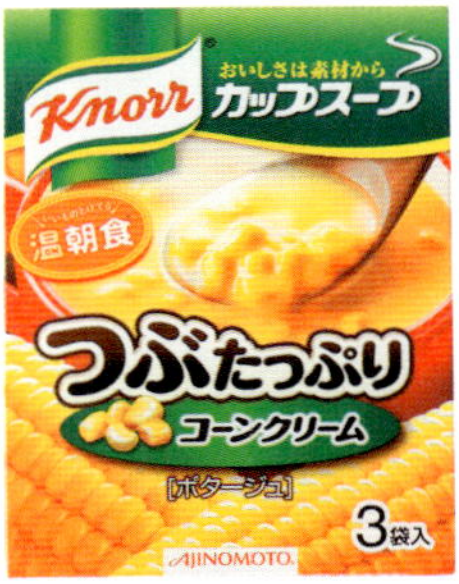

添加物は、調味料（アミノ酸等）しか表示されていませんが、パウダー類が3種類、エキス類も2種類使われています。**それらに添加物が使われていて、最終食品にも残って効果を発揮していないのか、気になるところです。**

△

クノール ふんわりたまごスープ

●味の素

★食品原料　卵、食塩、でん粉、食用油脂、還元水飴、しいたけ、しょうゆ、たん白加水分解物、こしょう、かつおぶしエキス、酵母エキス、チキンエキス、こんぶエキス、かつおエキス、発酵調味料、あさりエキス、オニオンエキス、うきみ（しいたけ、わかめ、ねぎ）　**★添加物**　ソルビトール、加工でん粉、調味料（アミノ酸等）、増粘剤（キサンタンガム）、酸味料、カロテン色素　**★アレルギー表示**　小麦、卵、大豆、鶏肉、豚肉、ゼラチン

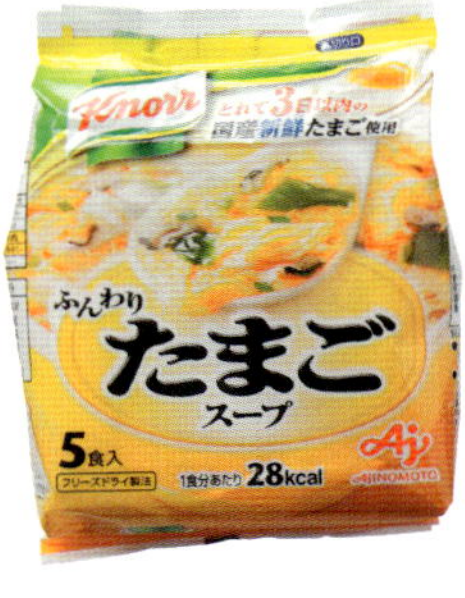

ソルビトールは、糖アルコールの一種で、もともとは果実や海藻などに含まれています。工業的には、ぶどう糖やデンプンからつくられていて、安全性は高いと考えられます。**ただし、人間が1日に50g以上摂取すると下痢を起こすことがあります。**

●NG食品もOK食品もない
買うか否かはあなた次第！

△

クノール スープDELI 完熟トマトのスープパスタ

●味の素

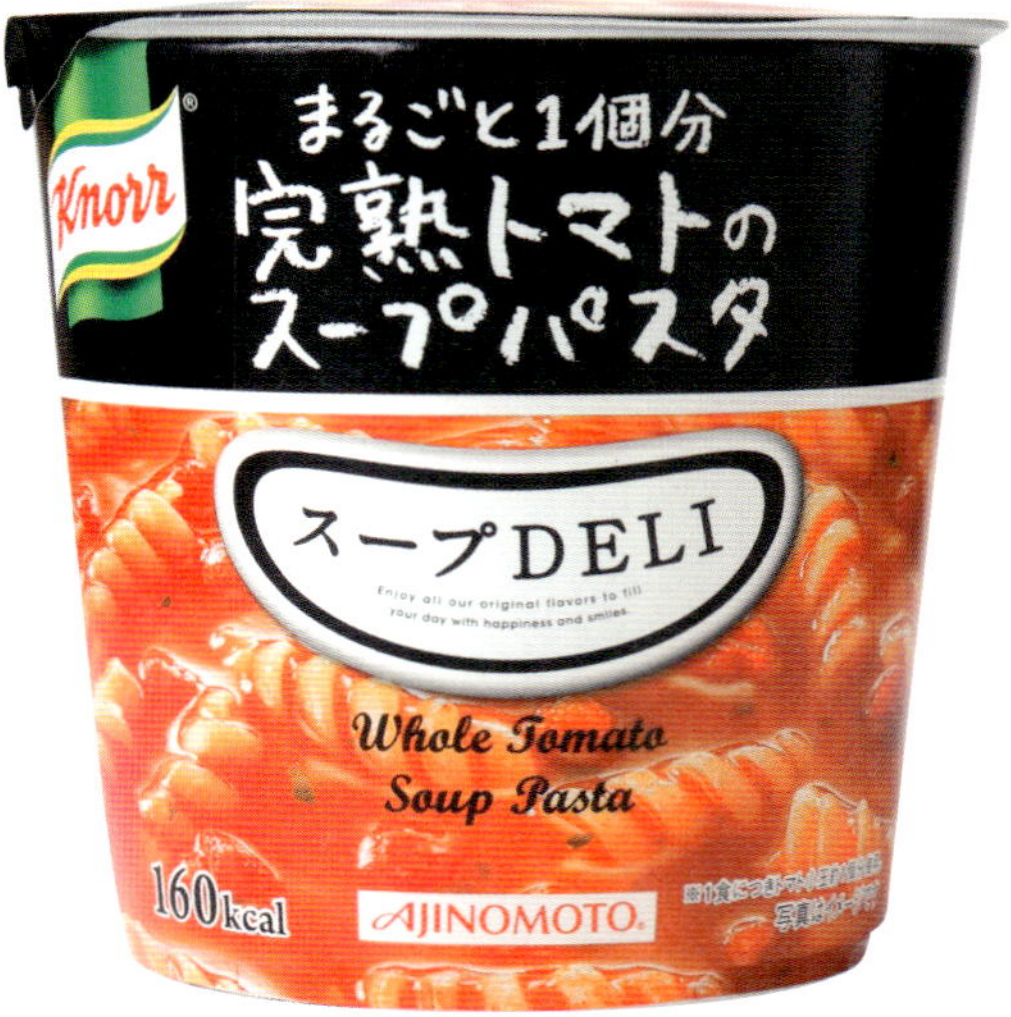

酸味料は、クエン酸や乳酸など25品目程度あります。もともと食品に含まれているものが多く、毒性の強いものは見当たりません。ただし、一括名表示が認められているので、どれをいくつ使っても「酸味料」という表示しかなされません。**何品目も大量に使うと、胃や腸の粘膜を刺激することがあります。**

キサンタンガムは、細菌のキサントモナス・キャンペストリスの培養液から得られた多糖類。男性5人に、1日10・4〜12・9g（3回に分けて）のキサンタンガムを23日間与えましたが、悪影響は認められませんでした。

★食品原料　パスタ、トマトパウダー、砂糖、でん粉、デキストリン、ポテトパウダー、トマトペースト、食塩、食用油脂、香辛料、チーズパウダー、全粉乳、乳糖、野菜エキス、あさりエキス、クラムパウダー、フィッシュパウダー（たら、乳糖、食塩）、加糖脱脂練乳、発酵調味料、チキンエキス　★添加物　調味料（アミノ酸等）、増粘剤（キサンタンガム）、酸味料　★アレルギー表示　小麦、乳成分、大豆、鶏肉

食べるカップスープ

△ クノール スープDELI キノコのクリームスープパスタ

●味の素

★食品原料 パスタ、でん粉、デキストリン、全粉乳、砂糖、食塩、食用油脂、クリーミングパウダー、乾燥ひらたけ、ポルチーニパウダー等
★添加物 調味料（アミノ酸等）、ソルビトール、カラメル色素、酸化防止剤（ビタミンE）、酸味料 **★アレルギー表示** 小麦、乳成分、大豆

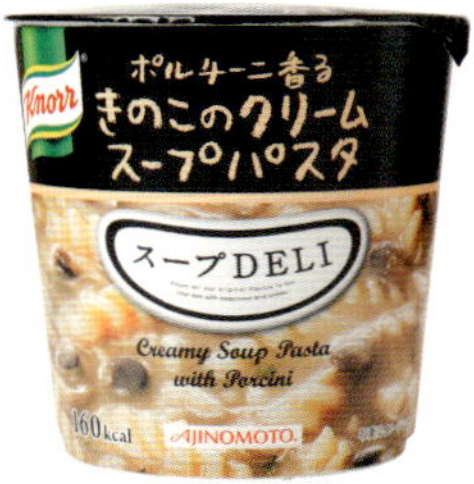

ソルビトールは、もともと果実や海藻などに含まれている糖アルコールなので、安全性に問題はありません。**カラメル色素が添加されていますが、カラメルⅠ～Ⅳのどれなのか表示されていないので、不安が残ります。**ビタミンEは問題ありません。

△ スパイスキッチン トムヤムクンフォースープ パクチーワイルド

●日清食品

★食品原料 米麺（米粉、でん粉、食塩、デキストリン）、かやく入りスープ（食塩、砂糖、味付えび、チキン調味料、マッシュルーム、パクチー等
★添加物 調味料（アミノ酸等）、酸味料、香料、増粘多糖類、カロチノイド色素、香辛料抽出物、炭酸Na **★アレルギー表示** 小麦、乳成分、えび、豚肉、鶏肉、ごま

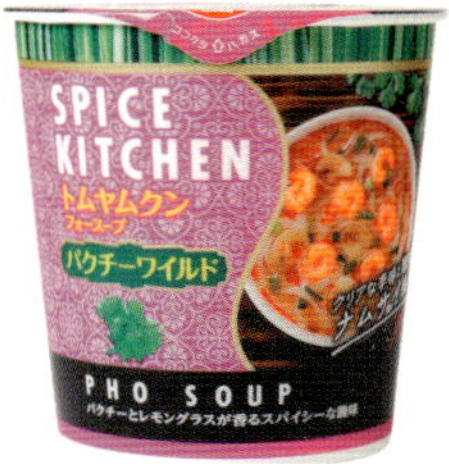

カロチノイド色素は、植物や動物に含まれる黄、だいだい、赤を示す色素で、トウガラシ色素（パプリカ色素）、トマト色素、クチナシ黄色素など。**炭酸Naは、粘膜に対して刺激性があり、大量に服用すると、消化管粘膜に損傷をもたらします。**

◉のり本来の味ではなく「味の素」の味がする?

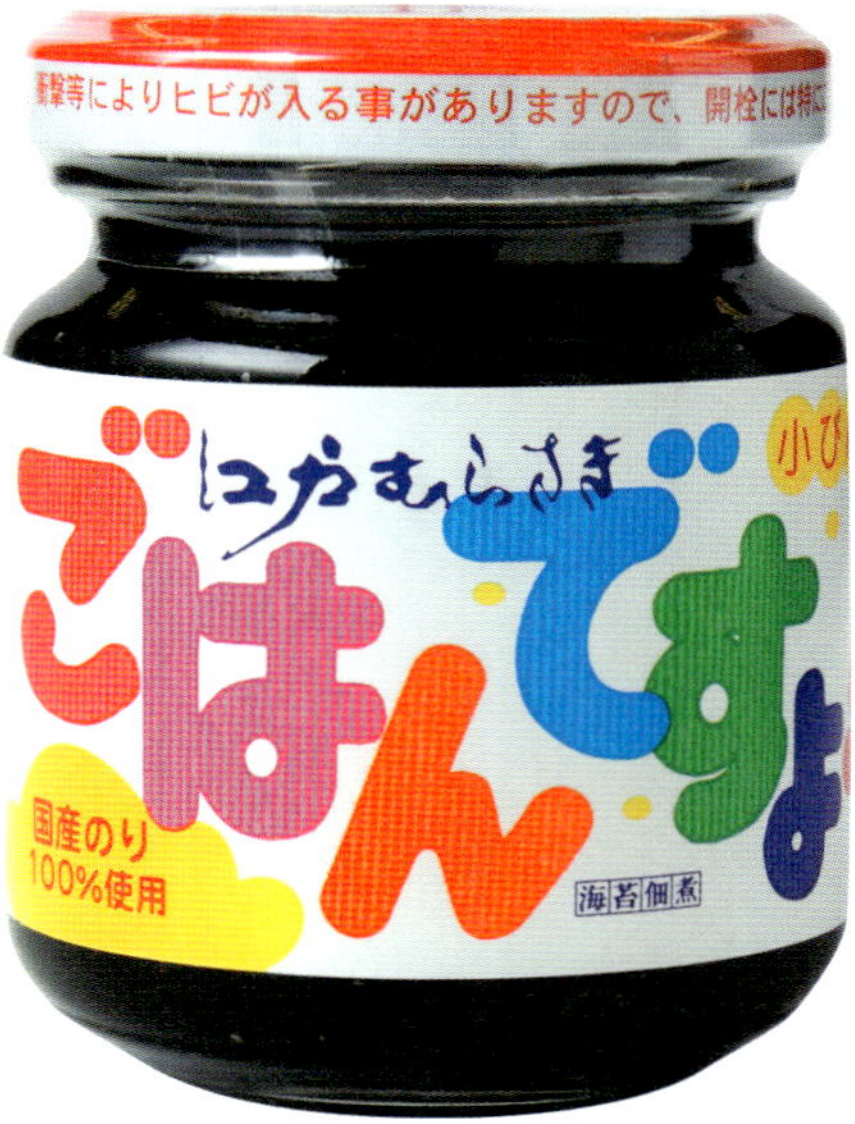

△ 江戸むらさき ごはんですよ!

●桃屋

この製品はもっとも知られたのり佃煮ですが、3種類の添加物が使われています。

タマリンドは、アフリカ原産のマメ科タマリンドの種子から抽出した多糖類です。タマリンドの果実や種子は食用として利用されており、その由来から安全性に問題はないと考えられます。

カラメル色素は全部で4種類（カラメルⅠ、Ⅱ、Ⅲ、Ⅳ）あり、カラメルⅢとⅣには、4-メチルイミダゾールという発がん性物質が含まれています。カラメルⅠとⅡにそれは含まれず、それほど問題はありません。ただし「カラメル色素」としか表示されていません。

★食品原料　のり、しょうゆ（小麦を含む）、水飴、砂糖・ぶどう糖果糖液糖、魚介エキス（かつお、ほたて）、寒天　**★添加物**　調味料（アミノ酸等）、安定剤（タマリンド）、カラメル色素

のり佃煮

○ 小豆島で炊いた天然岩のり入り のり佃煮

●タケサンフーズ

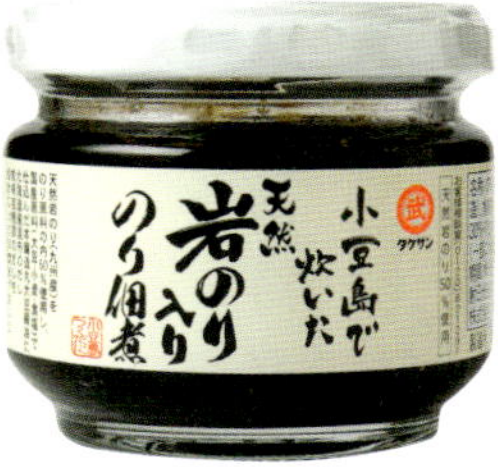

★食品原料　しょうゆ（国内製造）、水あめ、砂糖、のり（天然岩のり50%・あまのり30%・ひとえぐさ20%）、かつおだし、昆布だし、寒天
★添加物　なし　★アレルギー表示　一部に小麦・大豆を含む

この製品には、調味料（アミノ酸等）やカラメル色素、安定剤、増粘剤などの添加物は、いっさい使われていません。

そのため、安心して食べることができますし、**しょうゆやかつおだしが活きた自然なのり佃煮の味**がします。

△ 磯じまん 生のり

●磯じまん

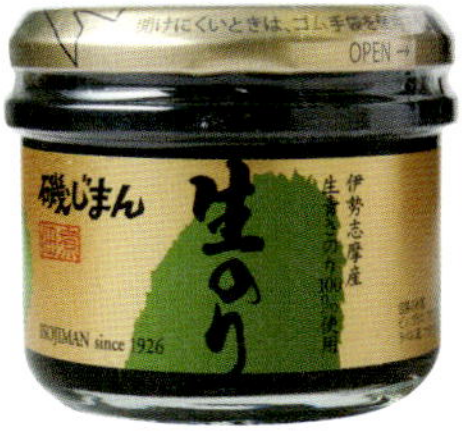

★食品原料　青さのり、しょうゆ（大豆・小麦を含む）、糖類（砂糖、果糖ぶどう糖液糖）、みりん、かつおエキス
★添加物　調味料（アミノ酸等）、増粘剤（タマリンド）

パッケージには「伊勢志摩産生青さのり100%使用」と表示されています。

それはいいのですが、調味料（アミノ酸等）が添加されているため、「味の素」の味がしてしまいます。

できたら使用をやめてもらいたいものです。

●超危険な添加物入り製品も安全な製品も同じ会社が製造

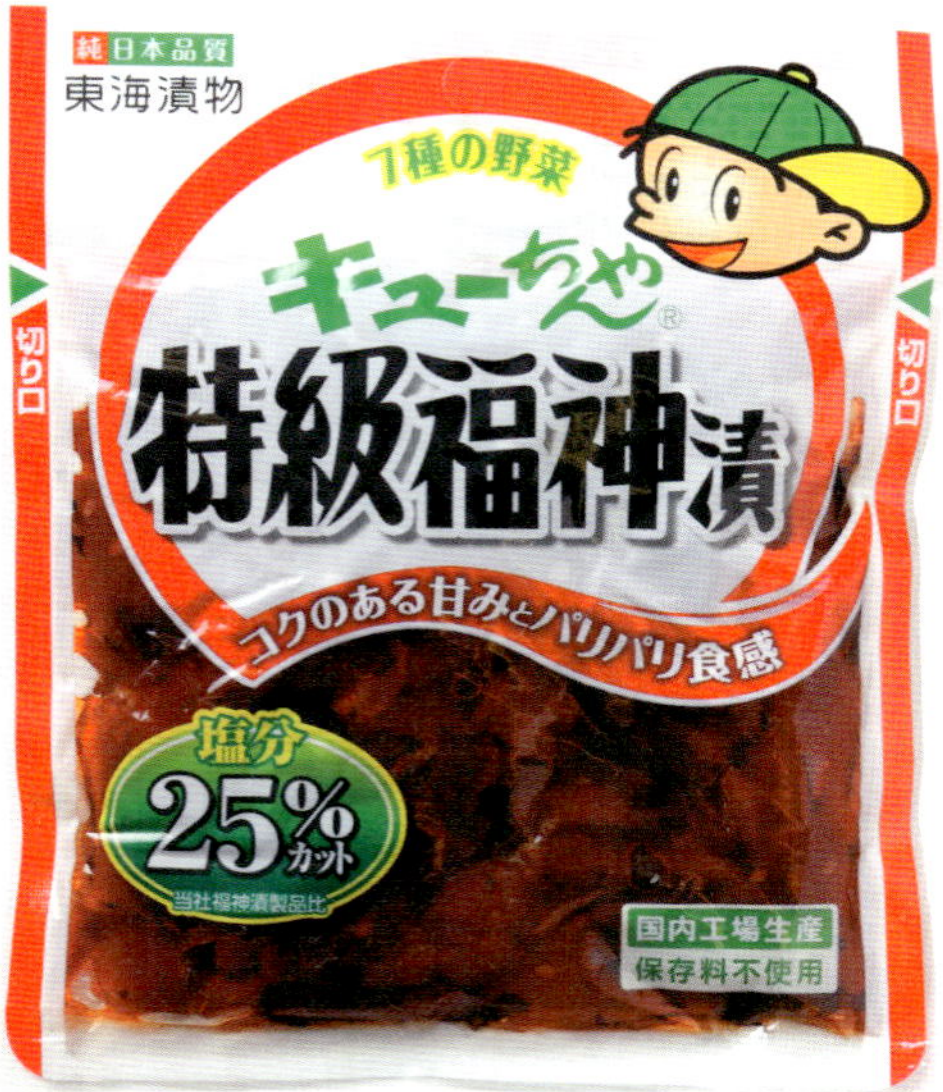

✕

キューちゃん 特級福神漬

●東海漬物

合成甘味料のスクラロースとアセスルファムKが添加されています。スクラロースは有機塩素化合物の一種で、5%含むえさをラットに4週間食べさせた実験で、脾臓や胸腺（リンパ球を成長させる器官）のリンパ組織に萎縮が見られました。**リンパ球が減って、免疫力が低下する心配があるということです。**アセスルファムKは自然界にない化学合成物質で、3%含むえさをイヌに2年間食べさせた実験で、肝臓障害の際に増えるGPTが増加し、リンパ球が減少しました。さらにタール色素の黄4（黄色4号）、黄5、赤106も添加されています。

★食品原料　だいこん（中国、国産）、きゅうり（中国、ラオス）、なす、れんこん、しそ、しょうが、なたまめ、ごま、漬け原材料［砂糖類（水あめ、砂糖、ぶどう糖果糖液糖）、しょうゆ、アミノ酸液、食塩、本みりん、醸造酢、たんぱく加水分解物、香辛料］
★添加物　調味料（アミノ酸）、酸味料、増粘剤（キサンタン）、甘味料（アセスルファムK、スクラロース）、着色料（黄4、黄5、赤106）　★アレルギー表示　小麦、ごま、大豆

○ タニタ食堂監修 糀の甘みで仕上げた福神漬
●東海漬物

★食品原料　だいこん（国産）、なす、しょうが、きゅうり、れんこん、しそ、なたまめ、ごま、漬け原材料［砂糖、しょうゆ、醸造酢、塩こうじ、食塩］　★添加物　なし
★アレルギー表示　小麦、ごま、大豆

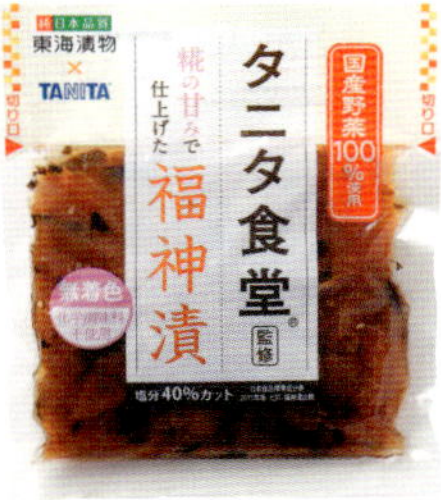

添加物は使われていません。これが「本来の福神漬」と言えるでしょう。**［キューちゃん 特級福神漬］を製造している会社と同じ会社が製造しているとは思えないような製品です。**東海漬物には、つねにこうした製品を製造してもらいたいものです。

△ セブンプレミアム カレーによく合う国産野菜福神漬
●セブン&アイ・ホールディングス

★食品原料　だいこん、きゅうり、なす、れんこん、なたまめ、しょうが、しそ、ごま、漬け原材料［糖類（ぶどう糖果糖液糖、砂糖）、たん白加水分解物、しょうゆ、食塩、醸造酢、酵母エキス、野菜エキス］
★添加物　クチナシ色素、パプリカ色素、赤ダイコン色素　★アレルギー表示　小麦、ごま、大豆、りんご

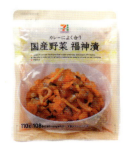

クチナシ色素は、クチナシの実から抽出された黄色い色素で、ラットに体重1kgあたり0・8〜5gを経口投与した実験では、下痢、肝臓の出血と肝細胞の壊死が見られました。この投与量は体重が50kgの成人に単純換算すると40〜250gという大量です。

◉鮮やかな赤の正体を知れば もう買うことはできない？

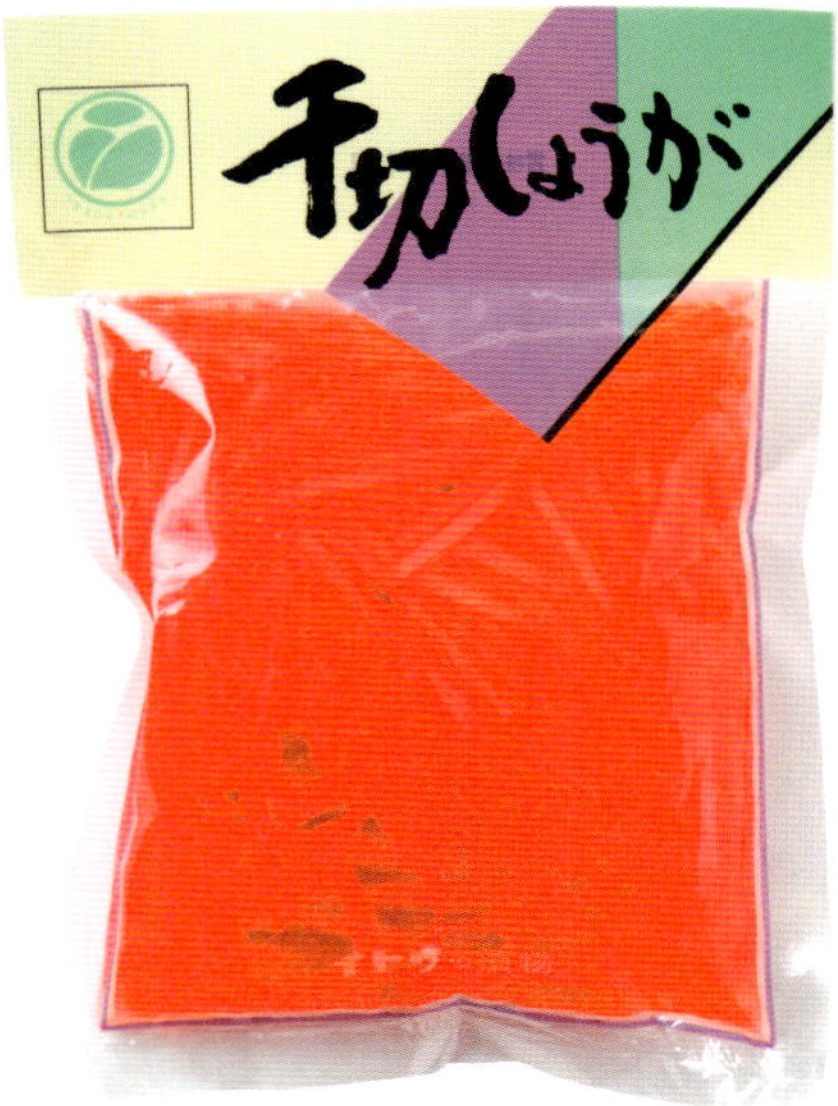

✕

千切しょうが

●伊藤漬物工業

鮮やかな真っ赤な色をしています。タール色素の赤１０２によって色づけされているからです。

赤１０２を２％含むえさをラットに90日間食べさせた実験で、赤血球とヘモグロビン値の低下が認められています。また、人間に蕁麻疹を起こすことが知られていて、皮膚科医のあいだでは警戒されています。

ソルビン酸Kは、合成保存料のソルビン酸にカリウムを結合させたものです。**ソルビン酸Kは、遺伝子への影響を調べる実験で、染色体異常、およびDNA修復を妨げる作用があることがわかっています。**

★食品原料　しょうが、漬け原材料［醸造酢、食塩］

★添加物　酸味料、調味料（アミノ酸等）、保存料（ソルビン酸K）、着色料（赤102）

紅ショウガ

△

セブンプレミアム 爽やかな生姜の香り紅しょうが

●セブン＆アイ・ホールディングス

★食品原料　しょうが、漬け原材料［食塩、醸造酢（りんご酢、醸造酢）、酒精］
★添加物　酸味料、野菜色素、調味料（アミノ酸等）
★アレルギー表示　大豆、りんご

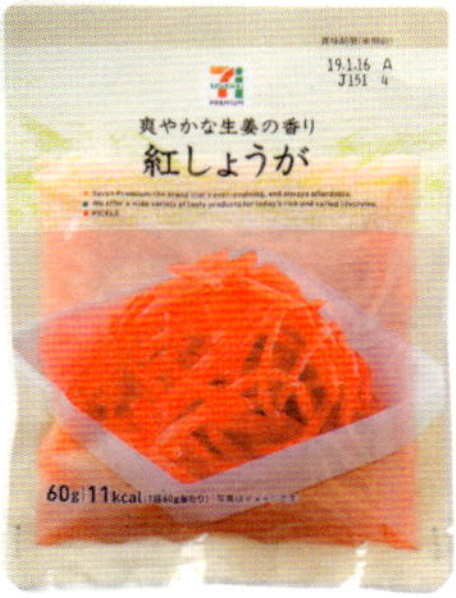

タール色素は使われていません。その代わりに赤ビートなどの野菜から得られた野菜色素を使っています。

ただし、酸味料や調味料（アミノ酸等）が使われています。

酸味料については、具体名（物質名）が表示されていません。

△

岩下の紅しょうが 千切り

●岩下食品

★食品原料　しょうが（中国、タイ）、漬け原材料［食塩、醸造酢（りんご酢、醸造酢）、酒精］
★添加物　酸味料、野菜色素、調味料（アミノ酸等）

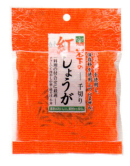

この製品にもタール色素は使われていません。**野菜色素によって、赤く色づけしています。**

また、酸味料と調味料（アミノ酸等）が使われていますが、酸味料については具体名（物質名）が表示されていません。

●同じ会社でも微妙なのと無添加のOK食品がある

△

岩下のピリ辛らっきょう

●岩下食品

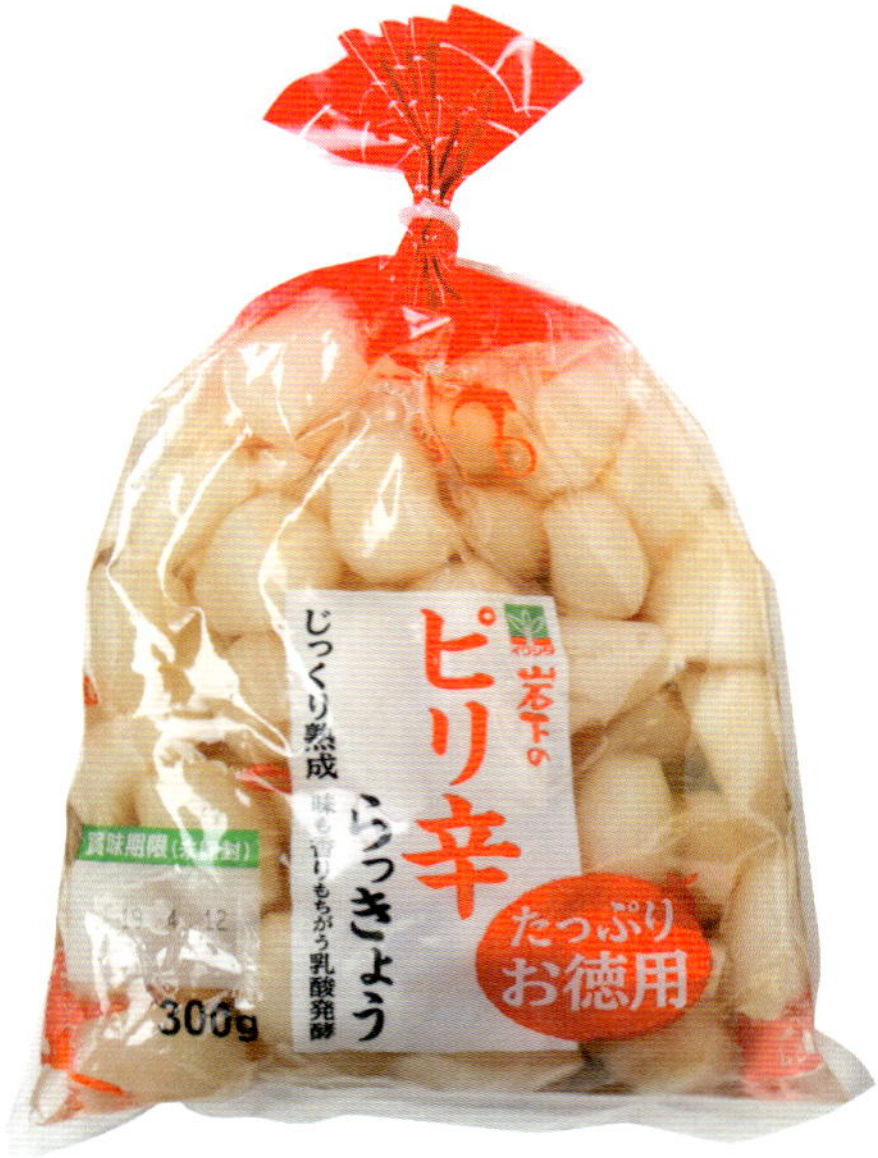

酸味料は、文字どおり酸味をつける目的で使われます。また酸には殺菌力があるため、保存性を高める目的でも使われます。合成が、アジピン酸、酒石酸、コハク酸、クエン酸、クエン酸Na、乳酸、リンゴ酸など24品目あり、天然がイタコン酸とフィチン酸です。**一括名表示が認められているので、どれをいくつ使っても「酸味料」という表示しかなされません。**

もともと食品に含まれているものが多く、毒性の強いものは見当たりません。ただし、一度に何品目も大量に使うと、胃や腸の粘膜を刺激することがあります。なお、酒精とはエチルアルコールのこと。

★食品原料　らっきょう、とうがらし、漬け原材料［砂糖、食塩、酒精、醸造酢］

★添加物　酸味料

らっきょう漬け

○ 国産 岩下の甘らっきょう

●岩下食品

★食品原料　らっきょう（九州産）、漬け原材料［糖類（砂糖、ぶどう糖果糖液糖）、醸造酢、食塩］　★添加物　なし

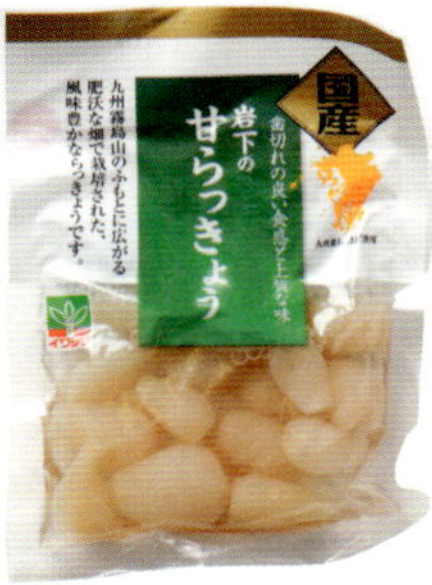

同じ岩下食品の製品ですが、酸味料は使われていません。**酸味料の役目を醸造酢が担っていると考えられます。**

醸造酢とは、いわゆるお酢のことですが、お酢は食品に酸味をつけることができ、また主成分の酢酸には殺菌作用があります。

△ セブンプレミアム シャリシャリ食感のらっきょう

●セブン&アイ・ホールディングス

★食品原料　らっきょう、漬け原材料［砂糖、食塩、米酢］　★添加物　酸味料

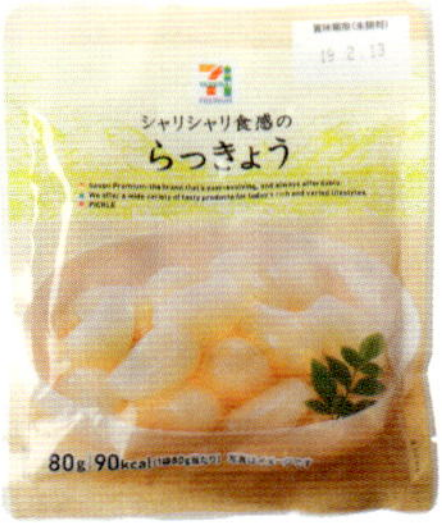

この製品にも、添加物として酸味料のみが使われているので○（OK）にはしかねます。

ただし、右ページで取り上げた［岩下のピリ辛らっきょう］と違って、漬け原材料の中に酒精、すなわちエチルアルコールは含まれていません。

◉本来の味を食べるために缶詰も無添加製品にしよう

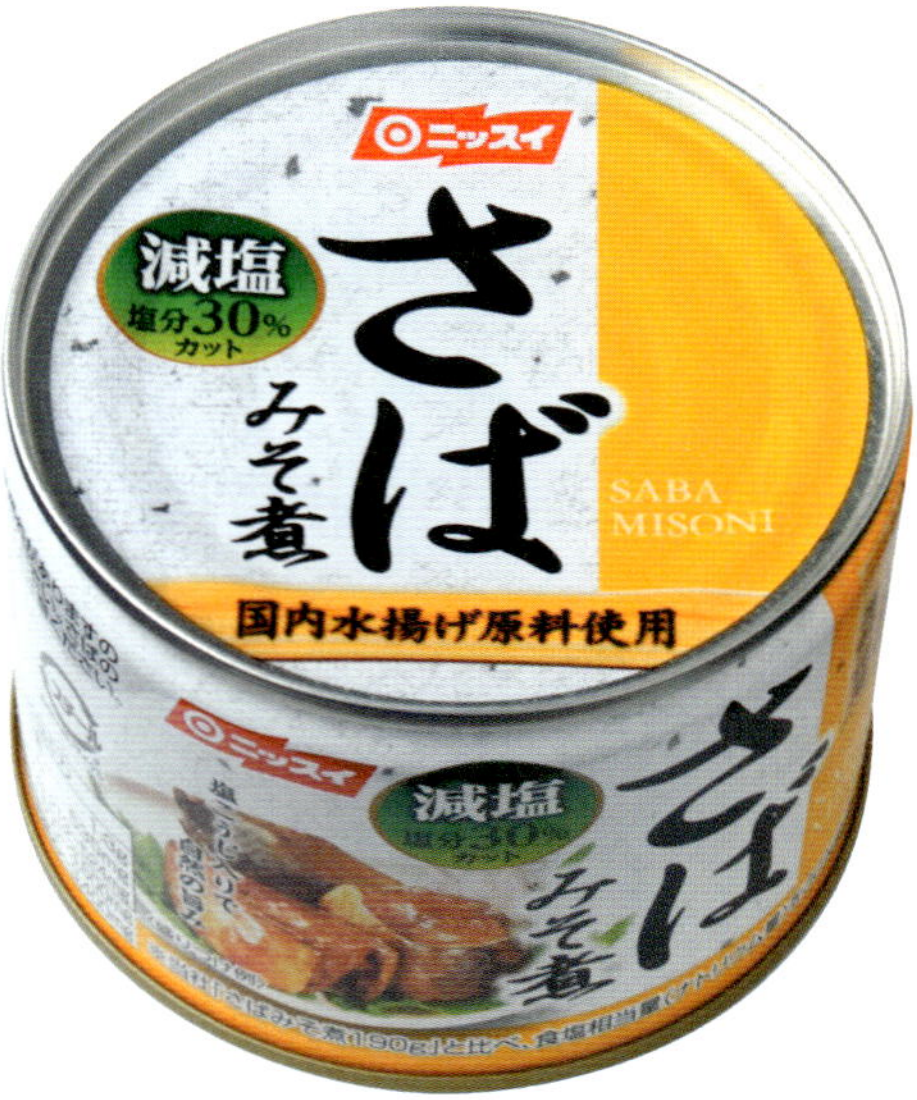

△ ニッスイ さば みそ煮

●日本水産

調味料（アミノ酸等）は使われていません。増粘剤のグァー（グァーガム）は、マメ科グァーの種子（グァー豆）の胚乳《はいにゅう》部分を粉《ふん》砕《さい》して得られたもの、またはこれを熱水で抽出して得られたものです。主成分は、多糖類。グァー豆は、インドでは食用として利用されています。**ラットにグァーガムを1～15％含むえさを91日間食べさせた実験では、体重増加抑制、腎重量および血糖値の軽度の減少が見られました。**糖質の吸収が抑制されたためと考えられます。なお、カーペット工場の従業員が、グァーガムが原因でぜんそくを起こした事例が報告されています。

★食品原料　さば（国産）、砂糖、みそ、でん粉、醸造酢、塩こうじ、酵母エキス
★添加物　増粘剤（グァー）　★アレルギー表示　一部にさば・大豆を含む

◎ 美味しい鯖 味噌煮

●伊藤食品

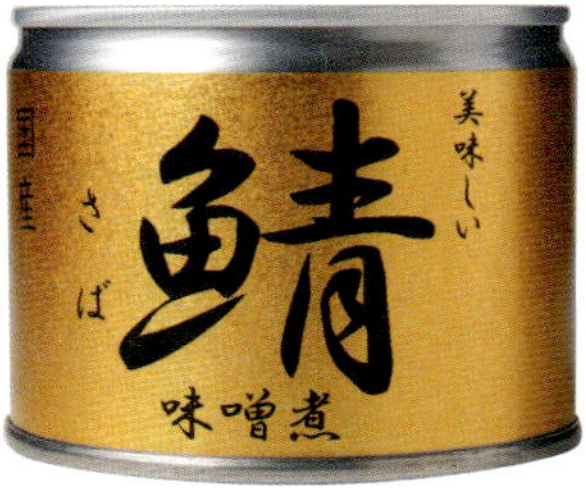

★食品原料　さば、砂糖、味噌、食塩　★添加物　なし

この製品は、「ニッスイ さばみそ煮」や下の「いなば ひと口さば みそ煮」と違って、**調味料（アミノ酸等）や増粘剤などの添加物はいっさい使われていません。**そのため、味噌とさばの味が活かされており、さばみそ煮本来の味がします。

△ いなば ひと口さば みそ煮

●いなば食品

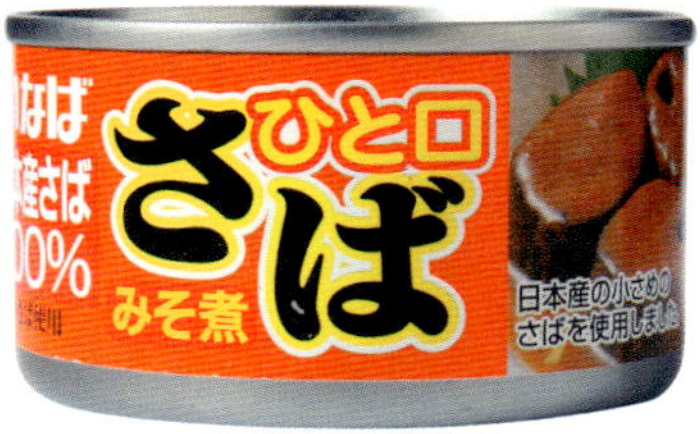

★食品原料　さば、みそ、砂糖、しょうが
★添加物　調味料（アミノ酸等）、増粘剤（キサンタンガム）
★アレルギー表示　一部にさば・大豆を含む

調味料（アミノ酸等）が使われています。**キサンタンガムは細菌のキサントモナス・キャンペストリスの培養液から得られた多糖類。**男性5人に1日10・4～12・9g（3回に分けて）のキサンタンガムを23日間与えましたが、悪影響は認められず。

●NG食品も少なくないので
できればおススメできない

✕ SPAM（スパム）

●伊藤忠商事

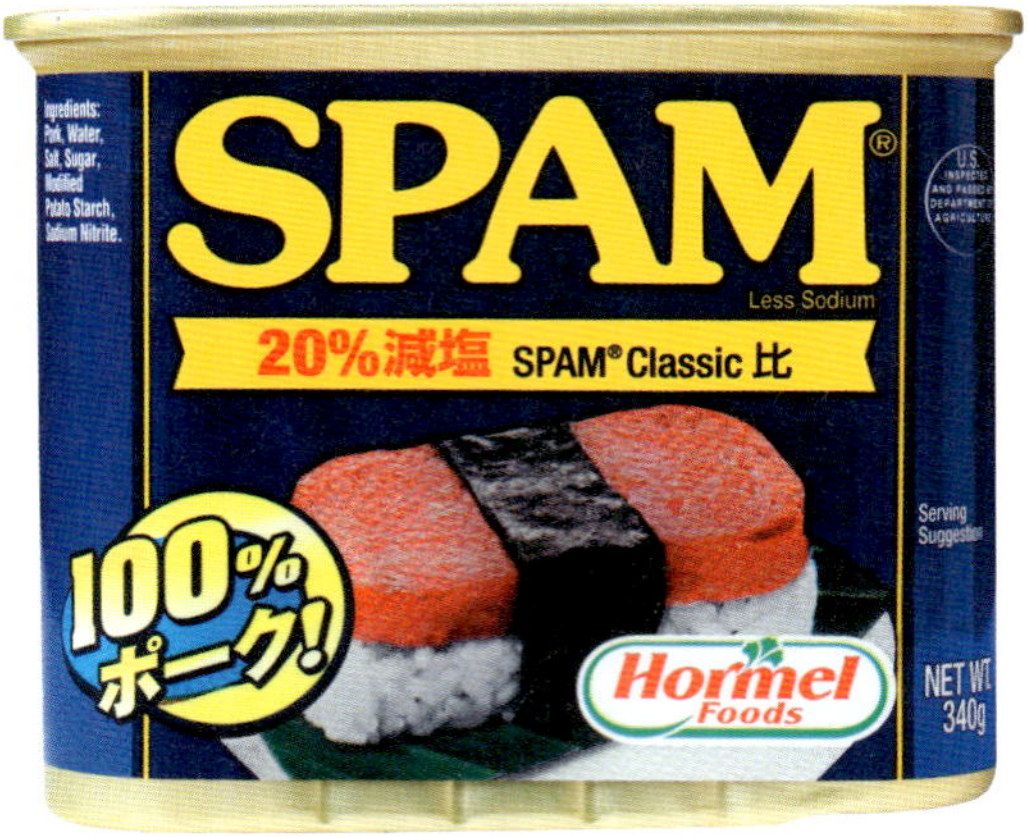

缶詰ではありますが、ハムやウインナーソーセージなどと同様に、発色剤の亜硝酸Naが添加されています。そのため、豚肉に含まれるアミンと亜硝酸Naが結合して、発がん性のあるニトロソアミン類ができてしまいます。

しかも、この製品は、ハムやウインナーソーセージなどと違い、酸化防止剤のビタミンCが添加されていません。

ビタミンCは抗酸化作用があり、ニトロソアミン類の生成を抑制してくれますが、それが含まれていないため、ニトロソアミン類がハムなどの加工肉よりもできやすいと考えられます。

★食品原料　豚肉、食塩、砂糖　★添加物　加工デンプン、発色剤（亜硝酸Na）

肉類缶詰

✕ ノザキのコンビーフ

●川商フーズ

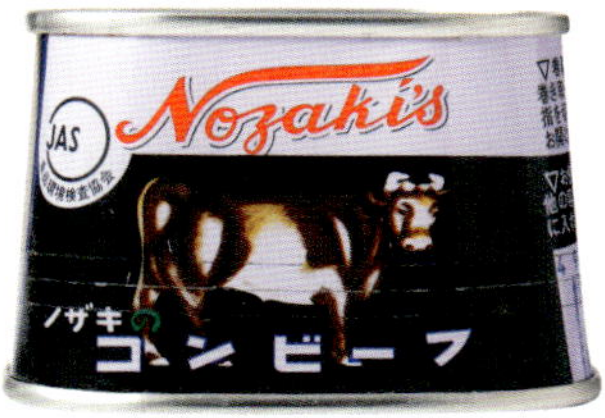

★食品原料 牛肉、牛脂、加工油脂、食塩、ゼラチン、砂糖、寒天
★添加物 カゼインNa（乳由来）、調味料（アミノ酸等）、酸化防止剤（ビタミンC）、発色剤（亜硝酸Na）

亜硝酸Naが添加されているため、**それが牛肉に含まれるアミンと結合し、発がん性のあるニトロソアミン類ができてしまいます。**酸化防止剤のビタミンCを添加してニトロソアミン類の生成を抑えてはいますが、完全に抑えることはできません。

△ ニッスイ 焼肉牛

●日本水産

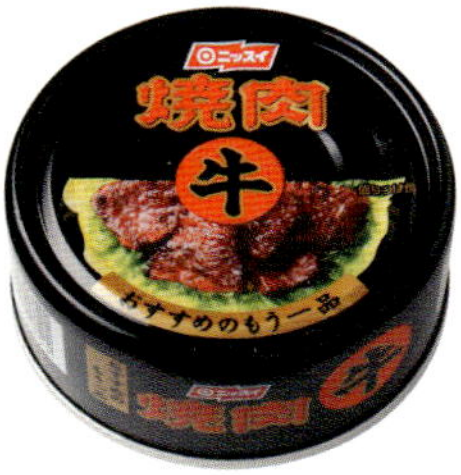

★食品原料 牛肉、しょうゆ、砂糖、しょうが汁、唐辛子
★添加物 増粘剤（加工でん粉、グァー）、調味料（アミノ酸等）、重炭酸Na
★アレルギー表示 一部に小麦・牛肉・大豆を含む

亜硝酸Naが添加されていないため、ニトロソアミン類ができる心配はありません。重炭酸Na（炭酸水素Na）は重曹のことで、**その量が多いと、口内や胃に違和感を覚えることがあります。**グァーは、食用のグァーの豆から得られた多糖類です。

◉ご家庭での「必需品」でも OK製品は見当たらず…

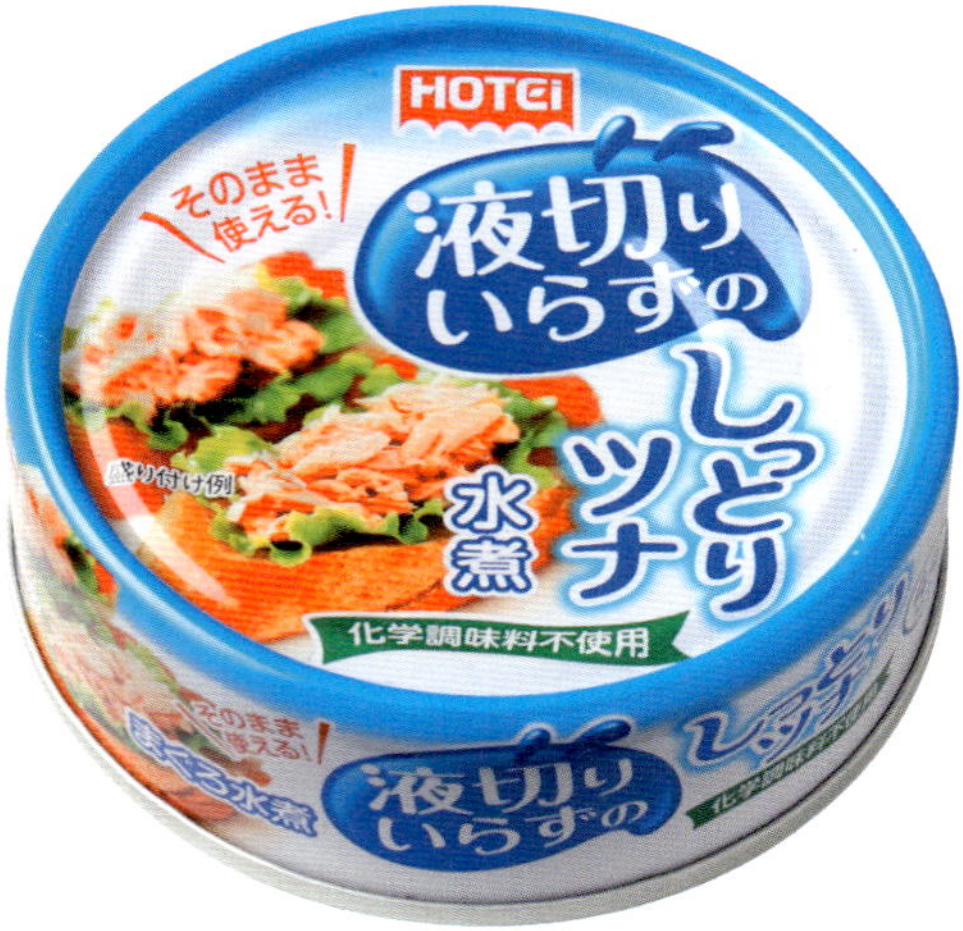

△

ホテイ 液切りいらずのしっとりツナ 水煮

●ホテイフーズコーポレーション

ツナ缶の場合、調味料（アミノ酸等）が添加されている製品が多いのですが、この製品には添加されていません。増粘多糖類は、植物や海藻、細菌などから抽出された粘性のある多糖類で、キサンタンガム、カラギーナン、グァーガムなど30品目程度あります。**基本的にはぶどう糖がたくさん結合した多糖類なので、それほど毒性の強いものはありませんが、いくつか安全性に不安を感じるものもあります。**しかも1品目を使った場合は具体名が表示されますが、2品目以上使った場合は、「増粘多糖類」としか表示されないので、何が使われているのかわかりません。

★食品原料　きはだまぐろ、野菜エキス、食塩、醤油（大豆・小麦を含む）
★添加物　増粘多糖類

×　めんツナ

●WASHOKU屋 美味志

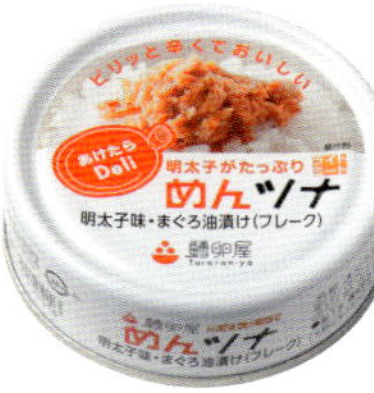

★食品原料　きはだまぐろ、大豆油、辛子明太子漬込液（食塩、香辛料、その他）、塩たらこ（すけとうだらの卵、食塩、その他）、辛子明太子

★添加物　調味料（アミノ酸等）、酸化防止剤（V.C）、トレハロース、ナイアシン、着色料（赤102、黄5、赤3）、発色剤（亜硝酸Na）

★アレルギー表示　一部に大豆を含む

原料として、塩たらこや辛子明太子が使われています。

また、それらに発色剤の亜硝酸Naやタール色素の赤102、黄5、赤3が添加されているのです。

こういった添加物が使われた食品はNGと言わざるを得ません。

△　はごろもシーチキンファンシー

●はごろもフーズ

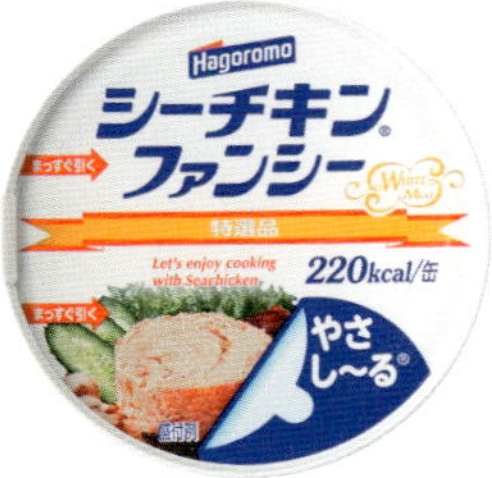

★食品原料　びんながまぐろ、綿実油、食塩、野菜エキス

★添加物　調味料（アミノ酸等）

この製品は、右ページでご紹介した「ホテイ 液切りいらずのしっとりツナ 水煮」とは違って、増粘多糖類は添加されていません。

それはいいのですが、調味料（アミノ酸等）が添加されているので、この製品も△となります。

●NG食品とOK食品の差を分けたタール色素

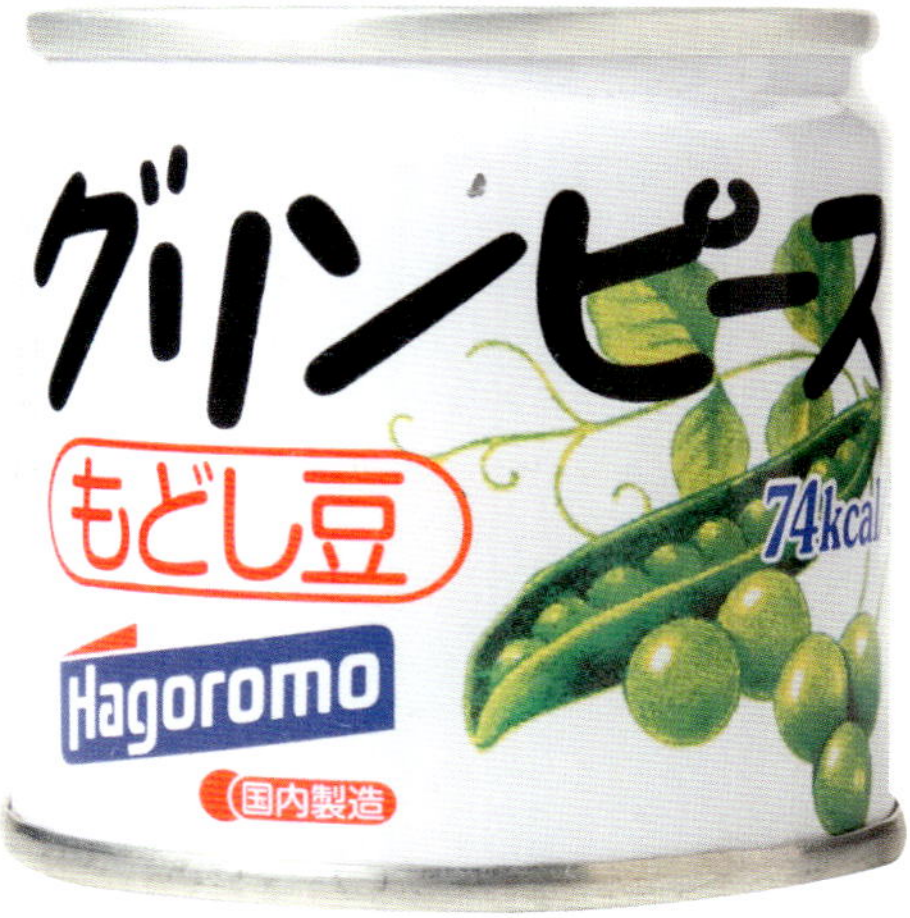

✕

グリンピース もどし豆

●はごろもフーズ

えんどう豆を緑に着色するために、タール色素の黄4と青1（青色1号）が使われています。

タール色素は12品目が添加物として使用が認められていますが、いずれもその化学構造や動物実験結果から、発がん性の疑いが持たれています。

黄4の場合、2％含むえさをラットに食べさせた実験で、下痢を起こしました。

さらに、人間に蕁麻疹を起こすことも知られています。

青1を2％または3％含む液をラットに週1回、94～99週にわたって皮下注射した実験で、76％以上にがんが発生しました。

★食品原料　えんどう（カナダ）、食塩
★添加物　乳酸カルシウム、調味料（アミノ酸等）、着色料（黄4、青1）、クエン酸

シャキッとコーン

●はごろもフーズ

★食品原料 とうもろこし（遺伝子組換えでない：アメリカ）、食塩
★添加物 クエン酸

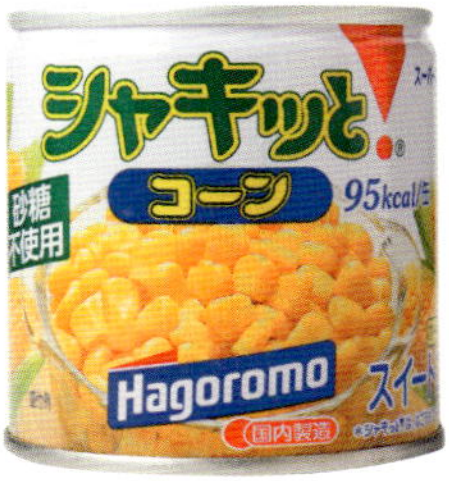

クエン酸は、みかんやレモンなどのかんきつ類に含まれている酸です。化学的に合成されたものが、食品添加物として使われています。

もともと食品に含まれている酸なので、安全性に問題はありません。

食塩無添加コーン

●いなば食品

★食品原料 スイートコーン（遺伝子組換えでない） **★添加物** なし

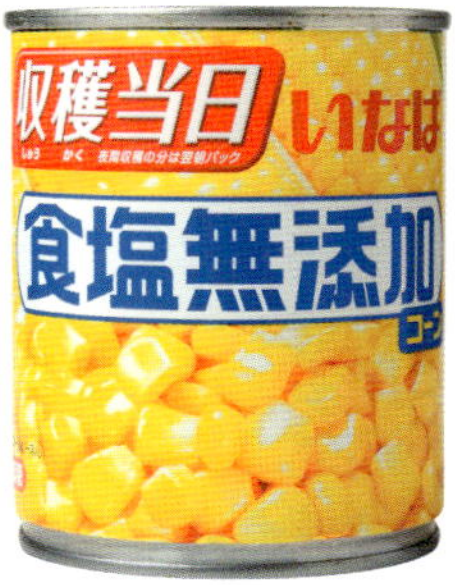

この製品は「シャキッとコーン」と違って、添加物はいっさい使われていません。

また、食塩も使われていないので、原材料はスイートコーン（遺伝子組換えでない）だけです。料理に使うと、素材のよさを引き出せると思います。

◉着色料をチェックしよう
とくにさくらんぼは要注意

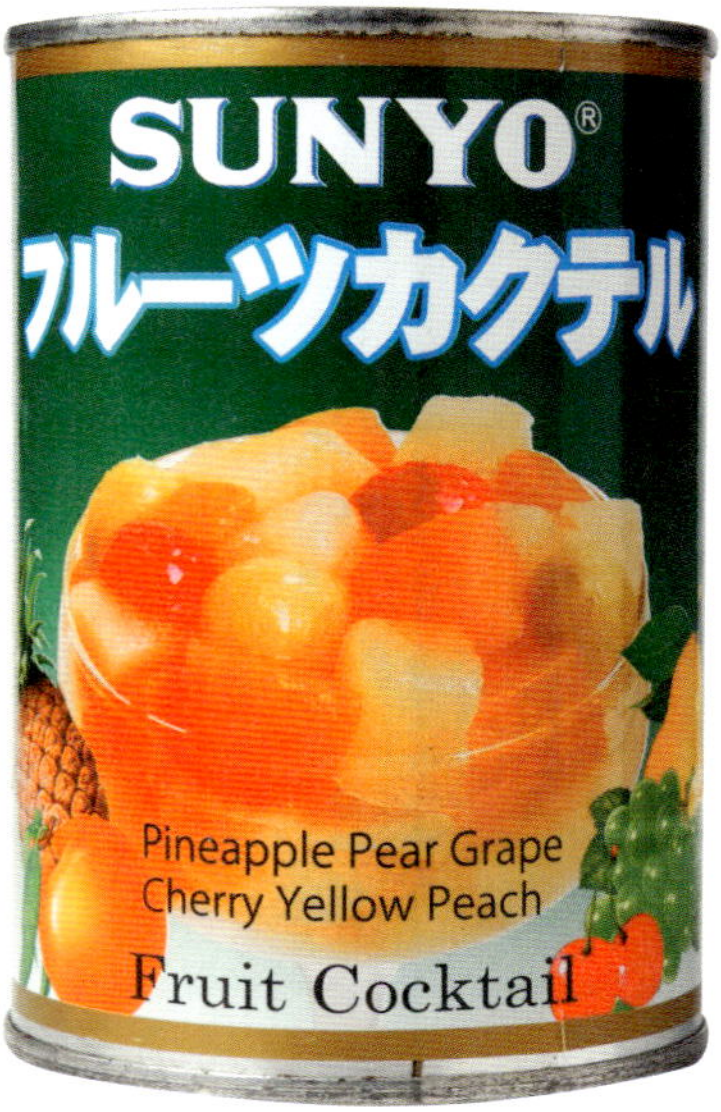

✕

フルーツカクテル

●サンヨー堂

フルーツのミックス缶詰ですが、さくらんぼを真っ赤に着色するためにタール色素の赤3（赤色3号）が使われています。**ラット2世代にわたって、赤3を0・1〜4％含むえさを食べさせた実験では、2世代目のラットに甲状腺腫の明らかな増加が認められました。**

日本では、赤3を含め全部で12品目のタール色素が、添加物としての使用を認められています。

ただ、いずれも動物実験結果や、その化学構造から発がん性の疑いが持たれています。もし、この製品を「どうしても食べたい」という場合は、さくらんぼだけは捨てたほうがよいでしょう。

★食品原料　果実（黄もも、洋なし、ぶどう、パインアップル、さんらんぼ）、砂糖
★添加物　酸味料、着色料（赤3）

○ ドール　パイン&黄桃

●ドール

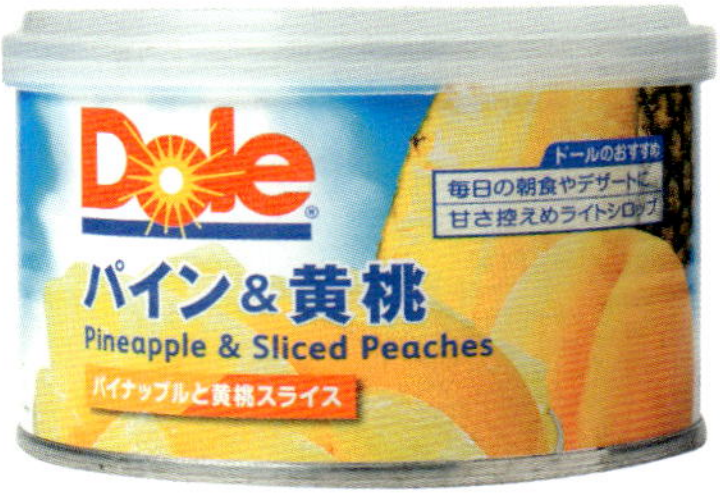

★食品原料　果実（パインアップル、黄もも）、砂糖
★添加物　クエン酸

添加物は、クエン酸のみです。クエン酸は、みかんやレモンなどのかんきつ類に含まれている酸であり、化学的に合成されたものが、食品添加物として使われています。

もともと食品に含まれている酸なので、安全性に問題はありません。

△ 世界のめぐみ紀行　みかん

●国分グループ本社

★食品原料　みかん、砂糖
★添加物　酸味料、安定剤（メチルセルロース）

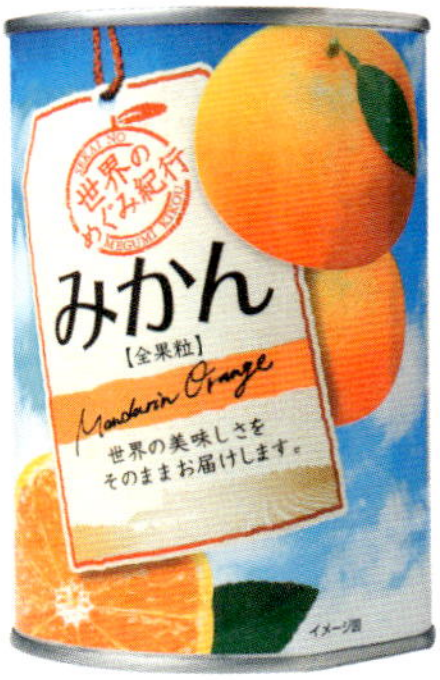

人間に対して、5〜10gのメチルセルロースが経口投与されましたが、副作用は認められませんでした。

イヌに1日あたり2〜100gのメチルセルロースを1か月間投与しましたが、副作用は認められませんでした。**メチルセルロースの毒性は弱いようです。**

◉無添加の製品があるなら それを選んでおけばOK！

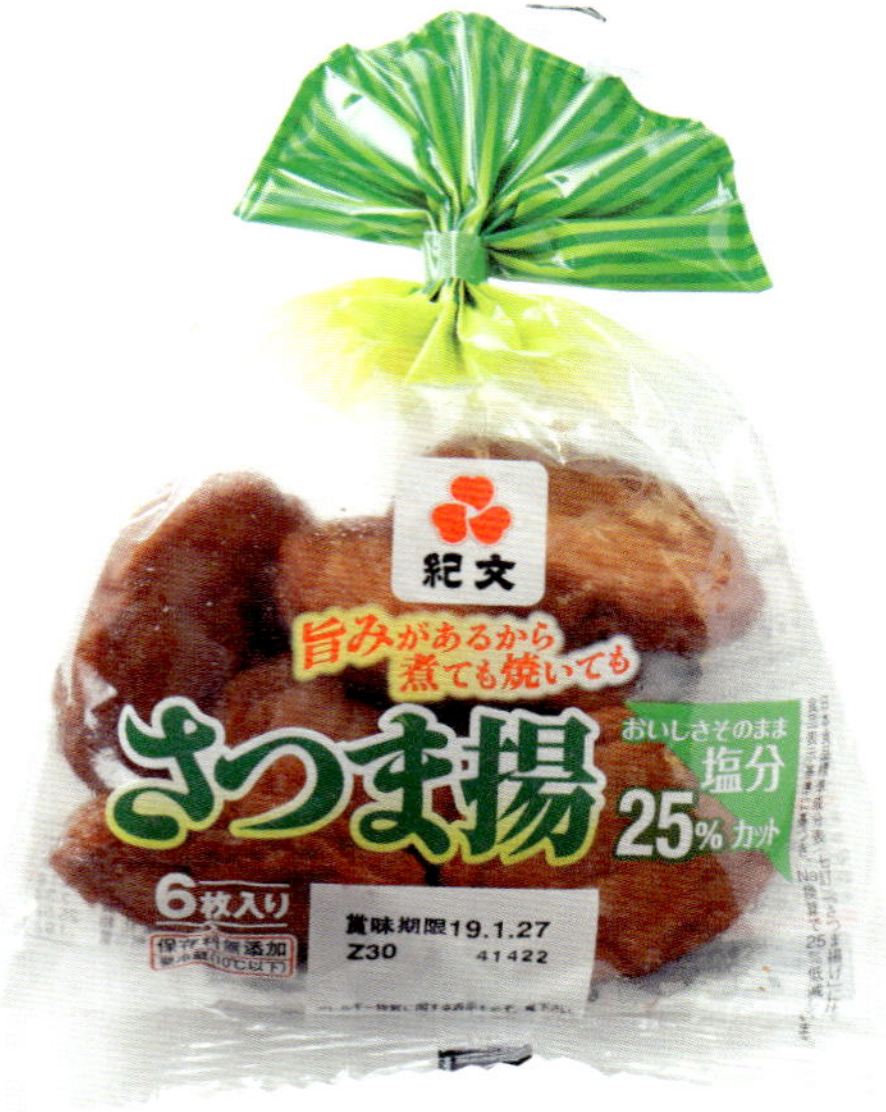

△ 紀文 さつま揚

●紀文食品

ソルビット（ソルビトール）は糖アルコールの一種で、もともとは果実や海藻などに含まれています。工業的には、ぶどう糖やデンプンからつくられています。その由来や動物実験の結果から、安全性は高いと考えられます。**ただし、人間が1日に50g以上摂取すると、下痢を起こすことがあります。**

加工でん粉は、デンプンに化学処理を施し、酸化デンプンなどに変えたもので11品目あります。内閣府の食品安全委員会は「安全性に懸念がないと考えられる」と言っていますが、発がん性や生殖《せいしょく》毒性《どくせい》に関して試験データのない品目もあります。

★食品原料　魚肉、でん粉、植物性たん白、砂糖、ぶどう糖、卵白、食塩、かつおエキス、酵母エキス、植物油　★添加物　ソルビット、加工でん粉、調味料（アミノ酸等）、V.C
★アレルギー表示　卵、大豆

さつま揚

○ 昔ながらのさつま揚

●マルブン食品

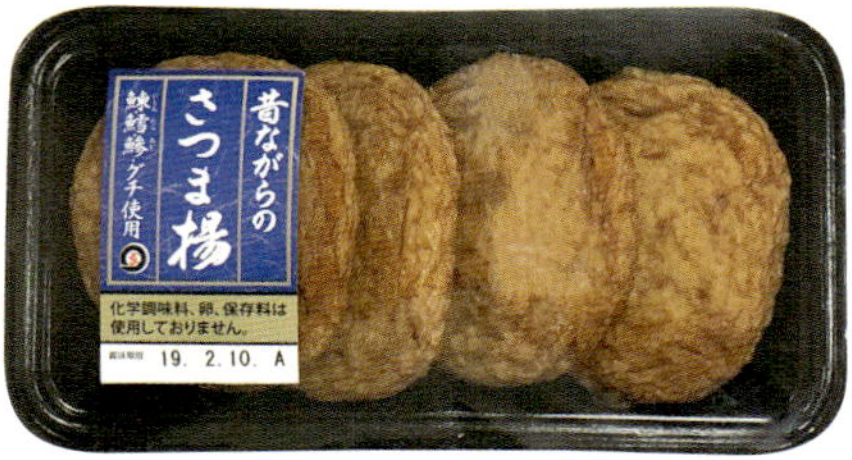

★食品原料　魚肉（ニシン、タラ、アジ、グチ、その他）、大豆たん白、馬鈴薯でん粉、ぶどう糖、魚介エキス、食塩、発酵調味料、砂糖、植物油
★添加物　なし　★アレルギー表示　大豆

添加物は、いっさい使われていません。

なお、発酵調味料は、米などを発酵させたもので、みりんに近いものです。**発酵によってできたアルコールを10～14％含んでいます。**その由来から、安全性に問題はないと考えられます。

△ いちまさ さつま揚

●一正蒲鉾

★食品原料　魚肉、でん粉、砂糖、ぶどう糖、発酵調味料、大豆たん白、植物油、食塩、酵母エキス、乾燥卵白、揚げ油（植物油）
★添加物　加工でん粉、調味料（アミノ酸等）、ソルビトール、ポリグルタミン酸　★アレルギー表示　一部に卵・小麦・大豆を含む

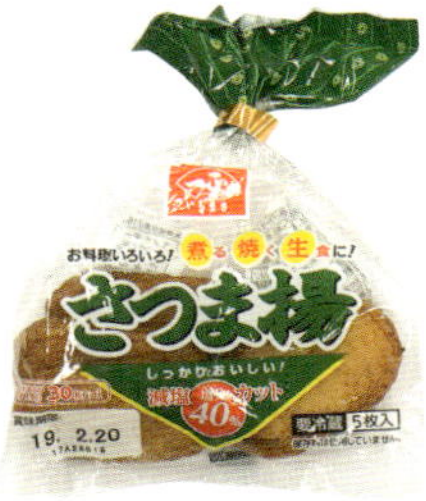

［紀文 さつま揚］と同様に、加工でん粉、調味料（アミノ酸等）、ソルビトールが使われています。ポリグルタミン酸は、納豆菌ガムとも言います。納豆菌の培養液から分離して得られたものです。**安全性に問題はないと考えられます。**

●水酸化Caより卵殻Caが使用された製品がベター

△ 下仁田こんにゃく

●鶴田食品千葉

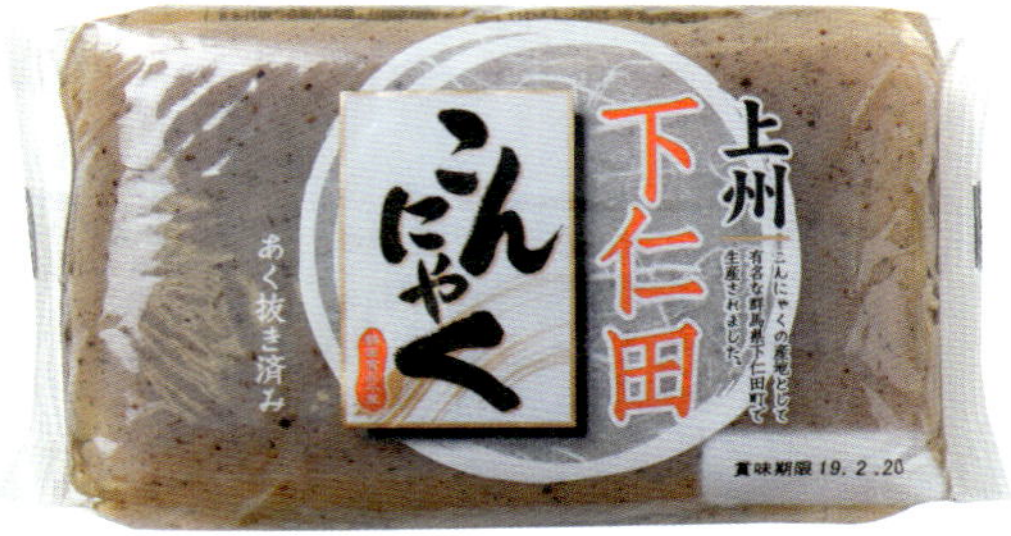

おでんの具として欠かせないこんにゃく。こんにゃく芋の粉を、こんにゃく用凝固剤である水酸化カルシウム（Ca）によって固めてつくります。

水酸化Caは消石灰《しょうせっかい》とも言い、石灰石や大理石などの天然炭酸カルシウムを焼き、水を加えてつくります。**ウサギに水酸化Caを点眼した実験では、強い刺激性があり、その後ほとんど回復が見られませんでした。**ただ、こんにゃくを食べて、胃や腸が刺激を受けたという話は、これまで聞いたことがないので、添加物として微量が使われている分には、それほど問題ないと考えられます。

★食品原料　こんにゃく精粉（こんにゃく芋（国産））、海藻粉末

★添加物　水酸化カルシウム（こんにゃく用凝固剤）

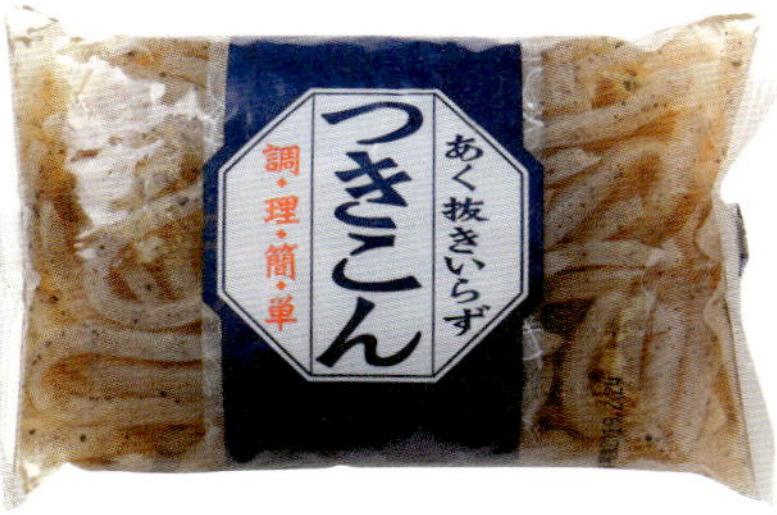

○ つきこん

●鶴田食品千葉

★食品原料　こんにゃく粉（こんにゃく芋（国産））、海藻粉末
★添加物　卵殻カルシウム（こんにゃく用凝固剤）

水酸化Caの代わりに卵殻Caが使われています。卵殻Caは、卵殻を殺菌・乾燥し、粉末にして得られた卵殻末焼成Caと、卵殻を焼成して得られた卵殻焼成Caとがあります。**添加物として微量使われている分には問題ないと考えられます。**

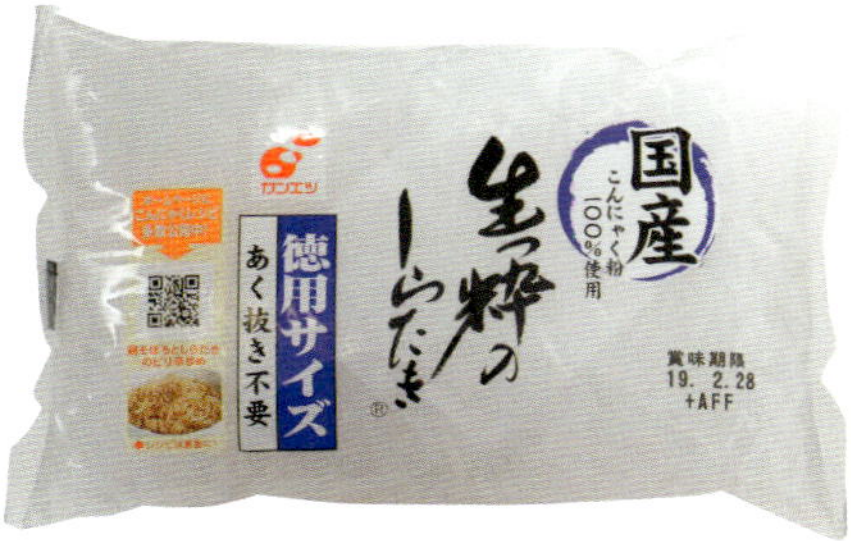

△ 生っ粋のしらたき

●関越物産

★食品原料　こんにゃく粉（国産）
★添加物　水酸化カルシウム（こんにゃく用凝固剤）

「下仁田こんにゃく」と同様に、水酸化Caが使われています。なお、こんにゃく粉は白い粉末で、それを固めた製品も白くなります。ですから、しらたきの色が本来の色です。**こんにゃくの場合、通常海藻粉末を加えて、黒っぽく見せています。**

◉わざわざ×や△ではなく〇の安全な製品を！

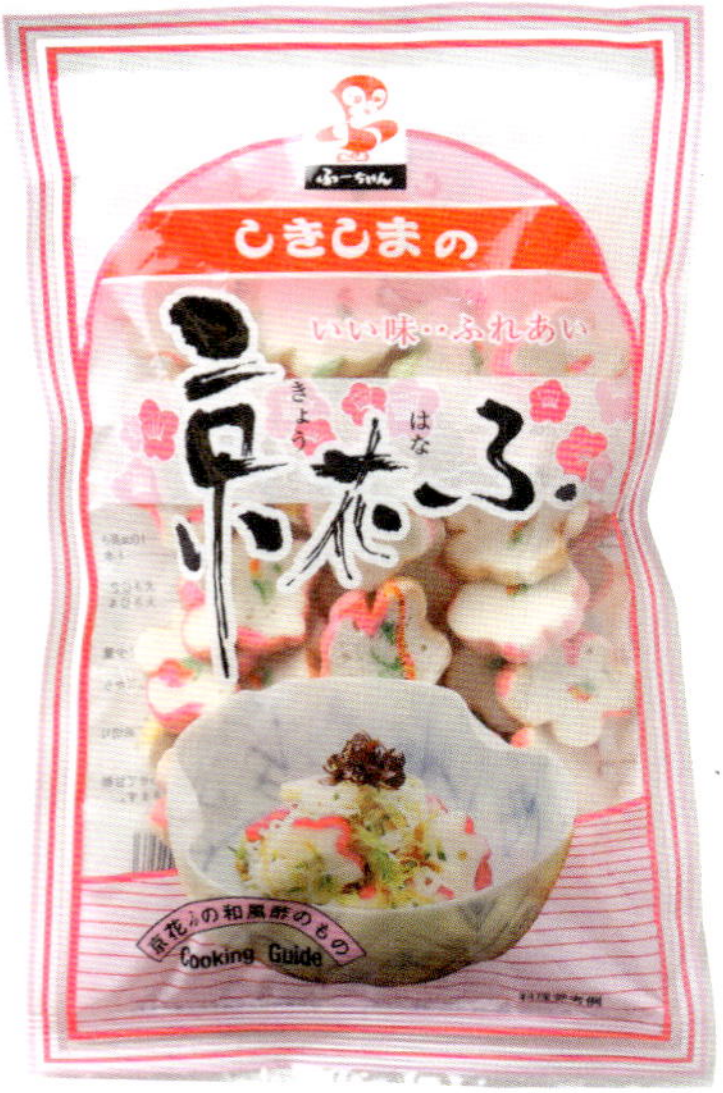

×
しきしまの京花ふ

●敷島産業

お吸い物やみそ汁に入れたり、酢の物に使ったりと、便利な麩ですが、この製品はNGです。**タール色素が3品目も使われているからです。**

赤１０６は、発がん性の疑いが持たれているために、外国では使用がほとんど認められていません。

黄４は、２％含むえさをラットに食べさせた実験で下痢を起こしました。また、人間に蕁麻疹を起こすことも知られています。

青１は、２％または３％含む液をラットに週１回、94〜99週にわたって皮下注射した実験で、76％以上にがんが発生しました。

★食品原料　小麦粉、小麦たんぱく
★添加物　着色料（赤106、黄4、青1）、酸化防止剤（ビタミンE）

麩

◎ 京小町麩

●常陸屋本舗

★食品原料　小麦粉、小麦たんぱく、玄米粉
★添加物　酸化防止剤（ビタミンE）

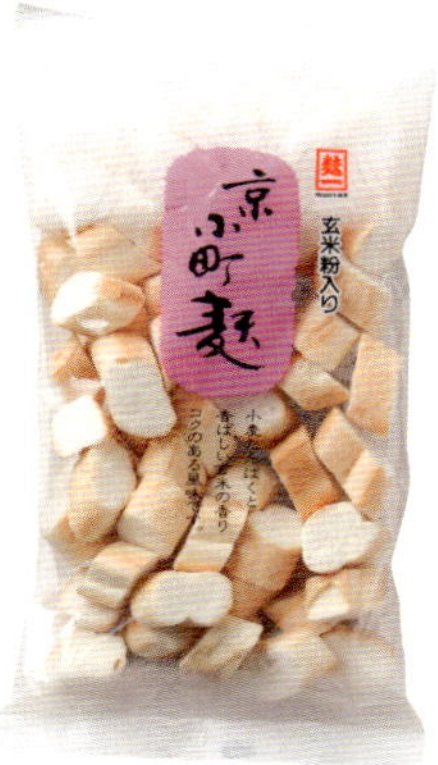

この製品に使われている添加物は、酸化防止剤のビタミンEのみです。

ビタミンEは、小麦胚芽や植物油などに含まれるビタミンの一種です。

栄養成分なので、安全性に問題はありません。

△ きざみ庄内麩

●常陸屋本舗

★食品原料　小麦粉、小麦たんぱく
★添加物　重曹、酸化防止剤（ビタミンE）、pH調整剤

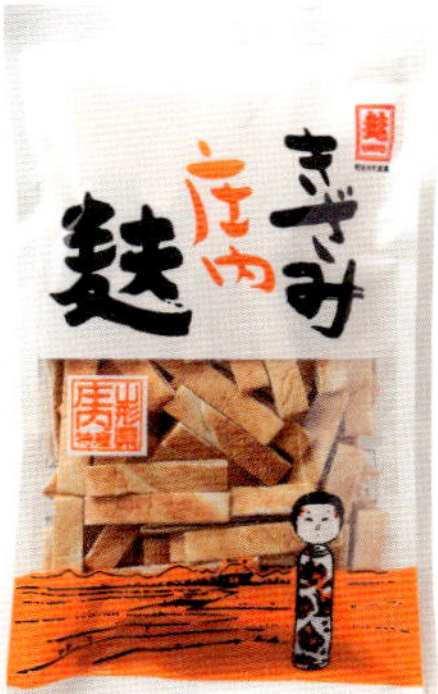

重曹（炭酸水素Na）は、膨張剤として使われています。炭酸水素Naは、胃薬としても使われていますが、**潰瘍がある場合は、胃に穴が開く心配がある**とされています。重曹が添加された食品を食べると、口に違和感を覚えることがあります。

コラム

2 エキス類やペースト類に添加物は使われていないか

市販の加工食品は、食品原料と添加物によって製造されているのですが、最近、食品原料なのか、添加物なのか、わかりにくい原材料が増えてきました。

たとえば「昆布エキス」や「カツオエキス」などのエキス類、「トマトペースト」や「りんごペースト」などのペースト類、「粒状植物性たん白」や「粉末状植物性たん白」などのタンパク類などです。

これらは普段、食用として利用されている昆布やカツオ、トマトなどからつくられているため、いちおう食品原料に分類されています。しかし、添加物が使われていないのか、気になるところです。たとえば昆布エキス。これは通常、昆布を煮立てて、昆布から溶け出しただし成分を含むお湯を、さらに煮詰めて濃縮させたものです。ただし、その際に何らかの添加物が使われていないのか、疑問を感じます。

もし、昆布エキスに調味料のL-グルタミン酸Naが添加されていたとします。そのL-グル

COLUMN

タミン酸Naが最終食品に残っていて、調味料としての効果を発揮した場合、「調味料（アミノ酸）」という表示をしなければなりません。たとえば、即席みそ汁を製造する際に、L-グルタミン酸Na入りの昆布エキスを使ったとして、L-グルタミン酸Naが即席みそ汁に残り、効果を発揮している場合は「調味料（アミノ酸）」という表示をしなければならないのです。

したがって、たとえば原材料名に「昆布エキス」や「りんごペースト」という表示があり、「調味料（アミノ酸）」や「香料」という表示もある場合、それらの添加物は「昆布エキス」や「りんごペースト」に使われていたものである可能性があります。

ただし、もし「昆布エキス」や「りんごペースト」に使われていたL-グルタミン酸Naや香料が、最終食品に残っていないか、あるいは残っていても微量で効果を発揮しない場合、それは「キャリーオーバー」の添加物ということで、表示しなくてもいいことになります。つまり「昆布エキス」や「りんごペースト」という表示のみでいいことになるのです。

この「最終食品に残って、効果を発揮するかしないか」の判断は微妙ですが、その判断はメーカーに任されています。メーカーには、きちんとした判断をした上で、適正な表示をしてもらいたいものです。

第3章

有名な主食系食品

◉予想どおり×が多い中で少ないながらも△がある

△ 麺づくり 鶏だし塩

●東洋水産

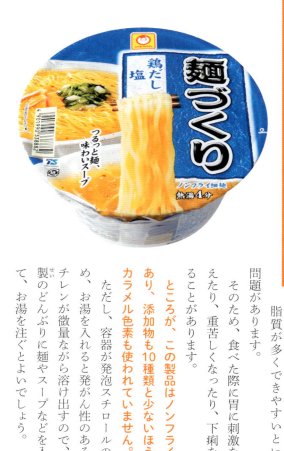

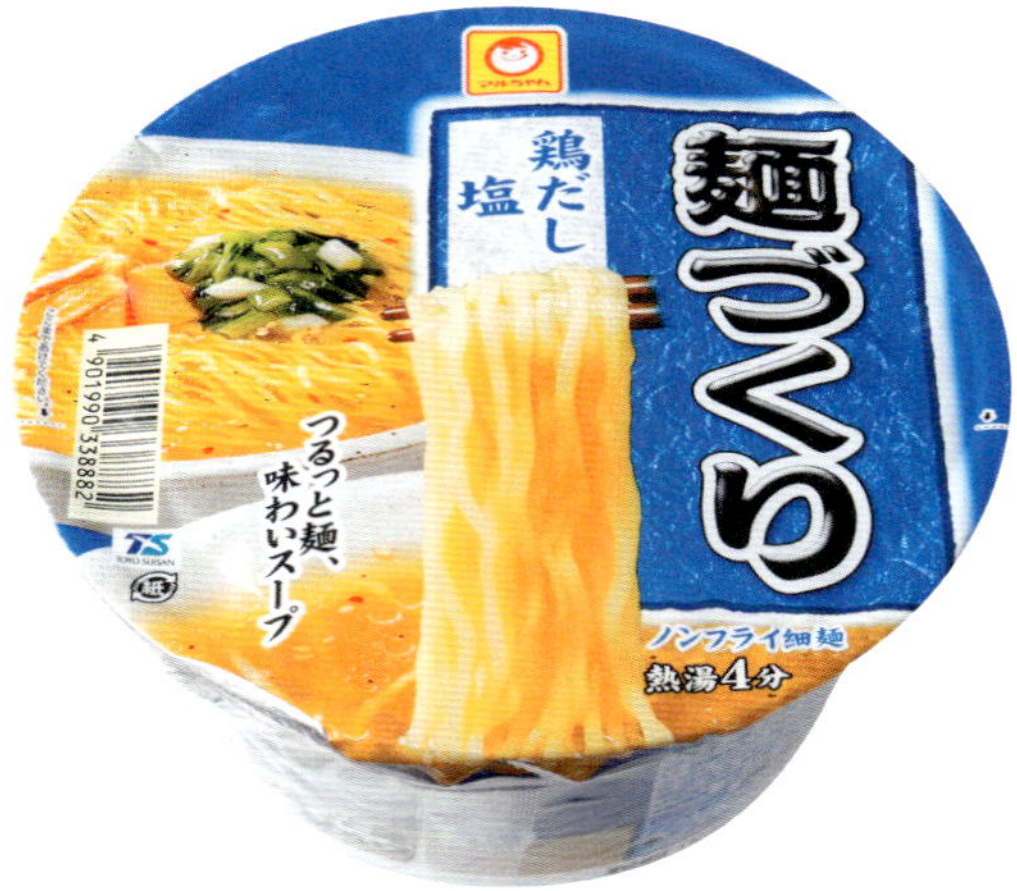

カップラーメンは、添加物が非常に多い上、カラメル色素が添加されており、また油揚げ麺《めん》のため、有害な過酸化脂質が多くできやすいという問題があります。

そのため、食べた際に胃に刺激を覚えたり、重苦しくなったり、下痢をすることがあります。

ところが、この製品はノンフライであり、添加物も10種類と少ないほうで、カラメル色素も使われていません。

ただし、容器が発泡スチロールのため、お湯を入れると発がん性のあるスチレンが微量ながら溶け出すので、陶《とう》製《せい》のどんぶりに麺やスープなどを入れて、お湯を注ぐとよいでしょう。

★食品原料　めん（小麦粉（国内製造）、食塩、卵粉、たん白加水分解物）、添付調味料（ラード、チキンエキス、食塩、植物油、しょうゆ、たん白加水分解物、ごま、香味油脂、粉末野菜、デキストリン、香辛料、砂糖、かつおエキス、こんぶエキス、酵母エキス）、かやく（チンゲン菜、メンマ、ねぎ）

★添加物　加工でん粉、調味料（アミノ酸等）、かんすい、炭酸カルシウム、レシチン、酒精、クチナシ色素、酸化防止剤（ビタミンE）、ビタミンB2、ビタミンB1

★アレルギー表示　小麦、卵、乳成分、ごま、大豆、鶏肉、豚肉、ゼラチン

カップラーメン

カップヌードル

●日清食品

★食品原料　油揚げめん（小麦粉、植物油脂、食塩、チキンエキス、ポークエキス、しょうゆ、たん白加水分解物、香辛料）等
★添加物　加工でん粉、調味料（アミノ酸等）、炭酸Ca、かんすい、カラメル色素、増粘多糖類、カロチノイド色素、乳化剤、酸化防止剤（ビタミンE）、香辛料抽出物、くん液、ビタミンB2、ビタミンB1、香料、酸味料
★アレルギー表示　小麦、卵、乳成分、えび、豚肉、鶏肉、大豆、ごま

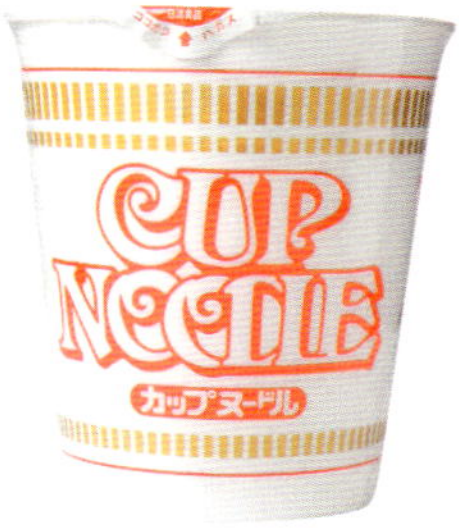

添加物が全部で15種類と多く、カラメル色素も。さらに油揚げ麺のため、有害な過酸化脂質が多くできていると考えられます。**過酸化脂質は油が酸化したもので、動物に与えた実験では成長を悪くし、一定量を超えると、なんと死んでしまいます。**

スーパーカップMAX 鶏ガラ醤油

●エースコック

★食品原料　油揚げめん（小麦粉、植物油脂、食塩、しょうゆ）等
★添加物　加工でん粉、調味料（アミノ酸等）、炭酸カルシウム、カラメル色素、香料、かんすい、酒精、カロチノイド色素、酸化防止剤（ビタミンE）、香辛料抽出物、ビタミンB2、ビタミンB1、紅麹色素
★アレルギー表示　一部に小麦・大豆・鶏肉・豚肉を含む

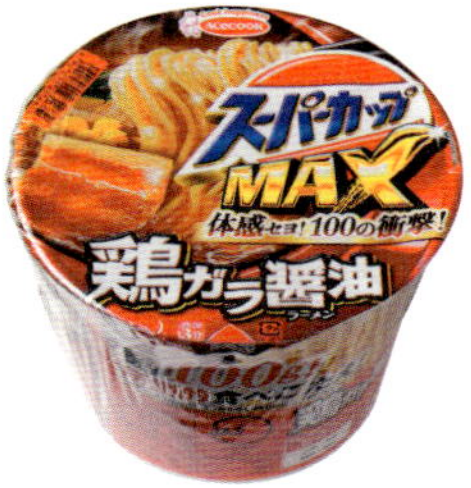

麺を油で揚げてあるため、有害な過酸化脂質が多くできていると考えられます。**添加物が全部で13種類と多いため、胃部不快感を起こす心配があります。**
また、カラメル色素が添加されている点も気がかり。

◉どうしても食べたい人は塩味のノンフライ麺を探そう

△

マルちゃん正麺 旨塩味

●東洋水産

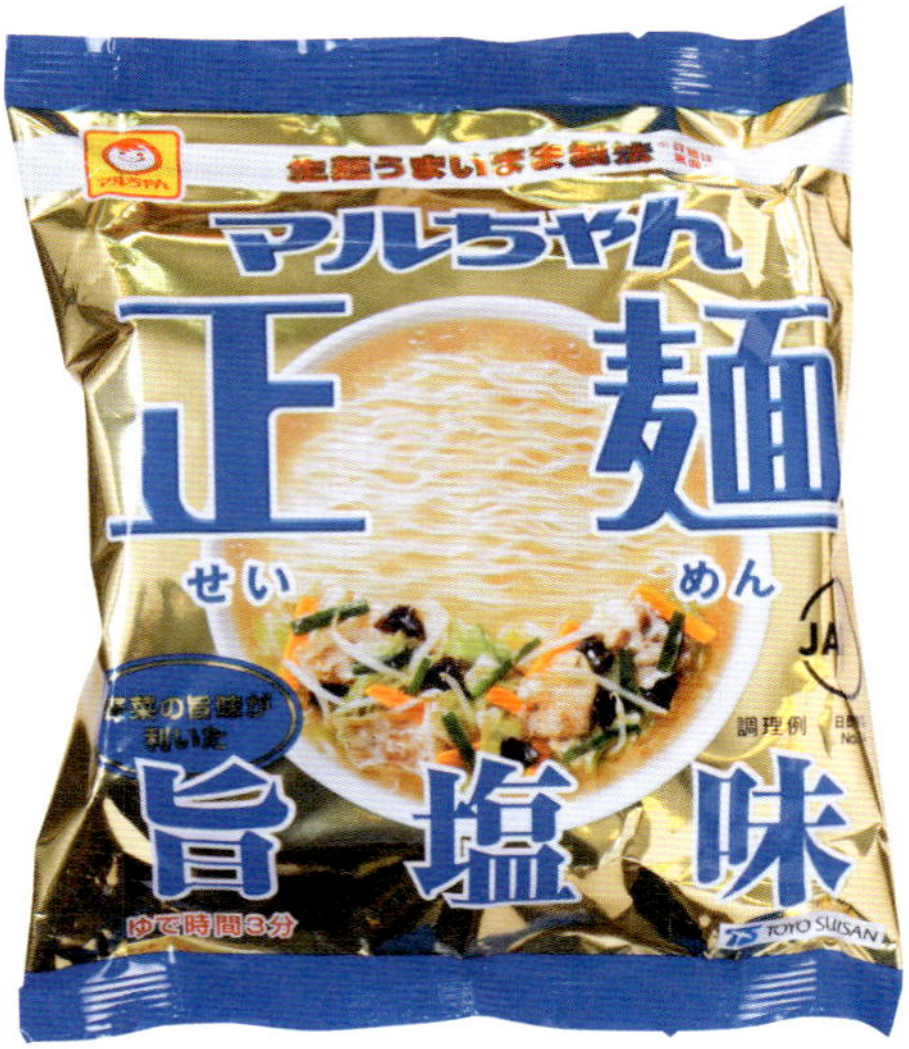

袋入りインスタントラーメンも、カップラーメンと同様の問題があります。そんな中で、この製品はノンフライで、添加物は12種類と多めですが、塩味のためカラメル色素が使われていません。

クチナシ色素は、クチナシの実から抽出された黄色い色素で、多くの袋入りインスタントラーメンに使われています。**クチナシ黄色素をラットに体重1kgあたり0・8～5gを経口投与した実験では、下痢が見られ、肝臓の出血と肝細胞の壊死が認められました。**

ただし、この投与量は体重が50kgの成人に単純換算すると40～250gという大量になります。

★食品原料　めん（小麦粉、食塩、植物油脂、卵白）、添付調味料（チキンエキス、食塩、ポークエキス、香味油脂、醤油、野菜エキス、たん白加水分解物、豚脂）

★添加物　加工でん粉、調味料（アミノ酸等）、酒精、トレハロース、かんすい、炭酸カルシウム、レシチン、酸化防止剤（ビタミンC、ビタミンE）、増粘多糖類、香料、クチナシ色素　［アレルギー表示］卵、乳、小麦、ゼラチン、大豆、豚肉、鶏肉、ごま

袋入りインスタントラーメン

明星チャルメラ しょうゆ

●明星食品

★食品原料　油揚げめん(小麦粉、植物油脂、食塩、乳たん白、しょうゆ)、スープ(食塩、糖類、香味調味料、しょうゆ、貝エキス、香辛料、たん白加水分解物、でん粉、ねぎ、植物油脂、昆布粉末　★添加物　加工デンプン、調味料(アミノ酸等)、炭酸カルシウム、カラメル色素、トレハロース、かんすい、増粘剤(タマリンドシードガム)、酸化防止剤(ビタミンE)、酸味料、カロチノイド色素、香料、微粒二酸化ケイ素、ビタミンB2、ビタミンB1　★アレルギー表示　小麦、卵、乳成分、えび、豚肉、鶏肉、さけ、さば、大豆、ゼラチン

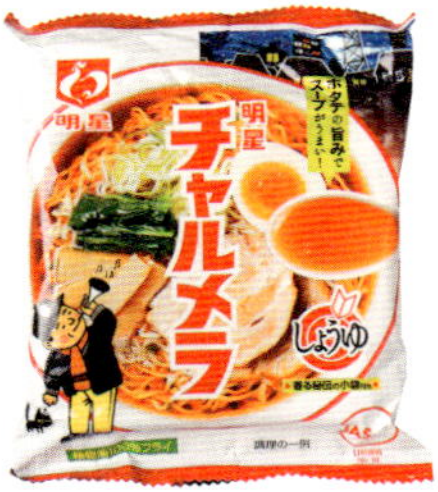

油揚げ麺のため、有害な過酸化脂質が多くできていると考えられます。**過酸化脂質は時間の経過とともに増えていきます。**インスタントラーメンは賞味期間が長いので、それだけ多くできることになります。添加物が14種類と多くカラメル色素も。

サッポロ一番 みそラーメン

●サンヨー食品

★食品原料　油揚げめん(小麦粉(国内製造)、食用油脂(ラード、植物油脂)、でん粉、食塩、しょうゆ、みそ)、スープ(みそ、食塩、香辛料、糖類、ポークエキス、ねぎ、かつおエキス、酵母エキス、発酵調味料)、やくみ(七味唐辛子)
★添加物　調味料(アミノ酸等)、炭酸カルシウム、かんすい、カラメル色素、増粘多糖類、香辛料抽出物、クチナシ色素、酸化防止剤(ビタミンE)、酸味料、ビタミンB2、ビタミンB1
★アレルギー表示　小麦、乳成分、ごま、大豆、鶏肉、豚肉

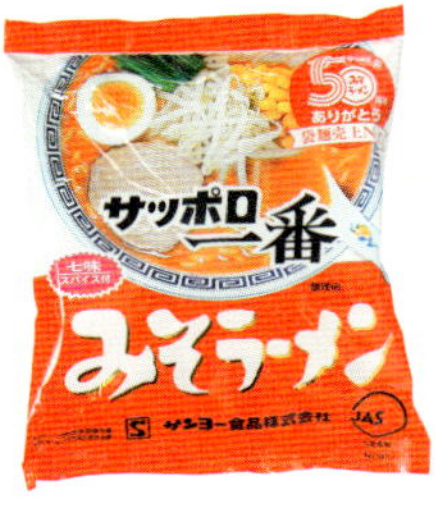

この製品も油揚げ麺のため、過酸化脂質が多くできていると考えられます。

また、添加物は全部で11種類と、袋入りインスタントラーメンの中では少ないほうと言えますが、カラメル色素が使われています。

●油で揚げた麺の宿命
残念ながらすべてNG

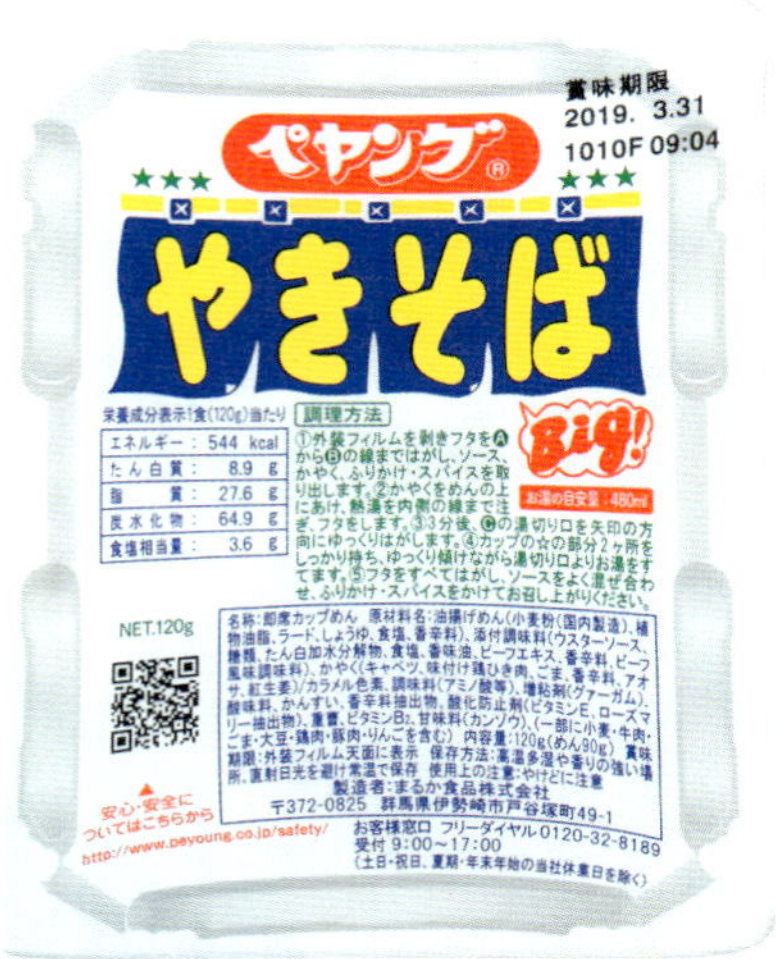

×

ペヤング ソースやきそば

●まるか食品

油揚げ麺のため、有害な過酸化脂質が多くできていると考えられます。また、添加物は全部で11種類と、カップ焼きそばとしては少ないほうですが、カラメル色素も使われています。

カップ焼きそばは、注いだお湯をいったん捨てるので、それとともに油や過酸化脂質、添加物もある程度は流れ出るとは思いますが、麺に絡みついて残るのも少なくないでしょう。

増粘剤のグァーガムは、マメ科グァーから得られた粘性のある多糖類。ラットに、グァーガムを1・0〜15％含むえさを91日間食べさせた実験では、体重の増え方が悪くなり、腎重量および血糖値の軽い減少が認められました。

★食品原料　油揚げめん（小麦粉（国内製造）、植物油脂、ラード、しょうゆ、食塩、香辛料）、添付調味料（ウスターソース、糖類、たん白加水分解物、食塩、香味油、ビーフエキス、香辛料、ビーフ風味調味料）、かやく（キャベツ、味付け鶏ひき肉、ごま、香辛料、アオサ、紅生姜

★添加物　カラメル色素、調味料（アミノ酸等）、増粘剤（グァーガム）、酸味料、かんすい、香辛料抽出物、酸化防止剤（ビタミンE、ローズマリー抽出物）、重曹、ビタミンB2、甘味料（カンゾウ）

★アレルギー表示　小麦、牛肉、ごま、大豆、鶏肉、豚肉、りんご

カップ焼きそば

✕ 一平ちゃん 夜店の焼そば

●明星食品

★食品原料　油揚げめん（小麦粉、植物油脂、食塩、ソース、糖類）等
★添加物　カラメル色素、調味料（アミノ酸等）、炭酸カルシウム、かんすい、酸味料、香辛料抽出物、増粘剤（増粘多糖類、加工デンプン）、香料、酸化防止剤（ビタミンE）、カロチノイド色素、炭酸マグネシウム、ビタミンB2、ビタミンB1　**★アレルギー表示**　小麦、卵、乳成分、えび、豚肉、鶏肉、牛肉、さけ、さば、大豆、ごま、りんご、オレンジ、ゼラチン

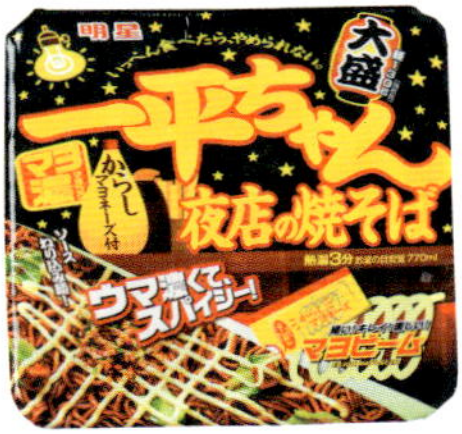

右ページの「ペヤング ソースやきそば」と並ぶ人気商品ですが、同様に油揚げ麺です。

また、添加物が全部で14種類と「ペヤング ソースやきそば」より多く、カラメル色素も使われています。**したがって、この製品もNGです。**

✕ U.F.O.大盛

●日清食品

★食品原料　油揚げめん（小麦粉、植物油脂、食塩、しょうゆ、香辛料）等
★添加物　加工でん粉、カラメル色素、調味料（アミノ酸等）、炭酸Ca、かんすい、香料、酸味料、グリセリン、ベニコウジ色素、香辛料抽出物、酸化防止剤（ビタミンE）、炭酸Mg、ビタミンB2、ビタミンB1
★アレルギー表示　小麦、乳成分、豚肉、鶏肉、大豆、りんご、ゼラチン

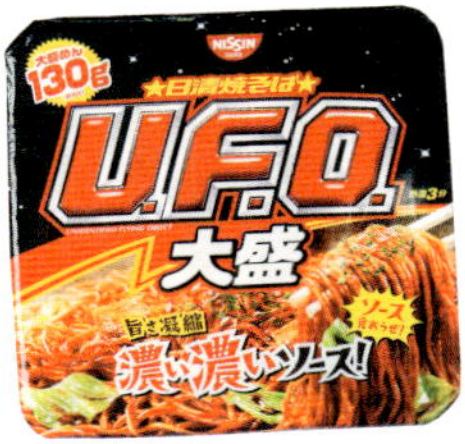

この製品も、油揚げ麺です。加工でん粉、調味料（アミノ酸等）、炭酸Ca（カルシウム）など、**添加物が全部で14種類と多く、これは上の「一平ちゃん 夜店の焼そば」と同数です。**

さらにカラメル色素も使われているので、残念ながらNGです。

◉お湯を捨てられない分焼きそばよりさらにひどいか

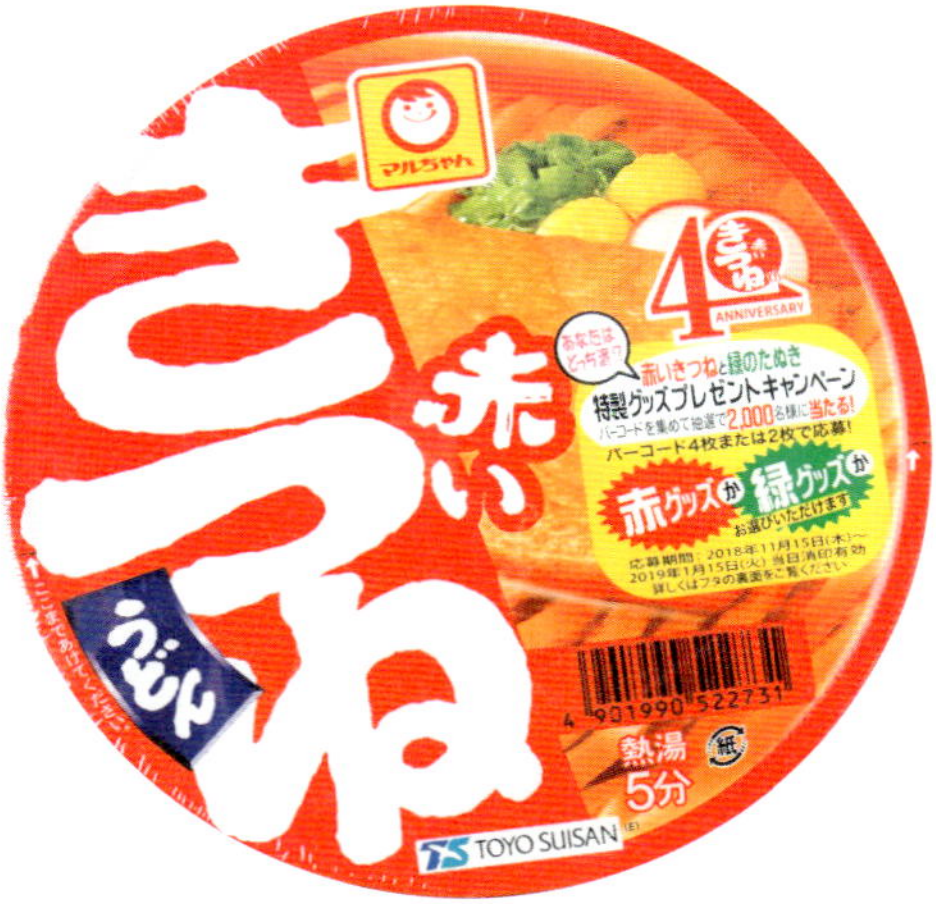

✕ 赤いきつねうどん

●東洋水産

麺が油で揚げられていて、添加物は全部で12種類使われており、その中にはカラメル色素が含まれています。添加物の一つのリン酸塩（Na）は簡略名で、実際にはポリリン酸Na（ナトリウム）とピロリン酸Naのことです。

ポリリン酸Naを3％含むえさを、ラットに24週間食べさせた実験では、腎臓結石ができました。また、ピロリン酸Naを1％含むえさを、ラットに16週間食べさせた実験では、腎障害（石灰化、変性、壊死）が見られました。

姉妹品の「緑のたぬき 天そば」も、麺が油で揚げられていて、添加物は全部で15種類でカラメル色素やリン酸塩（Na）も含みます。

★食品原料　油揚げめん（小麦粉（国内製造）、植物油脂、でん粉、食塩、植物性たん白、乾燥酵母、卵白）、かやく（味付油揚げ、卵、かまぼこ）、添付調味料（食塩、しょうゆ、魚介エキス、たん白加水分解物、粉末こんぶ、香辛料、ねぎ、砂糖、植物油　★添加物　加工でん粉、調味料（アミノ酸等）、リン酸塩（Na）、炭酸カルシウム、カラメル色素、レシチン、増粘多糖類、酸化防止剤（ビタミンE）、ベニコウジ色素、ビタミンB2、ビタミンB1、カロチン色素

★アレルギー表示　小麦、卵、乳成分、さば、大豆、ゼラチン

×　日清のどん兵衛 天ぷらそば

●日清食品

★食品原料　油揚げめん（小麦粉、そば粉、植物油脂、食塩、植物性たん白、しょうゆ）等　**★添加物**　加工でん粉、調味料（アミノ酸等）、リン酸塩（Na）、カラメル色素、炭酸Ca、香料、酸味料、酸化防止剤（ビタミンE）、カロチノイド色素、ベニコウジ色素、ビタミンB2、ビタミンB1
★アレルギー表示　小麦、そば、卵、乳成分、えび、さば、大豆、ごま

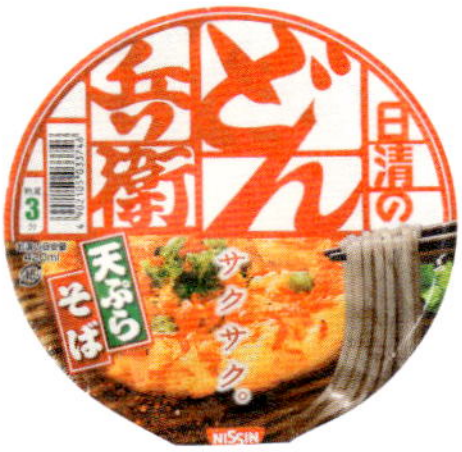

これも油揚げ麺です。**添加物は全部で12種類使われていて、カラメル色素も使われています。**姉妹品の「日清どん兵衛 きつねうどん」も油揚げ麺で、添加物は全部で16種類も使われており、カラメル色素も使われています。

×　明星 旨だし屋きつねうどん 大盛

●明星食品

★食品原料　油揚げめん（小麦粉、植物油脂、食塩、植物性たん白）、かやく（味付油揚げ）等　**★添加物**　加工でん粉、調味料（アミノ酸等）、ソルビット、リン酸塩（Na）、カラメル色素、炭酸カルシウム、トレハロース、乳化剤、豆腐用凝固剤、増粘多糖類、香料、酸化防止剤（ビタミンE）、膨張剤、微粒二酸化ケイ素、甘味料（スクラロース）、ビタミンB2、ビタミンB1
★アレルギー表示　小麦、卵、乳成分、えび、豚肉、鶏肉、さけ、さば、大豆、ごま、ゼラチン

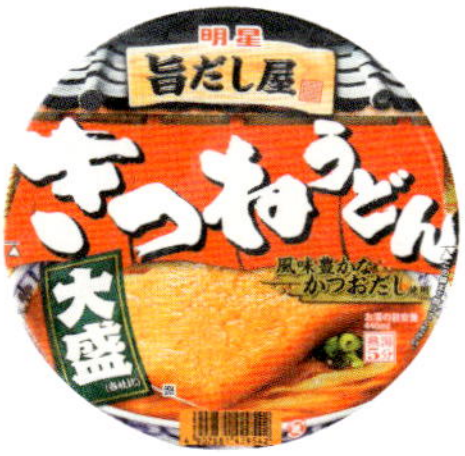

この製品も油揚げ麺です。添加物は全部で17種類とかなり多く、その中にはカラメル色素も使われています。**さらに、合成甘味料のスクラロースまで使われています。**なぜ、合成甘味料をあえて使うのでしょうか。理解に苦しみます。

△

マルちゃん醤油生ラーメン

●東洋水産

●あまりおススメできないが塩味のほうがマシと言える

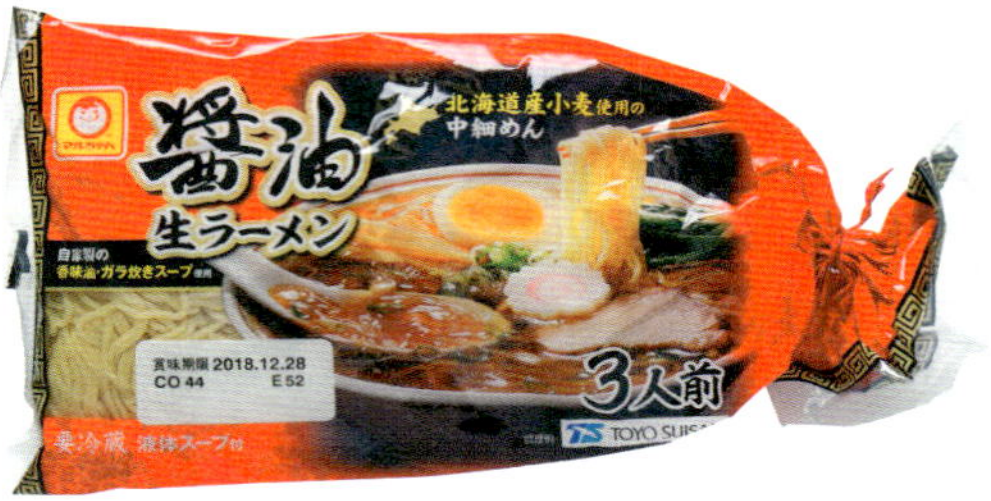

かんすいは、ラーメン独特の風味や色合いを出すために添加されているもので、炭酸Naや炭酸K（カリウム）など16品目のうちから1品目以上が使われます。**全般的に毒性は低いのですが、多量に摂取した場合、胸やけを起こすことがあります。**

乳酸ナトリウムは、乳酸にナトリウムを結合させたもので、安全性に問題はありません。

また、クチナシ色素は、麺を黄色に着色するクチナシ黄色素のことです。

このほか、カラメル色素が使われている点が、不安要素になっています。

★食品原料　めん（小麦粉、食塩、小麦たん白、卵白）、添付調味料（醤油、ラード、チキンエキス、食塩、香味油脂、ポークエキス、砂糖、発酵調味料、魚介エキス、醸造酢、鶏脂、たん白加水分解物、香辛料）　★添加物　酒精、かんすい、乳酸ナトリウム、トレハロース、卵殻カルシウム、クチナシ色素、加工でん粉、調味料（アミノ酸等）、カラメル色素、香辛料抽出物、香料
★アレルギー表示　卵、小麦、ゼラチン、大豆、豚肉、鶏肉、りんご、ごま

生ラーメン

△ マルちゃん タンメン

●東洋水産

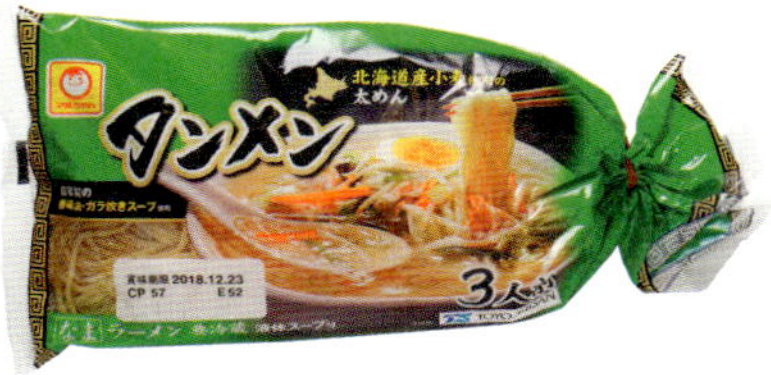

★食品原料　めん(小麦粉、食塩、小麦たん白、卵白)、添付調味料(醤油、野菜エキス、食塩、ポークエキス、チキンエキス、鶏脂、砂糖、ごま油、酵母エキス、香辛料、香味油脂)　**★添加物**　酒精、かんすい、乳酸ナトリウム、トレハロース、卵殻カルシウム、クチナシ色素、加工でん粉、調味料(アミノ酸等)、増粘多糖類、香料

★アレルギー表示　卵、小麦、大豆、豚肉、鶏肉、ごま

塩味のため、カラメル色素は使われていません。酒精は、エチルアルコールのこと。トレハロースは、ぶどう糖が二つ結合した二糖類で、麦芽糖からつくられています。**もともと、きのこやエビなどにも含まれているものなので、安全性に問題なし。**

△ 行列のできる店のラーメン 芳醇 鶏油しょうゆ

●日清食品チルド

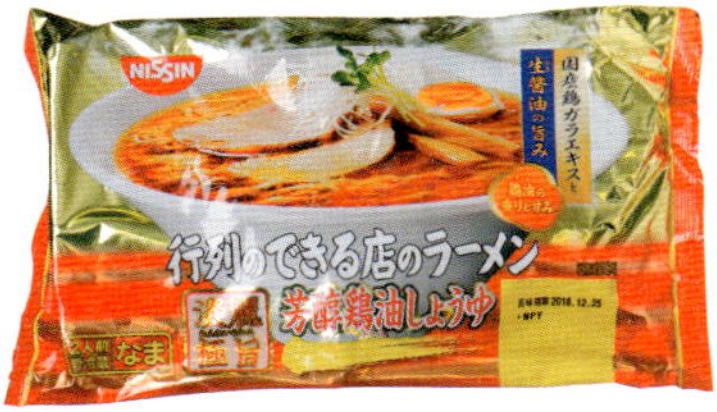

★食品原料　めん(小麦粉、食塩、卵粉)、添付調味料等

★添加物　酒精、加工でん粉、pH調整剤、かんすい、焼成Ca、クチナシ色素、調味料(アミノ酸等)、香料、増粘剤(キサンタンガム)、カラメル色素、ベニバナ色素、酸化防止剤(ビタミンE)

★アレルギー表示　小麦、卵、大豆、鶏肉、豚肉

この製品も「マルちゃん 醤油生ラーメン」同様に、**しょうゆ味なので、カラメル色素が使われている点が気になる**ところです。ベニバナ色素は、ベニバナの花から得られた色素です。これまでの動物実験では、毒性は認められていません。

◉どうしても食べたくなったら カラメル色素がないものを

△

日清の太麺焼そば

●日清食品チルド

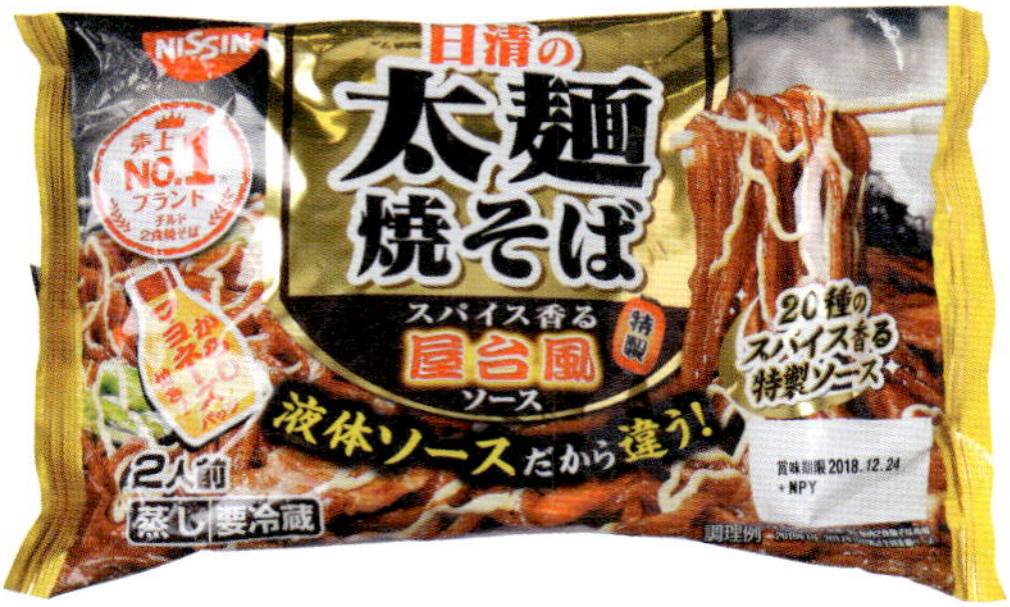

グリシンはアミノ酸の一種で、食べものにも含まれます。動物実験では毒性が認められていますが、グリシンを成分としたサプリメントが販売されて問題は起きていないので、人間に害はないようです。

保存料のしらこたん白は、サケやマスなどの精巣の核酸およびアルカリ性タンパクを、酸性水溶液で分解後、中和して得られたもの。**しらこたん白を0・625〜5％含むえさを、ラットに13週間食べさせた実験では、白血球の減少、肝重量の減少、肝細胞の萎縮などが認められました。**ただし、食用魚類の精巣から得られたものなので危険とまでは言えないでしょう。

★食品原料　めん（小麦粉、植物油脂、でん粉、食塩）、添付調味料（ウスターソース、砂糖、デーツピューレー、食塩、しょうゆ、トマトペースト、香辛料、醸造酢、ポークエキス）　★添加物　グリシン、かんすい、乳化剤、クチナシ色素、保存料（しらこたん白）、調味料（アミノ酸等）、カラメル色素、酸味料、香辛料抽出物　★アレルギー表示　小麦、卵、乳成分、さけ、大豆、豚肉、りんご

△ マルちゃん 焼そば塩

●東洋水産

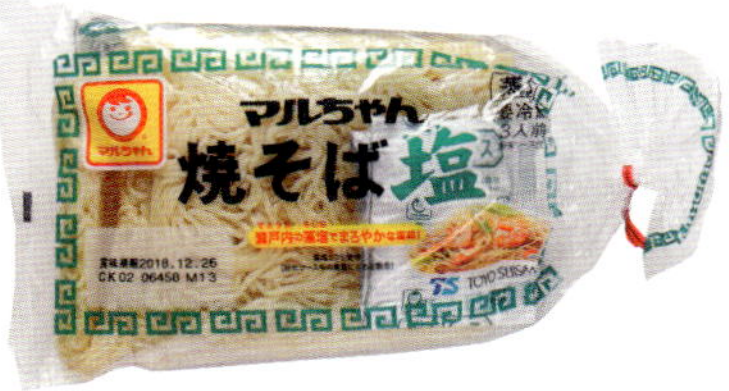

★食品原料　めん（小麦粉、植物油、食塩）、添付調味料（食塩（藻塩30%）、乳糖、砂糖、粉末野菜、粉末醤油、チキンエキス、香辛料、昆布エキス）　**★添加物**　グリシン、かんすい、クチナシ色素、保存料（しらこたん白：さけ由来）、調味料（アミノ酸等）、香料、酸味料
★アレルギー表示　乳、小麦、大豆、鶏肉、さけ

この製品は塩味なので、カラメル色素は使われていません。カラメル色素が使われていない点は、まだマシと言えます。

ただし、グリシン、かんすい、クチナシ色素、しらこたん白など、全部で7種類の添加物が使われています。

△ 焼そば鉄板麺 お好みソース味

●シマダヤ

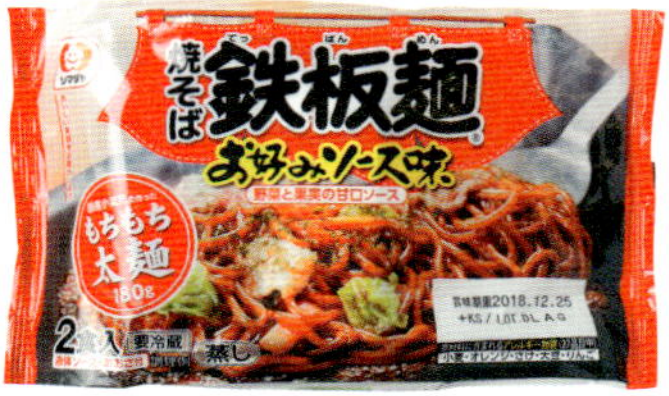

★食品原料　めん（小麦粉、植物油脂、食塩）等　**★添加物**　グリシン、かんすい、乳化剤、着色料（クチナシ、パプリカ色素）、保存料（しらこたん白）、調味料（アミノ酸等）、カラメル色素、酒精、増粘剤（加工澱粉）、酸味料、香辛料抽出物、香料　**★アレルギー表示**　「小麦、オレンジ、さけ、大豆、りんご」を含む原材料を使用しております

この製品にも、グリシンやかんすい、着色料のクチナシ（クチナシ色素）や保存料のしらこたん白、さらには乳化剤や酸味料など、全部で13種類もの添加物が使われています。

その中には、カラメル色素も含まれています。

●同じシマダヤの製品なのに△と○があるのはなぜ？

△ のどごしなめらか本うどん

●シマダヤ

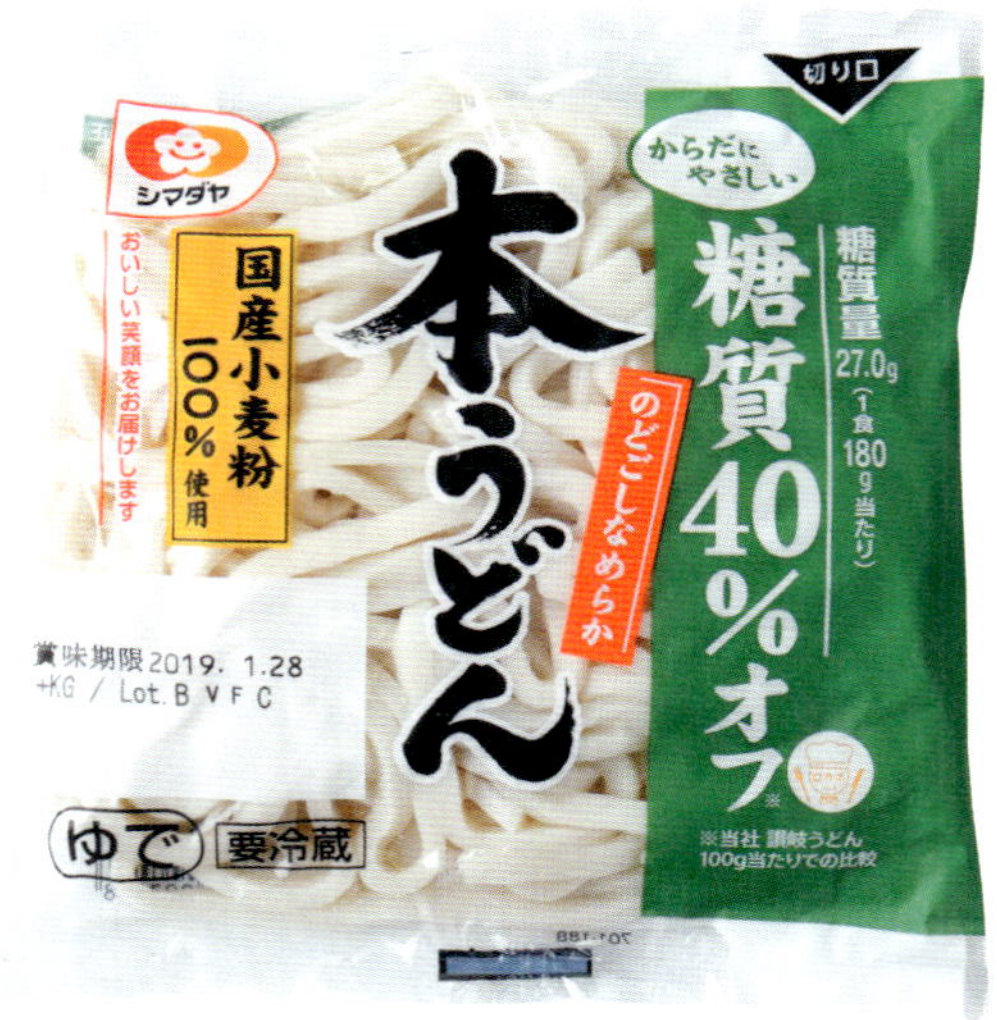

関東のスーパーでは、生うどんはシマダヤの製品が主流になっていますが、少しずつ違いがあります。この製品は、植物油脂や増粘剤を使い、のどごしが滑らかになるようにつくられています。

アルギン酸エステルは簡略名で、正しくはアルギン酸プロピレングリコールエステルと言います。海藻に含まれる粘性物質のアルギン酸とプロピレングリコールを結合させたものです。**アルギン酸プロピレングリコールエステルについては、これまでの動物実験では毒性はほとんど認められていません。**アレルギー体質の人が摂取すると皮《ひ》膚《ふ》発疹《はっしん》を起こすことがあります。

★食品原料　小麦粉、小麦たん白、食塩、植物油脂(大豆を含む)
★添加物　加工澱粉(小麦由来)、酸味料、増粘剤(アルギン酸エステル)
★アレルギー表示　「小麦、大豆」を含む原材料を使用しております

生うどん

○ 純麺

●シマダヤ

★食品原料　小麦粉、食塩
★添加物　なし　★アレルギー表示
「小麦」を含む原材料を使用しております

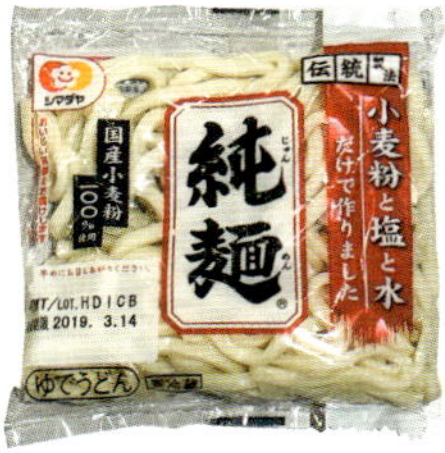

名前のとおり、小麦粉と食塩だけからつくられており、添加物は使われていません。通常、生うどんの場合、保存性を高める目的で酸味料が使われるのですが、この製品はそれも使われていません。**弾力があり、歯ごたえのあるうどんです。**

△ もちもちうどん

●シマダヤ

★食品原料　小麦粉、食塩、小麦たん白　★添加物　加工澱粉、酸味料
★アレルギー表示　「小麦」を含む原材料を使用しております

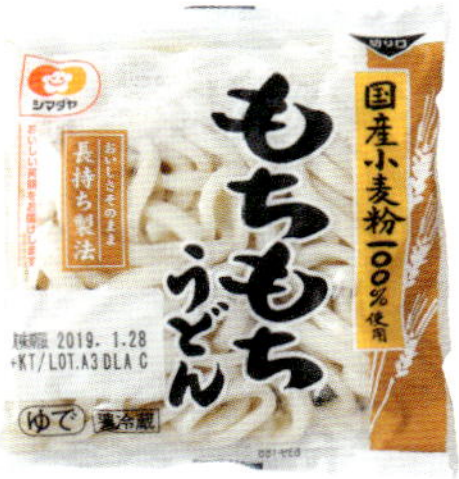

小麦たん白を使うことで、もちもち感を出しています。**ただし、上の「純麺」とは違い、加工澱粉《でんぷん》と酸味料が使われています。**酸味料は、保存性を高めるために使われていますが、具体名（物質名）が表示されていません。

●明太子おにぎりなら セブンかファミマで！

✕

おにぎり屋 熟成辛子明太子

●ローソン

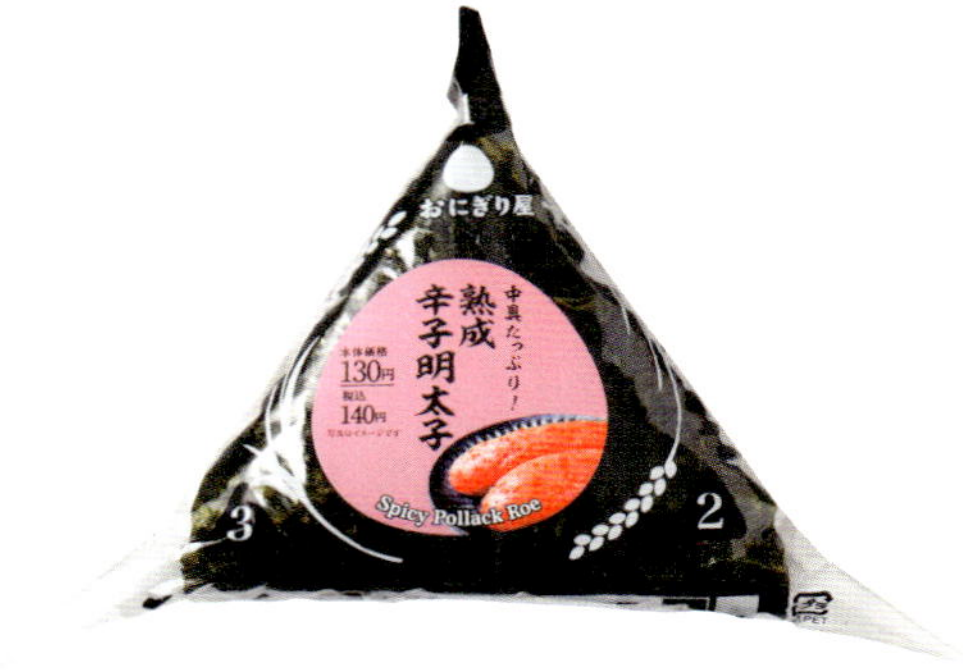

コンビニおにぎりの中でも人気のある辛子明太子ですが、それには通常発色剤の亜硝酸Naが添加されています。**明太子が黒ずむのを防ぐためで、このおにぎりに使われている辛子明太子にも亜硝酸Naが添加されています。**

明太子の原料はたらの卵ですが、魚卵にはアミンという物質がとくに多く含まれています。亜硝酸Naは反応性が高いために、このアミンと反応してニトロソアミン類に変化します。ニトロソアミン類は強い発がん性があるため、亜硝酸Naが添加された辛子明太子を食べ続けると、がんになるリスクが高まることになります。

★食品原料　ご飯、辛子明太子、海苔、塩　★添加物　調味料（アミノ酸等）、pH調整剤、グリシン、酸化防止剤（V.C）、糊料（アルギン酸Na、増粘多糖類）、加工澱粉、ソルビット、乳化剤、ベニコウジ色素、カロチノイド色素、発色剤（亜硝酸Na）、酵素、ナイアシン、酢酸Ca、炭酸Mg
★アレルギー表示　原材料の一部に小麦・大豆・魚介類を含む

コンビニおにぎり（辛子明太子）

△ 熟成仕立て 辛子明太子

●セブン‐イレブン

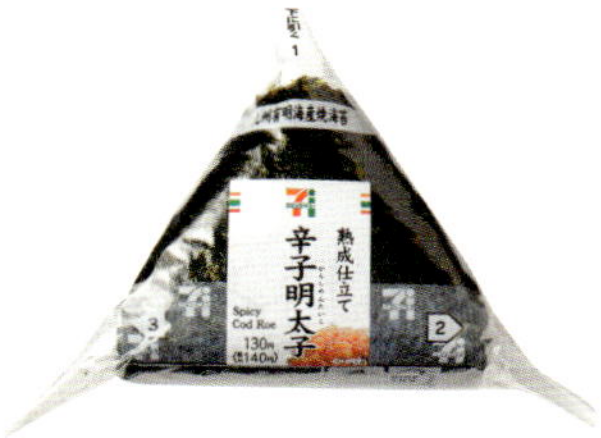

★食品原料　塩飯（国産米使用）、辛子明太子、海苔　★添加物　調味料（アミノ酸等）、pH調整剤、酸化防止剤（V.C）、ソルビット、ベニコウジ色素、増粘多糖類、香辛料抽出物、酵素

このおにぎりには、中身の辛子明太子に発色剤の亜硝酸Naは添加されていません。

ベニコウジ色素は、ベニコウジカビから抽出された赤い色素です。

5%含むえさをラットに13週間食べさせた実験では、腎細管に壊死が認められました。

△ 七日間熟成 辛子明太子

●ファミリーマート

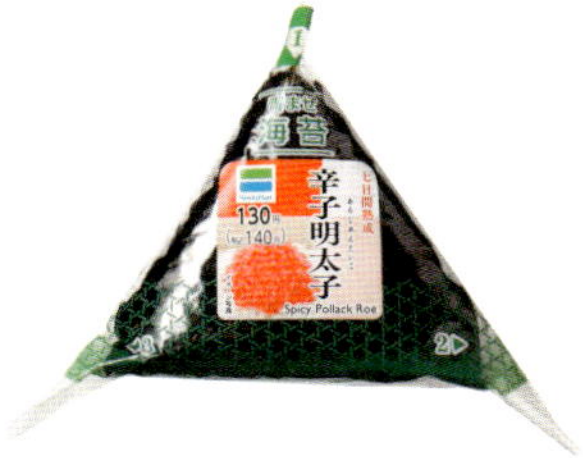

★食品原料　ご飯、からし明太子、海苔、食塩　★添加物　調味料（アミノ酸等）、酸化防止剤（V.C）、着色料（紅麹）、増粘剤（加工デンプン）、酵素

このおにぎりも、中身の辛子明太子に発色剤の亜硝酸Naは添加されていません。**同様に着色料の紅麹（ベニコウジ色素）が添加されています。**

酵素は天然添加物の一種で、たんぱく質でできており、さまざまな働きがあります。

◉ファミマとローソンは△
無添加のセブンだけOK!

△

おにぎり屋 日高昆布

●ローソン

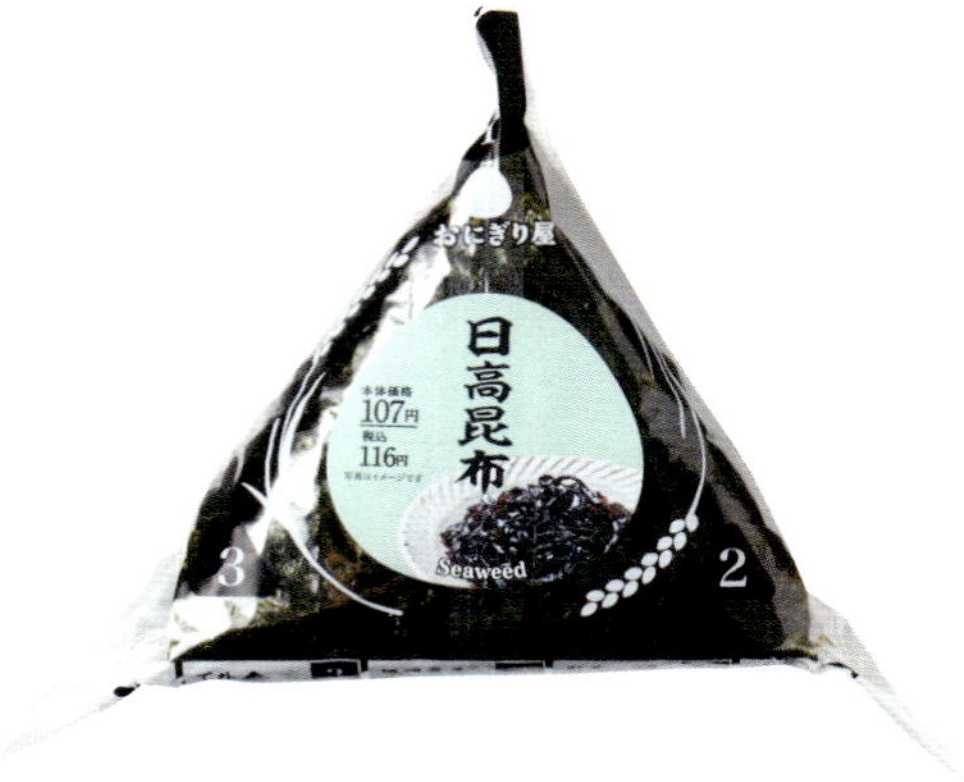

pH調整剤は、酸性度とアルカリ度を調整するほか、保存性を高める働きもあります。クエン酸やリン酸などの酸が多く、35品目程度ありますが、毒性の強いものは見当たりません。**ただし、どれがいくつ使われても「pH調整剤」という一括名しか表示されません。**

グリシンはアミノ酸の一種で、食べものにも含まれます。動物実験では毒性が認められていますが、グリシンを成分としたサプリメントが販売され、多くの人が飲んでいても問題は起きていないので、人間に害はないようです。炭酸Mg(マグネシウム)については、毒性は問題ないとされています。

★食品原料　ご飯、ごま入り昆布佃煮、海苔、塩　★添加物　調味料(アミノ酸等)、酸味料、pH調整剤、グリシン、増粘剤(増粘多糖類、加工澱粉)、炭酸Mg
★アレルギー表示　原材料の一部に小麦・大豆を含む

コンビニおにぎり（昆布）

◎ 二段階仕込み 日高昆布

●セブン‐イレブン

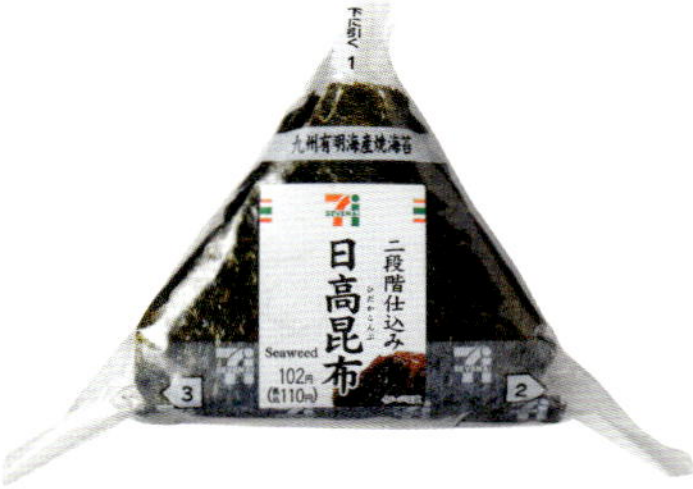

★食品原料　塩飯（国産米使用）、昆布佃煮、海苔　★添加物　なし
★アレルギー表示　原材料の一部に小麦・大豆を含む

通常コンビニおにぎりには、保存性を高める目的で、pH調整剤や酸味料などが添加されています。

しかし、この製品には添加物が何も使われていません。そのため、昆布本来の味が活かされた、おいしいおにぎりに仕上がっています。

△ 北海道産 昆布

●ファミリーマート

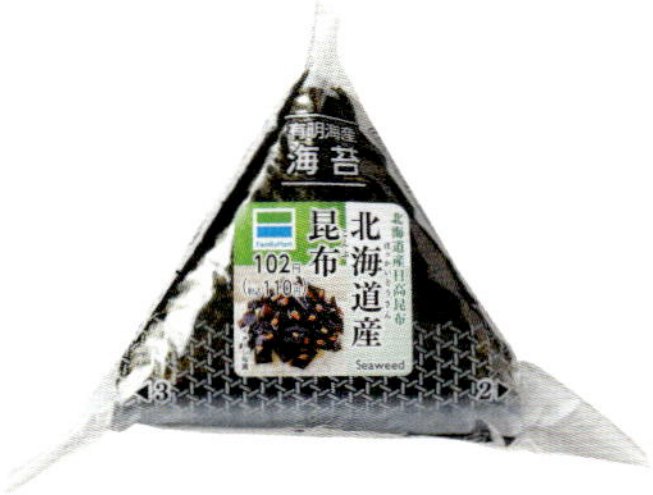

★食品原料　ご飯、ごま入り昆布佃煮、海苔、食塩
★添加物　調味料（アミノ酸等）、増粘多糖類、香料
★アレルギー表示　原材料の一部に小麦・大豆を含む

「おにぎり屋 日高昆布」と違って、保存性を高めるためのpH調整剤や酸味料は使われていません。しかし、調味料（アミノ酸等）や増粘多糖類、香料が使われています。

そのためか、**昆布本来のうま味が出ていない**という印象を受けます。

◉同じ△でもセブンが添加物が少ないだけマシか

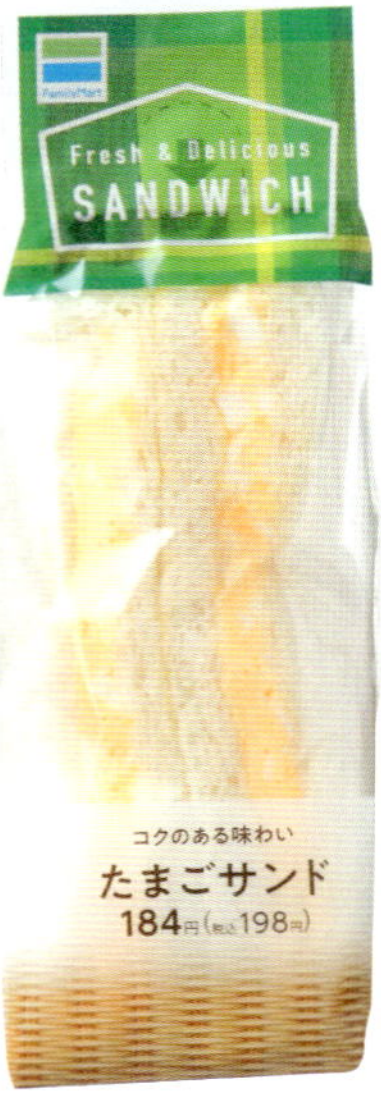

△ たまごサンド

●ファミリーマート

イーストフードは、イースト（パン酵母）に混ぜるとイーストが吸収して、パンがふっくらと焼き上がるというものです。塩化アンモニウム、リン酸一水素Caなど16品目程度あり、その中から5品目程度をピックアップし、混ぜ合わせてつくられます。それほど毒性の強いものは見当たりませんが、**塩化アンモニウムの場合、ウサギに2gを口から与えたところ、10分後に死亡したというデータがあるので、毒性は強い**と言えます。

　また、リン酸を含むものが多くありますが、リン酸をとりすぎると、カルシウムの吸収が悪くなって、骨が弱くなる心配があります。

★食品原料　卵サラダ、パン　★添加物　糊料（加工デンプン、アルギン酸エステル、キサンタン）、調味料（アミノ酸）、乳化剤、カロチノイド色素、イーストフード、V.C
★アレルギー表示　原材料の一部に乳、大豆を含む

コンビニサンドイッチ（たまご）

△ こだわりたまごのサンド

●セブン-イレブン

★食品原料 玉子サラダ、パン
★添加物 乳化剤、調味料（アミノ酸）、増粘剤（アルギン酸エステル）、V.C
★アレルギー表示 原材料の一部に卵・乳成分・小麦・大豆を含む

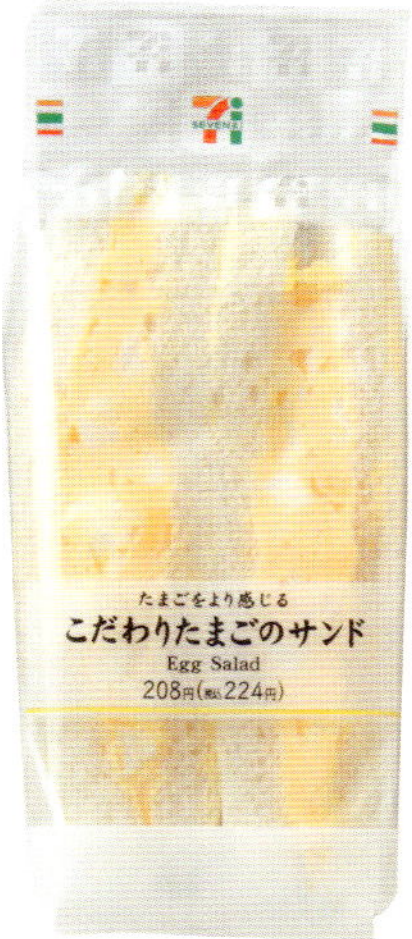

乳化剤は、水と油など混じりにくい液体を混じりやすくするもので、全部で13品目あります。そのうち6品目は、食品に含まれているか、それに近い成分なので、安全性に問題はありません。**しかし、その他の7品目については不安な面があります。**

△ たまご

●ローソン

★食品原料 卵サラダ、パン
★添加物 乳化剤、調味料（アミノ酸）、グリシン、酢酸Na、糊料（増粘多糖類、アルギン酸Na、アルギン酸エステル）、加工澱粉、カロチノイド色素
★アレルギー表示 原材料の一部に乳、大豆、リンゴ、ゼラチンを含む

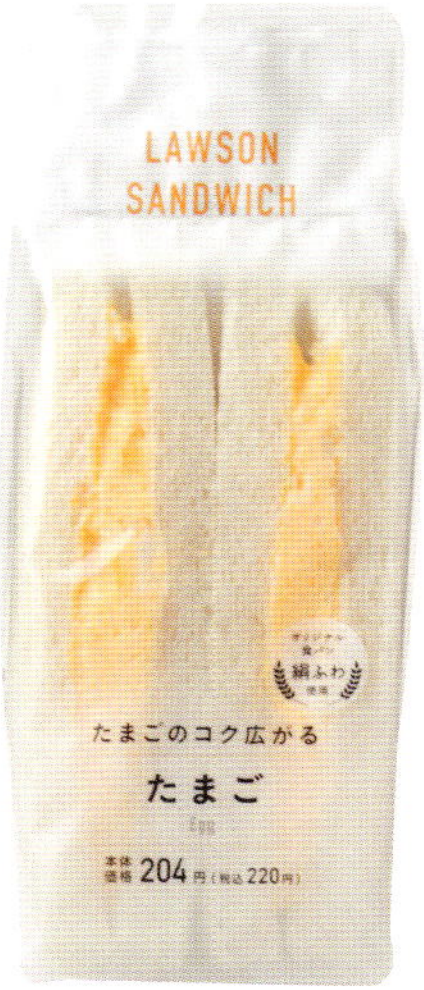

アルギン酸Naは、海藻に含まれる粘性物質のアルギン酸にNaを結合させたもので、安全性に問題はありません。**使用添加物は、乳化剤や調味料（アミノ酸）など全部で7種類です。**イーストフードは使われていません。

●同じシリーズが並ぶ中で唯一OKの製品とは？

△

玉子がゆ

●味の素

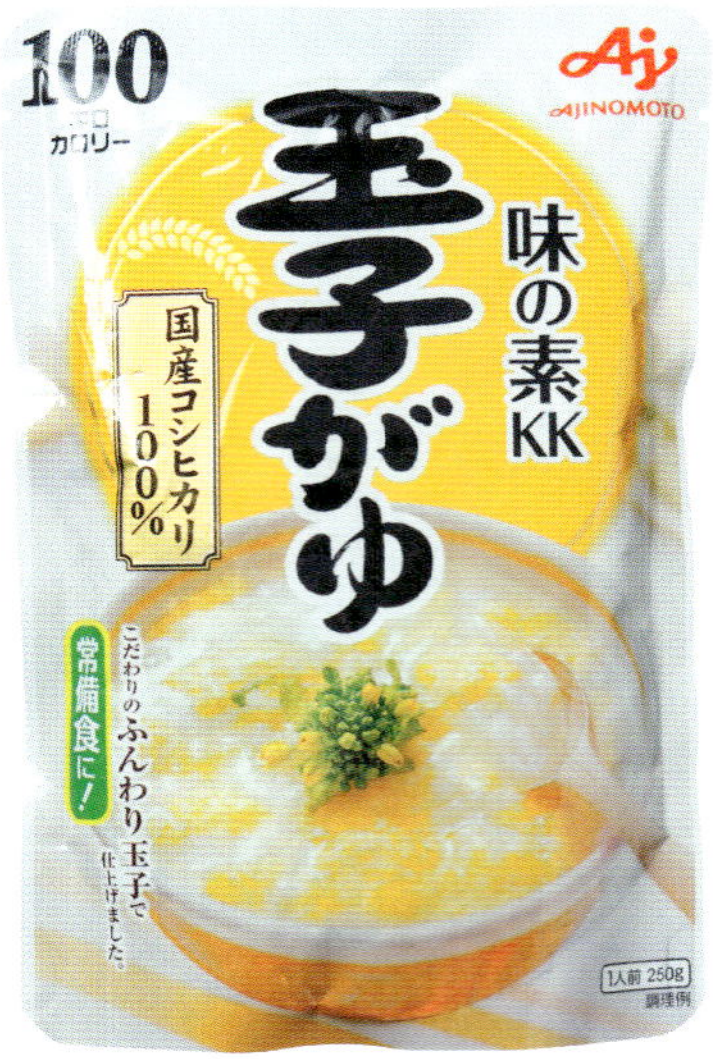

お酒を飲んだ次の日や、体調が悪くなって「おかゆが食べたい」というときに便利なレトルトがゆですが、そのほとんどが味の素の製品で占められています。

この製品の場合、添加物は調味料（アミノ酸等）とリン酸ナトリウムです。

リン酸ナトリウムは、リン酸水素二ナトリウム、リン酸二水素ナトリウム、リン酸三ナトリウムの3品目があります。

いずれもそれほど毒性は強くありませんが、リン酸をとりすぎると、血液中のカルシウムの量が低下し、骨が弱くなる心配があるので、とりすぎるのはよくありません。

★食品原料　鶏卵、精米（国産）、でん粉、食塩、しょうゆ
★添加物　調味料（アミノ酸等）、リン酸ナトリウム
★アレルギー表示　小麦、卵、大豆

レトルトがゆ

○ 白がゆ

●味の素

★食品原料　精米（国産）
★添加物　なし

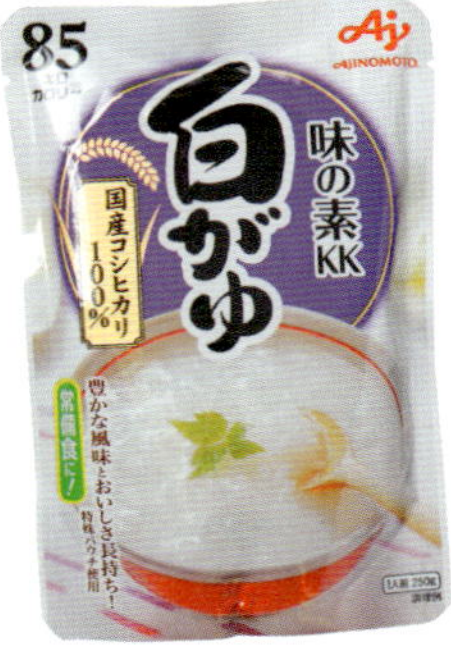

この製品は、右ページの「玉子がゆ」や、下の「梅がゆ」と違って、調味料（アミノ酸等）などの添加物はいっさい使われていません。

また、食塩も使われていません。したがって、高血圧の人でも安心して食べられると思います。

△ 梅がゆ

●味の素

★食品原料　精米（国産）、梅干し
★添加物　調味料（アミノ酸等）

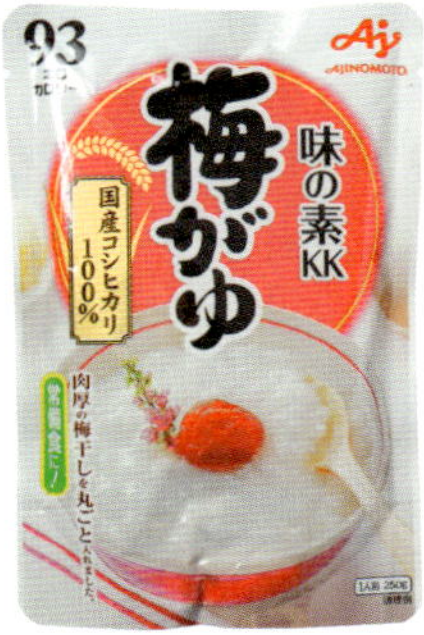

調味料（アミノ酸等）は、L-グルタミン酸Naをメインとしたもの。L-グルタミン酸Naは昆布に含まれるうま味成分です。**動物実験では毒性はほとんど見られませんが、人間が大量に摂取すると、腕や顔に灼熱感を覚えたり動悸を感じることも。**

◉健康的なイメージがあるが意外に微妙な製品が多い

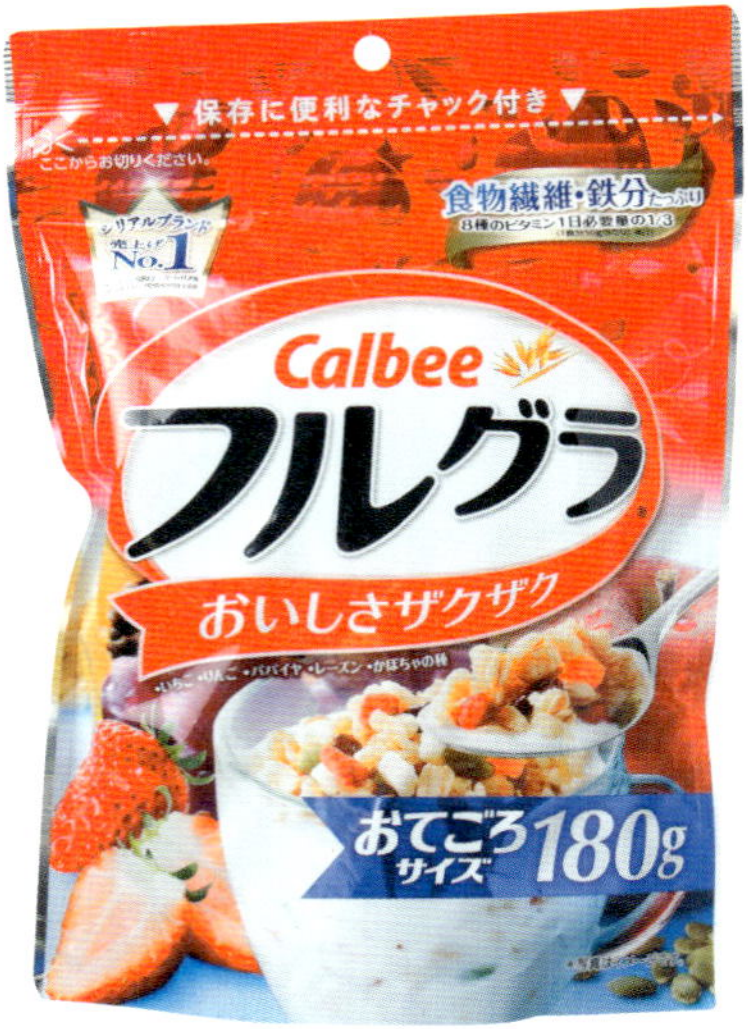

△ カルビー フルグラ

●カルビー

この製品を、ご飯代わりに食べている人もいるでしょう。添加物が多いのですが、そのほとんどはビタミンAやビタミンB_6、クエン酸鉄Naなど、ビタミンやミネラルを補給するための栄養強化剤なので、安全性に問題はありません。

また、グリセリンは、もともとは脂肪を構成する成分なので、これも大丈夫でしょう。

カゼインNaも、牛乳に含まれるカゼインにナトリウムが結合したもので、問題はありません。ただし、加工デンプンが使われています。**また、乳化剤と酸味料が使われていますが、具体名（物質名）が表示されていません。**

★食品原料　オーツ麦、ライ麦粉、砂糖、乾燥果実（パパイヤ、レーズン、りんご、いちご）、小麦粉、ココナッツ、マルトデキストリン、植物油、米粉、水溶性食物繊維、コーンフラワー、かぼちゃの種、アーモンド、食塩、小麦ふすま、玄米粉　★添加物　グリセリン、加工デンプン、クエン酸鉄Na、乳化剤、酸味料、酸化防止剤（ビタミンE、ローズマリー抽出物）、ナイアシン、パントテン酸Ca、カゼインNa（乳由来）、ビタミンA、ビタミンB6、ビタミンB1、葉酸、ビタミンD、ビタミンB12
★アレルギー表示　乳成分、小麦、りんご

○ ケロッグ オールブラン オリジナル

●味の素

★食品原料　小麦外皮（関与成分）、砂糖、麦芽エキス、食塩
★添加物　ナイアシン、鉄、ビタミンB2、ビタミンB1

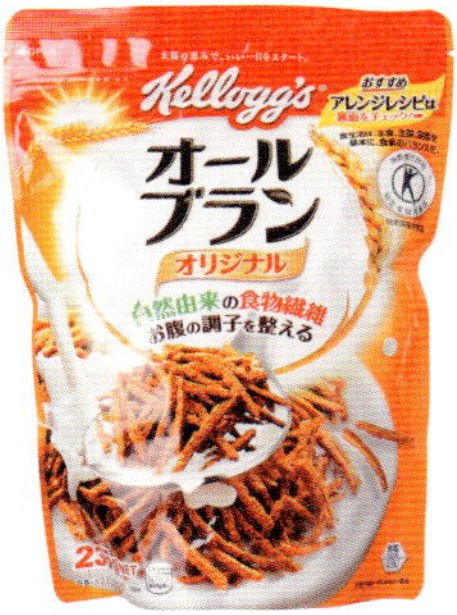

添加物は、栄養強化剤のみ。しかも**「許可表示：食物繊維の豊富な小麦ふすま（ブラン）を原料にしているのでお腹の調子を整える食品です」**と書かれています。この製品は、お腹の調子を整えるトクホ（特定保健用食品）なのです。

△ ごろっとグラノーラ メープル仕立ての贅沢果実

●日清シスコ

★食品原料　オーツ麦、小麦粉、砂糖、植物油脂等　★添加物　グリセリン、加工でん粉、炭酸カルシウム、ビタミンC、乳化剤、酸味料、酸化防止剤（ビタミンE、ビタミンC、ローズマリー抽出物）、ピロリン酸鉄、香料、着色料（クチナシ色素、パプリカ色素）、カゼインNa、ナイアシン、パントテン酸カルシウム、ビタミンB6、ビタミンB1、ビタミンB2、葉酸、ビタミンD、ビタミンB12　★アレルギー表示　乳成分、小麦、大豆、りんご

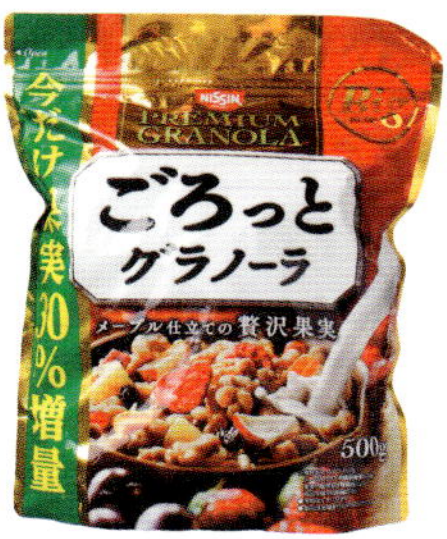

右ページの「カルビー フルグラ」と同様に、添加物はほとんどが栄養強化剤です。**ただし、これにも加工デンプンが使われています。**乳化剤、酸味料、香料などについても、具体名が表示されていません。

コラム 3

「大腸がん」「胃がん」と、添加物の密接な関係

現在、日本人の死因の第1位はがんで、3人に1人ががんで亡くなっています。また、がんを発病する人は、2人に1人という状態です。

がんの原因は、放射線、ウイルス、化学物質であることがわかっています。それらが細胞の遺伝子を突然変異させ、その結果として、正常細胞ががん細胞に変化してしまうのです。そして、がん細胞が増殖してがんとなるのです。

これら3大原因の中でも、とくに化学物質の影響は大きいと考えられます。なぜなら今の私たちは、化学物質まみれの生活を送っているからです。

添加物のほかに、残留農薬、合成洗剤、抗菌剤、殺虫剤、香料、揮発性有機化合物、トリハロメタン、自動車の排気ガスなどなど、私たちは化学物質が充満した中で生活し、毎日それらを体内に取り込んでいます。それらが、各臓器や組織の遺伝子に、悪影響をもたらしていると考えられるのです。

COLUMN

がんの中でも、とくに多いのが大腸がんと胃がんですが、これらはいずれも食べものが通過したり、とどまったりする臓器であり、食べものに含まれる添加物の影響が大きいと考えられます。

体の細胞の遺伝子は、化学物質などの影響を受けて突然変異を起こしますが、遺伝子はそれを修復する機能を持っていて、正しい構造に修復されていきます。しかし、突然変異を起こす化学物質が多すぎると、修復が間に合わず、異常な細胞が生まれ、がん細胞になると考えられます。

ただし、これだけではがんは発生しません。体の免疫が、がん細胞を破壊しているからです。しかし、体内に入ってくる化学物質があまりにも多すぎて、遺伝子の修復も間に合わず、免疫もがん細胞を破壊できないとなると、がん細胞が増殖し、ついにがんが発生すると考えられます。

日本人の大腸や胃は、まさしくこの状態にあると考えられます。毎日、食べものと一緒に、細胞を突然変異させる可能性のある添加物が入ってきているからです。したがって、それらのがんを予防するためには、危険性の高い添加物をとらないようにすることが必要なのです。

第4章

必須の調味料

●ブルドックかキッコーマン あとは個人の好みによる

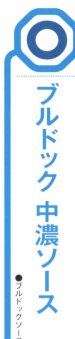

ブルドック 中濃ソース

●ブルドックソース

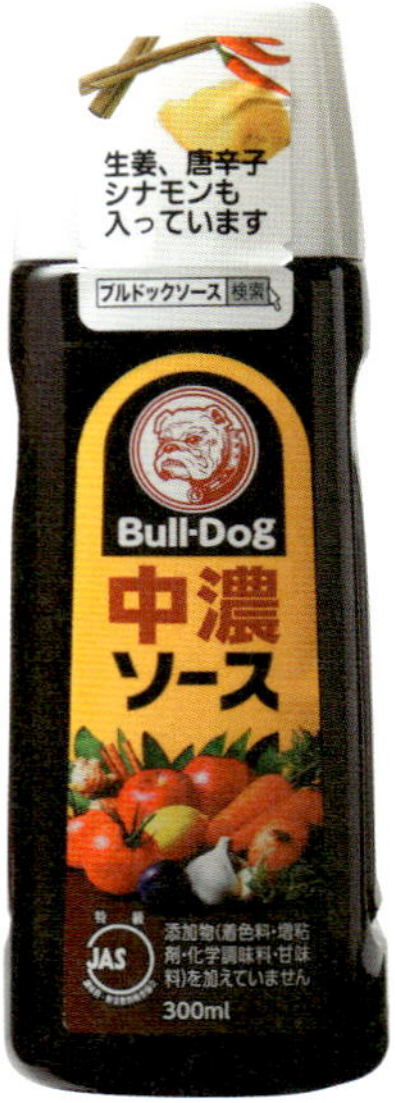

ソースの場合、左ページの上で取り上げた「オタフク お好みソース」のように、色を濃く見せるためにカラメル色素が添加されている製品があるのですが、この製品には添加されていません。

そのため、本来のソースの色をしています。

ちなみに「ブルドックソース」には、以前はカラメル色素が添加されていましたが、2006年からその使用をやめたのです。

また、そのほかの添加物も使われていません。

醸造酢によって、保存料を添加しなくても長期間の保存が可能になっています。

★食品原料　野菜・果実(トマト、プルーン、りんご、レモン、にんじん、たまねぎ)、醸造酢、砂糖類(ぶどう糖果糖液糖、砂糖)、食塩、澱粉、酵母エキス(大豆を含む)、香辛料　★添加物　なし

△ オタフク お好みソース

●オタフクソース

★食品原料　野菜・果実（トマト、デーツ、たまねぎ、その他）、糖類（ぶどう糖果糖液糖（国内製造）、砂糖）等
★添加物　増粘剤（加工でんぷん、増粘多糖類）、調味料（アミノ酸等）、カラメル色素
［アレルギー表示］小麦、大豆、鶏肉、豚肉、もも、りんご

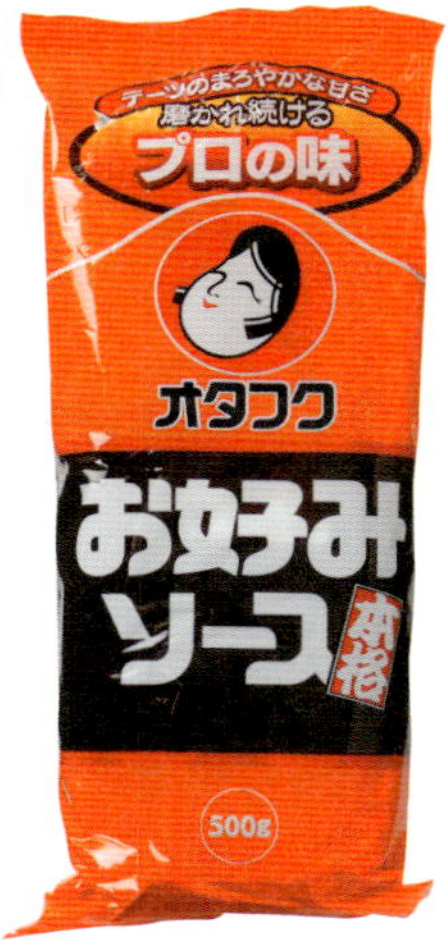

カラメル色素を添加し、色を濃く見せています。**カラメル色素は全部で4種類あり、そのうちの2種類には、発がん性のある4-メチルイミダゾールが含まれています。**ソースは頻繁《ひんぱん》に使うものなので、不安要素のない製品を使いたいものです。

○ デリシャスソース 中濃

●キッコーマン食品

★食品原料　野菜・果実（トマト、りんご、パインアップル、たまねぎ、にんじん、マンゴー）、糖類（ぶどう糖果糖液糖、砂糖）、醸造酢、食塩、でん粉、香辛料
★添加物　なし

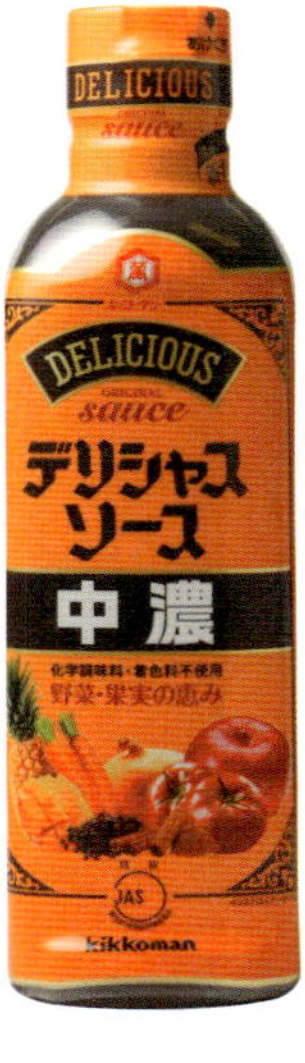

［ブルドック 中濃ソース］と同様に、カラメル色素は添加されていません。**また、そのほかの添加物も使われていません。**

この製品を選ぶか、ブルドックの製品を選ぶかは、どちらの味を好むかによって分かれることでしょう。

キッコーマンしょうゆ

●キッコーマン食品

◉無添加かアルコールのみか いずれにしろ問題なし！

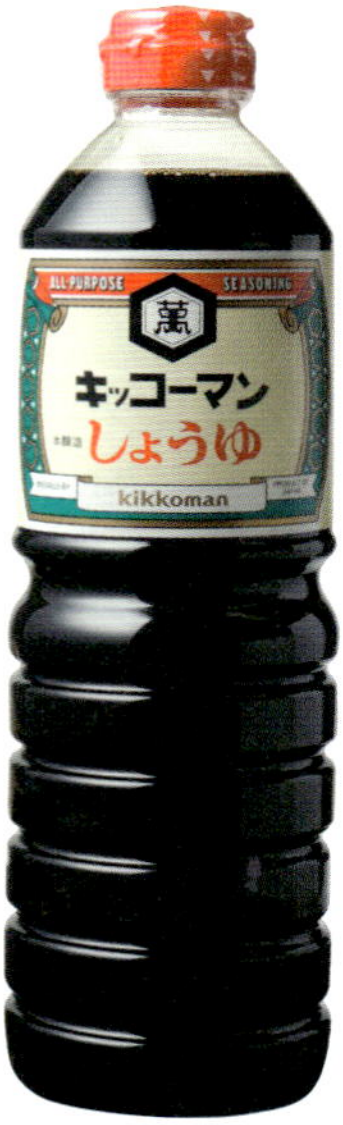

添加物は、アルコールのみです。これは、デンプンや糖蜜を発酵させて、蒸留して得られたエチルアルコールです。保存性を高める目的で使われていますが、安全性に問題はありません。

なお、脱脂加工大豆とは、大豆から油を搾った後に残ったものです。脱脂加工大豆も大豆も「遺伝子組換えでない」と表示されています。

キッコーマン食品に確認したところ、**「間違いなく遺伝子組み換えでない大豆を使っています。うちのような大手企業がもしも偽った表示をしたら、大変なことになります」**ということでした。

★食品原料　脱脂加工大豆（遺伝子組換えでない）、小麦、食塩、大豆（遺伝子組換えでない）
★添加物　アルコール

ヤマサ 有機丸大豆の吟選しょうゆ

●ヤマサ醤油

★食品原料　有機栽培大豆（遺伝子組換えでない）、小麦、食塩
★添加物　なし

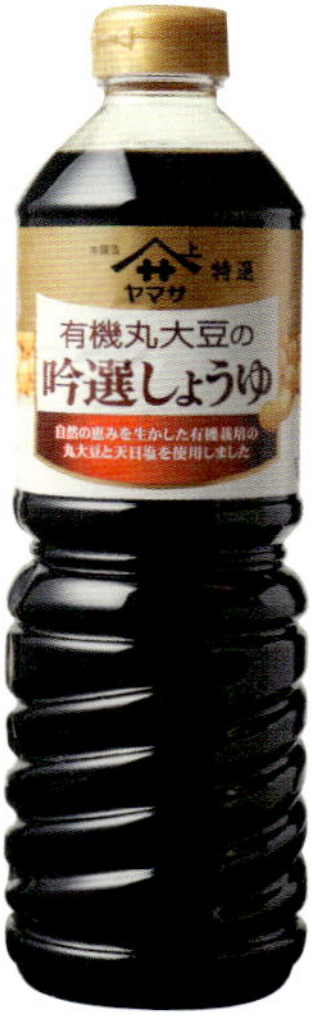

添加物は使われていません。**大豆は有機栽培されたものということです。**

有機栽培とは、2年間以上、化学肥料や農薬を使っていない土壌で栽培し、栽培期間中は化学肥料や農薬を使わないで育てた作物のことです。

キッコーマン しぼりたて生しょうゆ

●キッコーマン食品

★食品原料　脱脂加工大豆（大豆（アメリカ、カナダ）（遺伝子組換えでない））、小麦、食塩　**★添加物**　アルコール

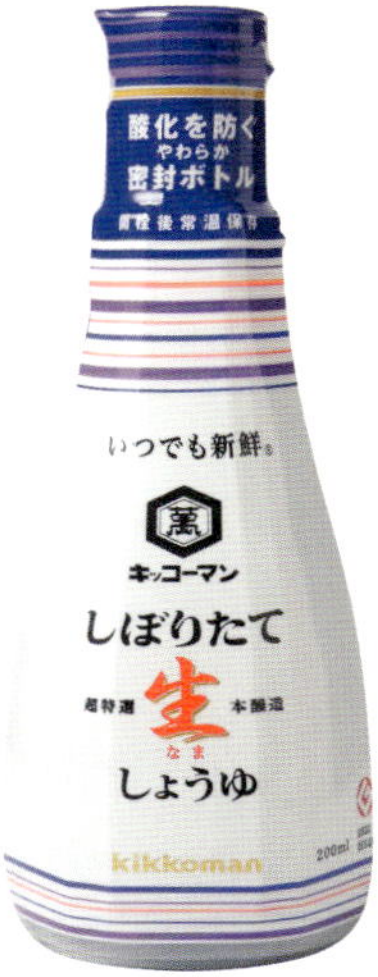

この製品も「キッコーマンしょうゆ」同様に、添加物はアルコールのみです。

大豆は、脱脂加工大豆のみで、大豆（丸大豆）は使われていません。**容器の密閉性を高めて、しょうゆの鮮度を保っているとのこと。**

●マルコメよりハナマルキ
その理由は添加物にある

△

マルコメ あごだし料亭の味

●マルコメ

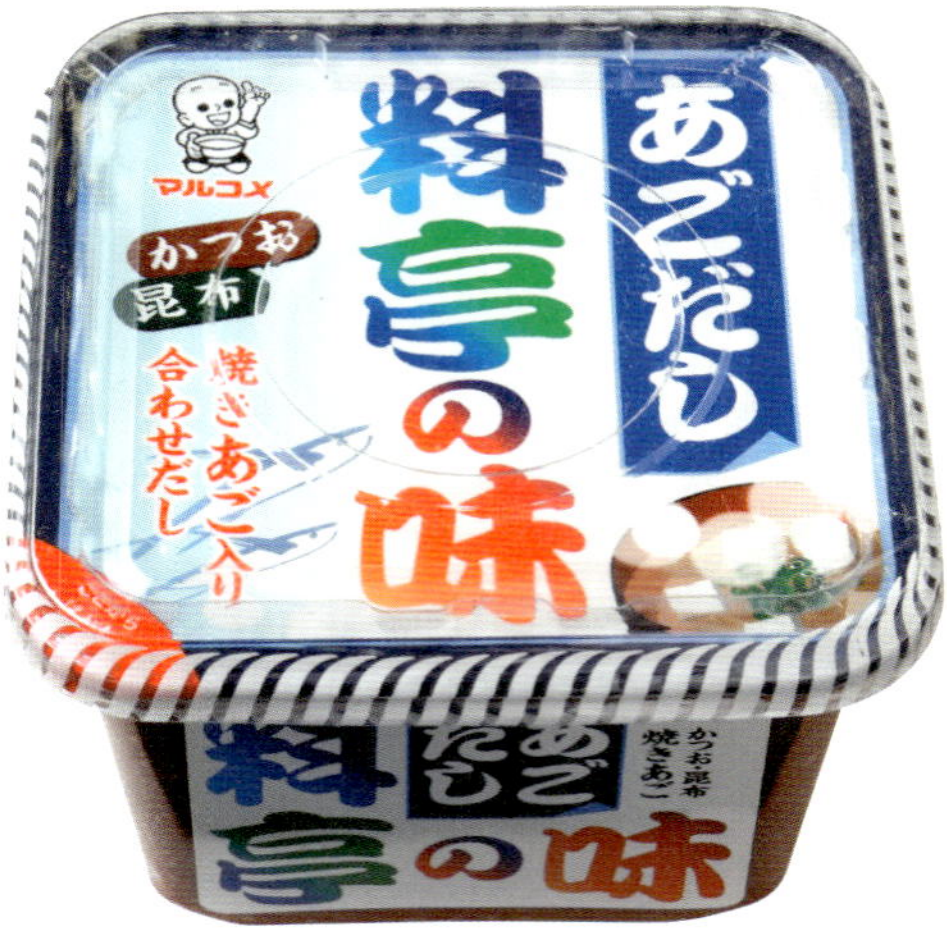

酒精とは、エチルアルコールのこと。みその発酵が進んで、容器が膨張するのを防ぐ目的で添加されています。調味料（アミノ酸等）は、L-グルタミン酸Na（ナトリウム）をメインとしたもので、人間が一度に大量に摂取すると、腕や顔に灼熱感を覚えたり、動悸を感じることも。また、**あまりにも多くの食品に使われているため、味の画一化、さらにL-グルタミン酸Naが添加されていないと、「おいしくない」と感じる、いわゆる「味音痴」を生み出している**という問題もあります。みそは毎日使うので、「味音痴」を生み出す可能性が高いと言えます。

★食品原料　大豆（遺伝子組換えでない）、米、食塩、かつおエキス、たん白加水分解物、焼きあご粉末、かつお節粉末（かつお節、宗田かつお節）、あじ煮干粉末、昆布エキス　★添加物　調味料（アミノ酸等）、酒精　★アレルギー表示　一部に大豆を含む

ハナマルキ 無添加こうじみそ

●ハナマルキ

★食品原料 大豆（遺伝子組換えでない）、米、食塩 **★添加物** なし

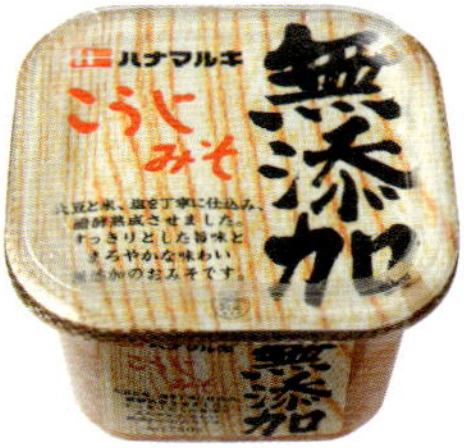

この製品は右ページの「マルコメ あごだし料亭の味」と違って、調味料（アミノ酸等）も酒精も使われていません。

いっさい添加物を使っていないので、**「無添加のみそがいい」という人には、おススメの製品**です。

雪ちゃんの日本海こうじみそ

●日本海味噌

★食品原料 米、大豆（遺伝子組換えでない）、食塩 **★添加物** 酒精

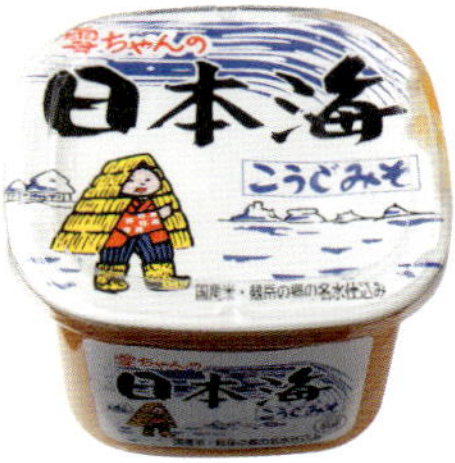

添加物は、酒精のみが使われています。

酒精とは、デンプンや糖蜜を発酵させた後、蒸留して得られたエチルアルコールのことであり、安全性に問題はありません。

まろやかで、味わいのあるみそに仕上がっています。

◉超危険な製品がある一方オリゴ糖のみの嬉しい製品も

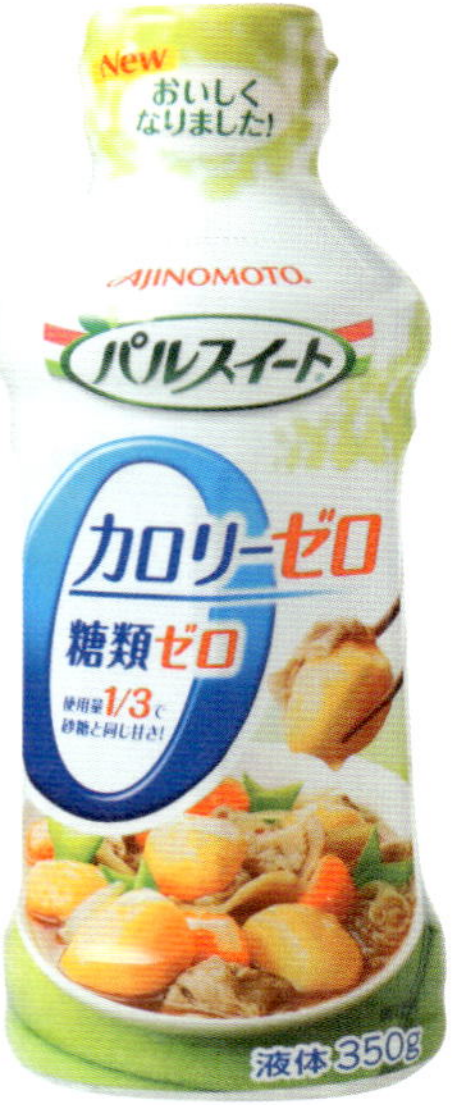

✕ パルスイート

●味の素

「カロリーゼロ　糖類ゼロ」をウリにした製品です。しかし、合成甘味料のアセスルファムK（カリウム）、アスパルテーム、スクラロースが添加されているのでNGです。また、砂糖の1万4000〜4万8000倍の甘味があるとされる合成甘味料のアドバンテームも添加されています。

さらに、合成保存料の安息香酸Naが添加されています。**安息香酸Naは毒性が強く、5％を含むえさをラットに4週間与えた実験で、すべてが尿失禁、痙攣、過敏状態を起こして死亡。**またビタミンCと反応すると、人間に白血病を起こすベンゼンに変化します。

★食品原料　エリスリトール、発酵調味料　**★添加物**　甘味料（アセスルファムK、アスパルテーム・L-フェニルアラニン化合物、スクラロース、アドバンテーム）、増粘剤（キサンタンガム）、酸味料、保存料（安息香酸Na）、乳酸Ca

◯ オリゴのおかげ

●パールエース

★食品原料　乳果オリゴ糖シロップ
★添加物　なし

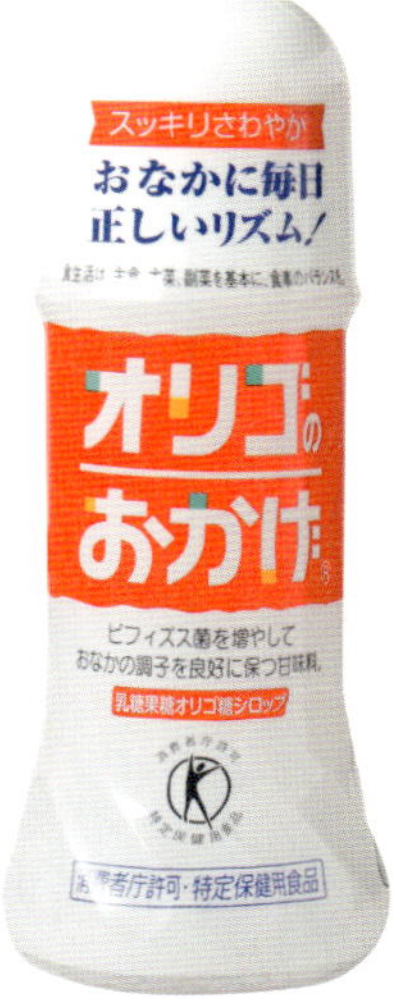

添加物は使われていません。乳果オリゴ糖は、乳糖と砂糖を原料としてつくられており、難消化性糖質のラクトスクロースを主成分とするオリゴ糖です。**砂糖に近い味覚で、腸内のビフィズス菌を増やすことがわかっています。**

△ ラカントS 液状

●サラヤ

★食品原料　エリスリトール
★添加物　増粘多糖類、甘味料（ラカンカ抽出物）、保存料（ビタミンB1）、pH調整剤、香料

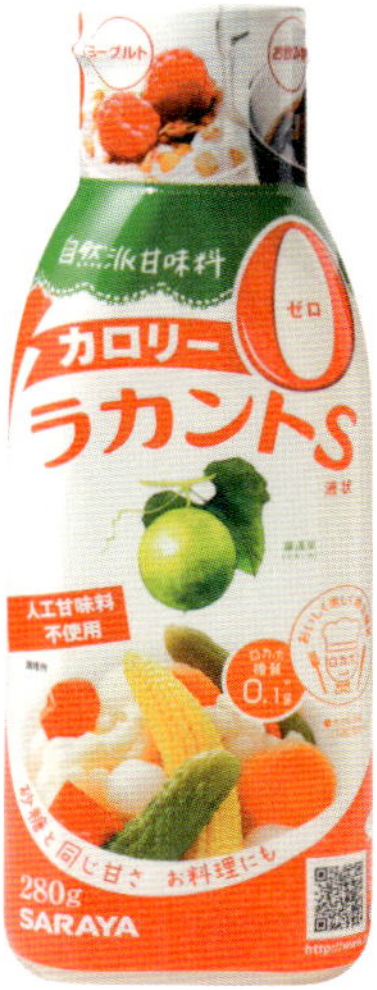

ラカンカ抽出物は、中国に生息するウリ科のラカンカ（羅漢果）から抽出されたもの。**ラカンカの実はお茶や料理の甘味料として使われています。**

添加物のビタミンB1には何種類かあり、ここでは保存料として使用されています。

◎2大メーカーに△評価の中で○を得られた隠れた逸品

△

ほんだし

●味の素

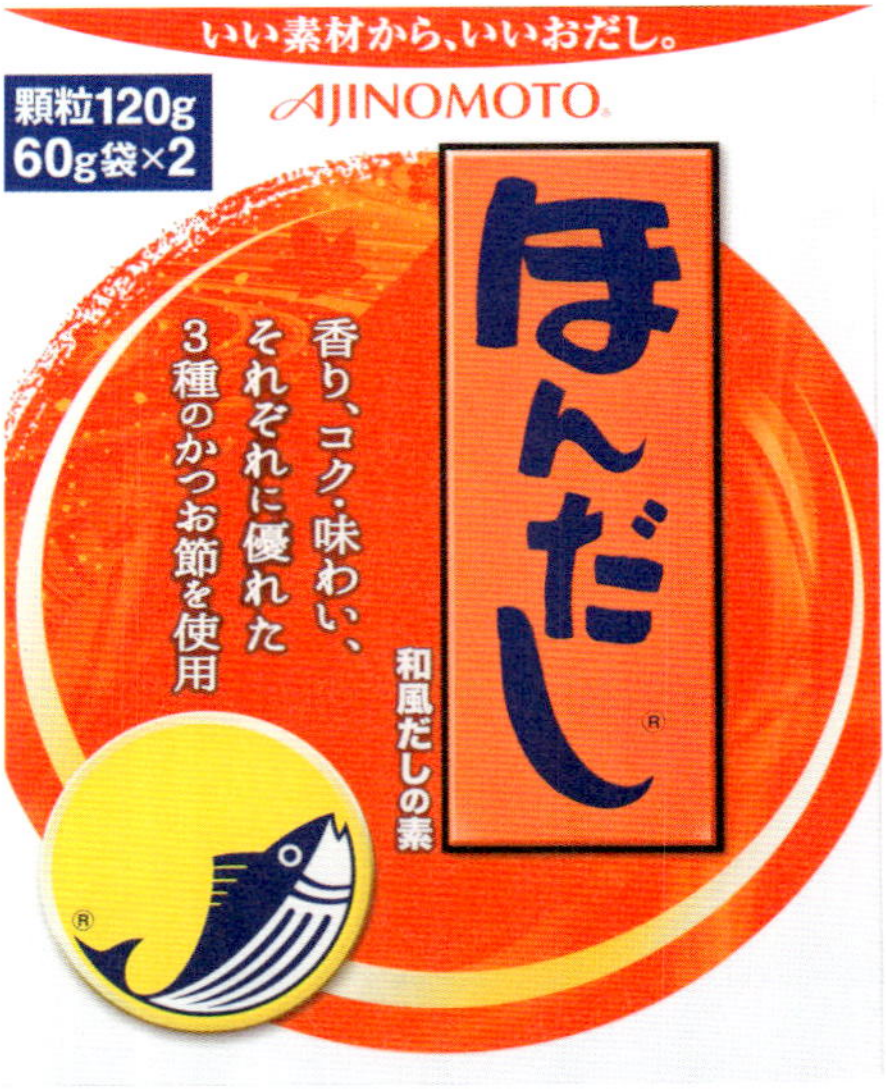

調味料（アミノ酸等）は、L-グルタミン酸Naをメインとしたものです。L-グルタミン酸Naは、もともとは昆布に含まれるうま味成分で、現在はサトウキビなどを原料に発酵法によって製造されています。**動物実験では毒性はほとんど見られていませんが、人間が一度に大量に摂取すると、腕や顔に灼熱感を覚えたり、動悸を感じたりすることがあります。**

また、あまりにも多くの食品に使われているため、味の画一化、さらにL-グルタミン酸Naが添加されていないと「おいしくない」と感じる、いわゆる「味音痴」を生み出しているという問題も。

★食品原料　食塩、砂糖類（砂糖、乳糖）、風味原料（かつおぶし粉末、かつおエキス）、酵母エキス、小麦たん白発酵調味料、酵母エキス発酵調味料　★添加物　調味料（アミノ酸等）

◯ リケン 素材力だし こんぶだし

●理研ビタミン

★食品原料　風味原料（昆布エキス粉末、昆布粉末）、でん粉分解物、砂糖、酵母エキス粉末、でん粉、米油

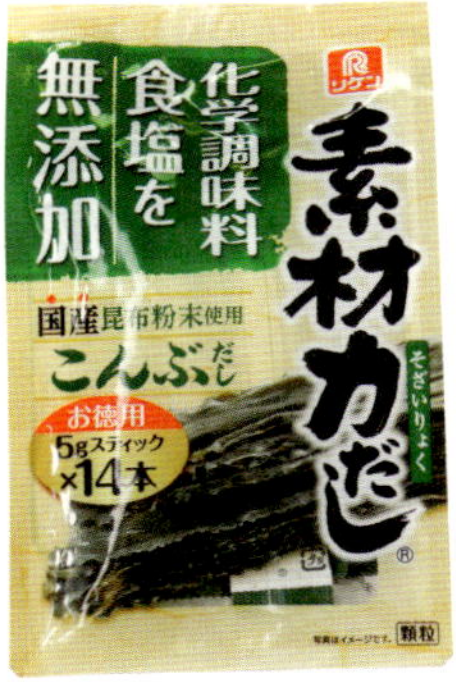

「化学調味料 食塩を無添加」と大きく表示されています。**L-グルタミン酸Naなどの化学調味料は添加されていません。**

でん粉分解物は、でん粉を分解した多糖類の一種と考えられます。食品に分類されており、安全性に問題はありません。

△ 鰹だしの素

●ヤマキ

★食品原料　ぶどう糖、食塩、風味原料（かつおぶし粉末、そうだかつおぶし粉末、乾しいたけ粉末、こんぶ粉末）、たん白加水分解物（小麦を含む）

★添加物　調味料（アミノ酸等）

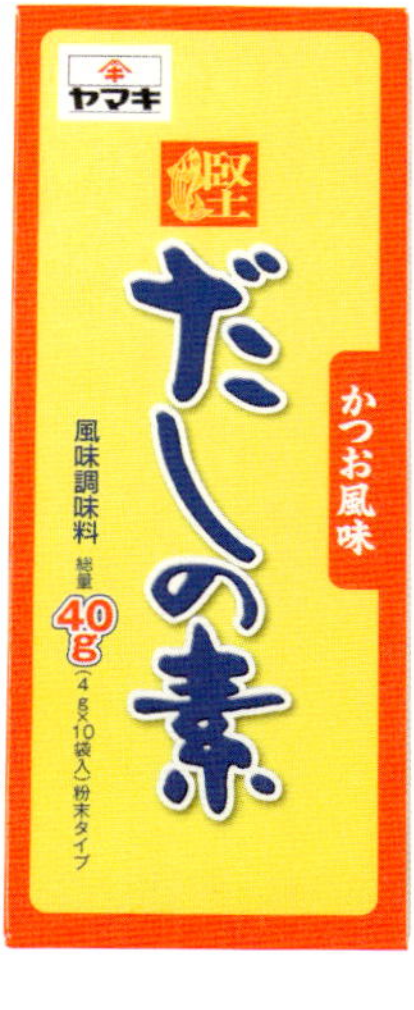

調味料（アミノ酸等）が使われているので、［ほんだし］と同様な問題があります。たん白加水分解物は、大豆や小麦、肉類のたんぱく質を分解したもの。アミノ酸とペプチド（アミノ酸がいくつか結合したもの）の混じり合ったものです。

◉L-グルタミン酸Naが気になりすべて△にせざるを得ない

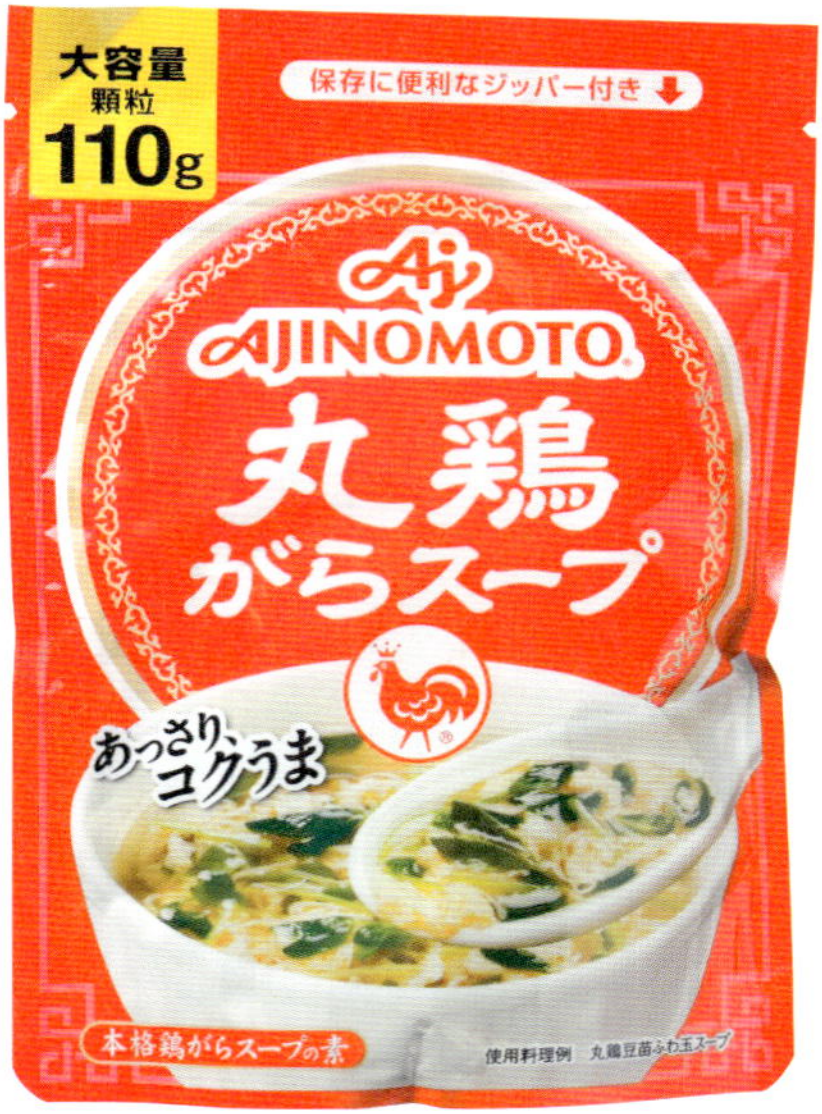

△ 味の素 丸鶏がらスープ

●味の素

代表的ながらスープです。pH調整剤は、酸性度とアルカリ度を調整するほか、保存性を高める働きもあります。

クエン酸やリン酸などの酸が多く、全部で35品目程度ありますが、毒性の強いものは見当たりません。**ただし、どれがいくつ使われても「pH調整剤」という一括名しか表示されません。**

なお、デキストリンは、ぶどう糖がいくつも結合した状態のもので、食品の粘度の調整などの目的で使われています。工業的にはデンプンを分解することでつくられており、食品に分類されています。安全性に問題はありません。

★食品原料　食塩、デキストリン、チキンエキス、鶏油、野菜エキス、こしょう、たん白加水分解物、酵母エキス　**★添加物**　調味料（アミノ酸等）、pH調整剤、乳化剤

★アレルギー表示　鶏肉

がらスープ

△ 創味シャンタン 粉末タイプ

●創味食品

★食品原料　食塩、デキストリン、動物油脂、砂糖、畜肉エキス、小麦粉、香辛料、ネギパウダー、野菜エキス、たん白加水分解物、植物油脂、酵母エキス　**★添加物**　調味料（アミノ酸等）、香料
★アレルギー表示　小麦、乳、牛肉、ごま、ゼラチン、大豆、鶏肉、豚肉

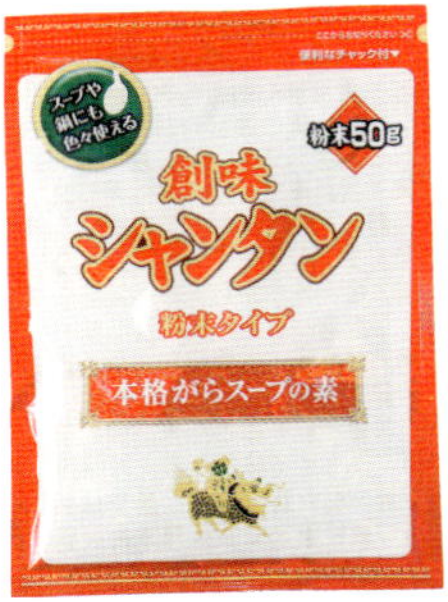

添加物は、調味料（アミノ酸等）と香料の2種類のみが使われています。

調味料（アミノ酸等）は、L-グルタミン酸Naをメインとしたものと考えられます。

香料については、具体名（物質名）が表示されていません。

△ 中華料理用 顆粒ガラスープ

●ユウキ食品

★食品原料　食塩、チキンエキス、乳糖、ビーフエキス、野菜ミックスパウダー、香辛料　**★添加物**　加工でん粉、調味料（アミノ酸）、トレハロース

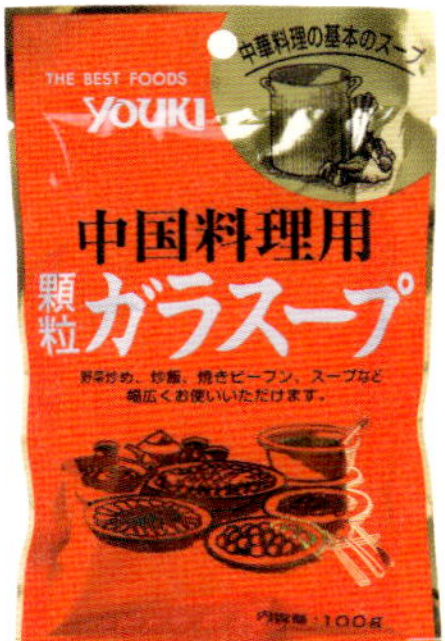

トレハロースは天然添加物の一種です。麦芽糖を酵素で処理するか、酵母などから抽出したものを酵素処理して得られます。

トレハロースはぶどう糖が二つ結合した二糖類で、きのこやエビなどにも含まれているので、安全性に問題はありません。

◉あまりおススメできないが欲しい方は自己判断で

△ ミツカン 味ぽん

●ミツカン

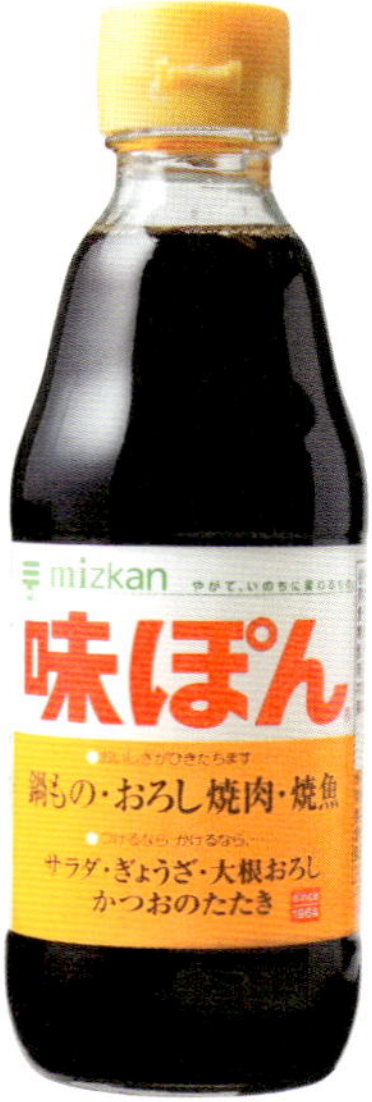

知らない人がほとんどいない、定番のぽん酢です。原材料は意外とシンプルで、添加物は、調味料（アミノ酸等）、酸味料、香料のみです。調味料（アミノ酸等）は、昆布のうま味成分であるL-グルタミン酸Naをメインとしたものです。

酸味料は、酸味をつけたり、また保存性を高める目的でも使われます。アジピン酸、クエン酸、乳酸、リンゴ酸など25品目程度あります。**もともと食品に含まれる酸が多いので、毒性の強いものは見当たりませんが、具体名が表示されていません。**また、香料も具体名が表示されていません。

★食品原料　本醸造しょうゆ（小麦・大豆を含む）、果糖ぶどう糖液糖、かんきつ果汁、醸造酢、食塩　★添加物　調味料（アミノ酸等）、酸味料、香料

ポン酢

△ ヤマサ 昆布ぽん酢

●ヤマサ醤油

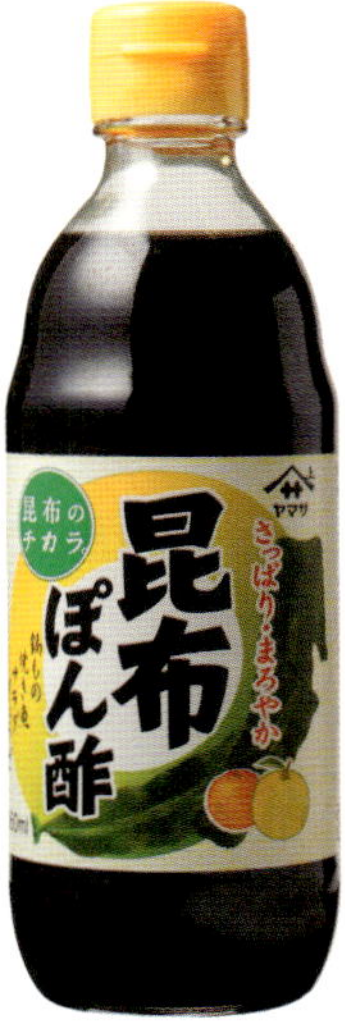

★食品原料 しょうゆ、果糖ぶどう糖液糖、かんきつ果汁、醸造酢、食塩、りんご酢、昆布エキス、昆布、砂糖、そうだ節だし、かつお節エキス、寒天、酵母エキス **★添加物** 調味料（アミノ酸等）、香料、増粘剤（加工デンプン）、酸味料 **★アレルギー表示** 原材料の一部に大豆・小麦を含む

［ミツカン 味ぽん］に比べて、昆布エキス、そうだ節だし、かつお節エキスなどが入っています。**だし成分を入れることで、商品の差別化を図っているようです。**とろみをつけるためか加工デンプンを加えています。

△ キッコーマン しぼりたて生ぽんず

●キッコーマン食品

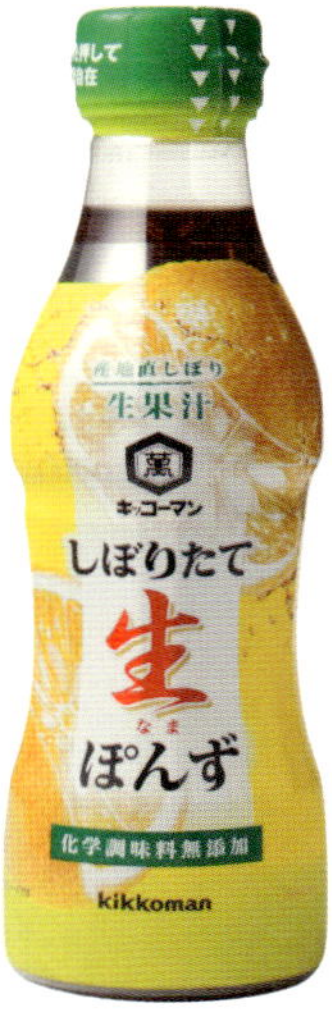

★食品原料 しょうゆ（大豆・小麦を含む）、醸造酢、りんご酢、みりん、食塩、ぶどう糖果糖液糖、砂糖、水あめ、ゆず果汁、かぼす果汁、ワイン、シークワーサー果汁、プルーンエキス等 **★添加物** アルコール、酸味料、酸化防止剤（ビタミンC） **★アレルギー表示** 小麦、オレンジ、大豆、りんご

かぼす果汁やシークワーサー果汁、プルーンエキスなどを加えることで、**従来のぽん酢とは違う味に仕上げている**ようです。調味料（アミノ酸等）が使われていないので、果汁やエキスの味が活かされています。

◉ライバル製品同士で同様の問題がある

△

キユーピーハーフ

●キユーピー

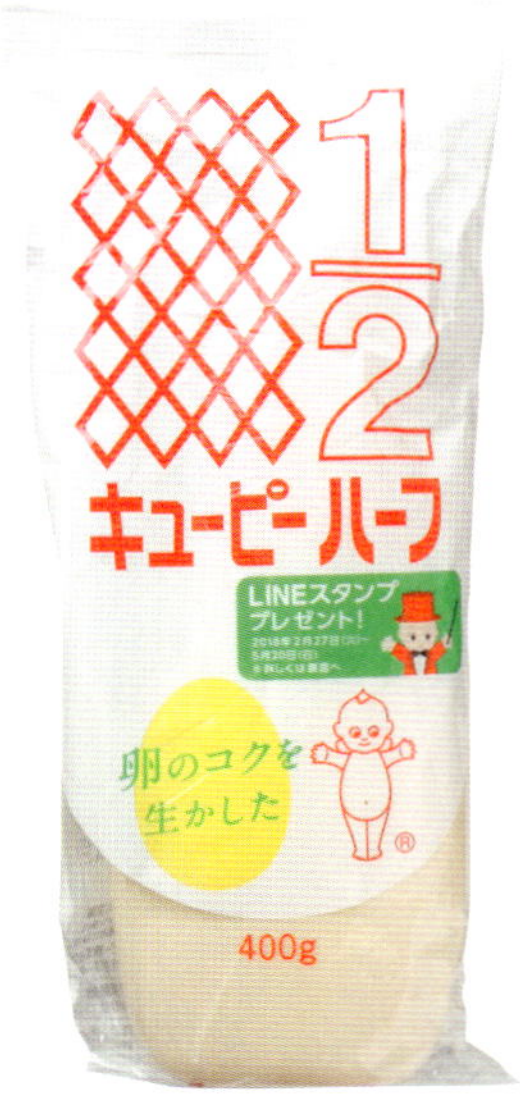

［キユーピーマヨネーズ］に比べて、大さじ約1杯（15g）あたりのエネルギーが49kcalと約半分。増粘剤のキサンタンガムを添加し、それを実現しています。

キサンタンガムは、細菌のキサントモナス・キャンペストリスの培養液から得られた多糖類です。健康な男性5人に1日10・4～12・9g（3回に分けて）のキサンタンガムを23日間与えたところ、血液、尿、免疫、善玉コレステロールなどに影響は見られず、総コレステロールが10%減少。**キサンタンガムが多糖類であることを考え合わせると、人間への悪影響はほとんどないと考えられます。**

★食品原料　食用植物油脂、卵、醸造酢、食塩、砂糖、香辛料、たん白加水分解物
★添加物　増粘剤（キサンタンガム）、調味料（アミノ酸）、香辛料抽出物
★アレルギー表示　卵、大豆、りんご

△ ピュア セレクトマヨネーズ

●味の素

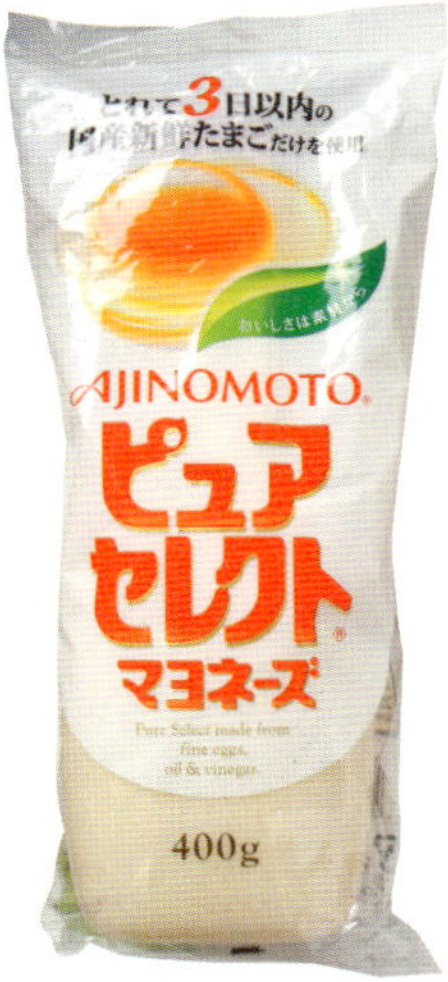

★食品原料　食用植物油脂（菜種油、大豆油、コーン油）、卵、糖類（水あめ、砂糖）、醸造酢（醸造酢、ぶどう酢、穀物酢、米酢）、食塩、香辛料、濃縮レモン果汁

★添加物　調味料（アミノ酸）

★アレルギー表示　卵、大豆

下で取り上げた「キユーピーマヨネーズ」に対抗して売り出された製品ですが、同様に調味料（アミノ酸）が使われています。

「ピュア」とうたうからには、それの使用もやめてもらいたいものです。

△ キユーピー マヨネーズ

●キユーピー

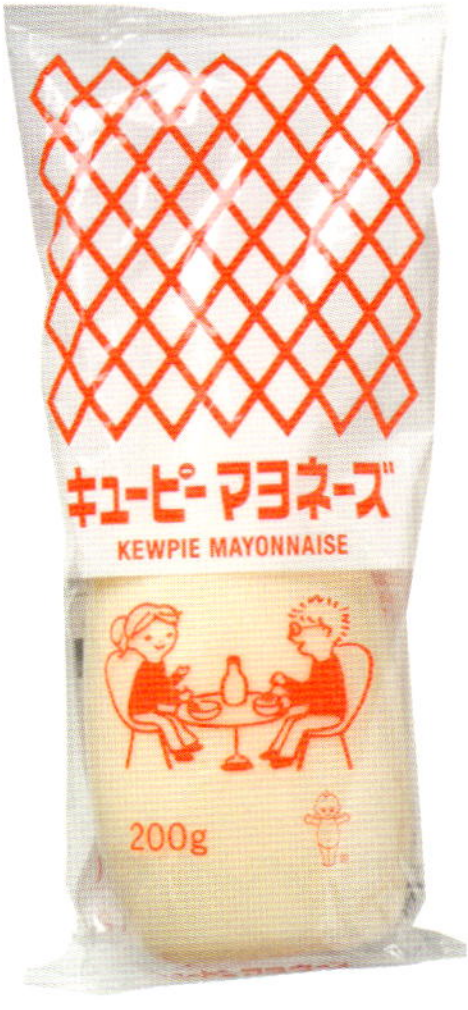

★食品原料　食用植物油脂、卵黄、醸造酢、食塩、香辛料

★添加物　調味料（アミノ酸）、香辛料抽出物

★アレルギー表示　卵、大豆、りんご

香辛料抽出物は、コショウやニンニクなど一般に香辛料として使われているものから得られたものなので、安全性に問題はありません。**ただし、調味料（アミノ酸）が使われています。**できたらこれを使わずに、自然な味にしてもらいたいものです。

●無添加の製品が多いので安全性はかなり高い！

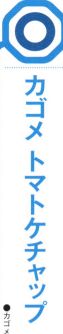

カゴメ トマトケチャップ

●カゴメ

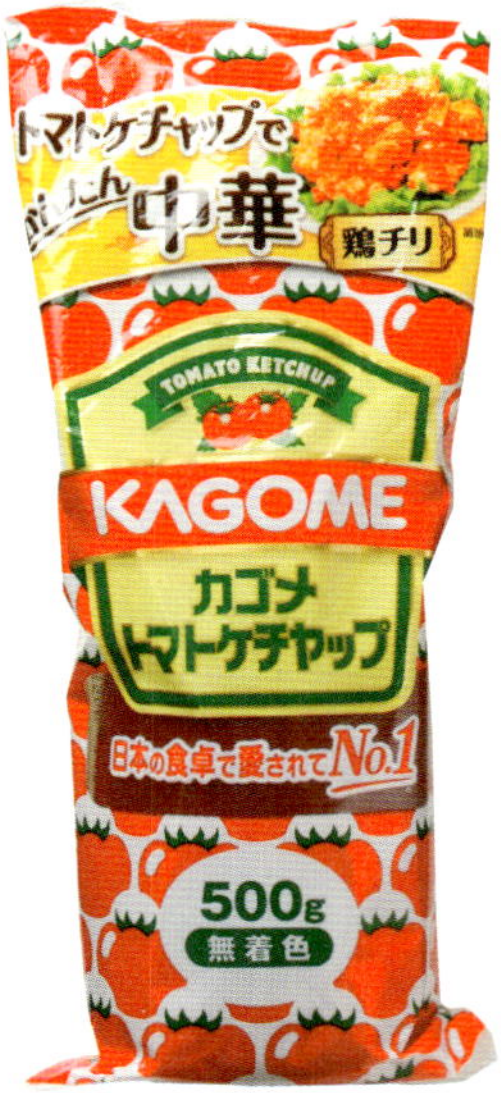

ケチャップといえばカゴメというくらい、ポピュラーな製品です。添加物は使われていません。**醸造酢や糖類の働きによって、保存料を使わなくても、長期間保存が可能なのです。**なお、ぶどう糖果糖液糖とは、ぶどう糖と果糖が混じった液状の糖です。まずデンプンを分解してぶどう糖をつくりますが、ぶどう糖は甘味が弱いので、酵素を使って甘味の強い果糖に変化させます。そのため、ぶどう糖と果糖が混じった状態になるのです。果糖の割合が50％以上のものを果糖ぶどう糖液糖、50％未満のものをぶどう糖果糖液糖、果糖の割合が90％以上を高果糖液糖と言います。

★食品原料　トマト、糖類（砂糖・ぶどう糖果糖液糖、ぶどう糖）、醸造酢、食塩、たまねぎ、香辛料　★添加物　なし

デルモンテ トマトケチャップ

●キッコーマン食品

★食品原料　トマト、糖類（ぶどう糖果糖液糖、砂糖）、醸造酢、食塩、たまねぎ、香辛料
★添加物　なし

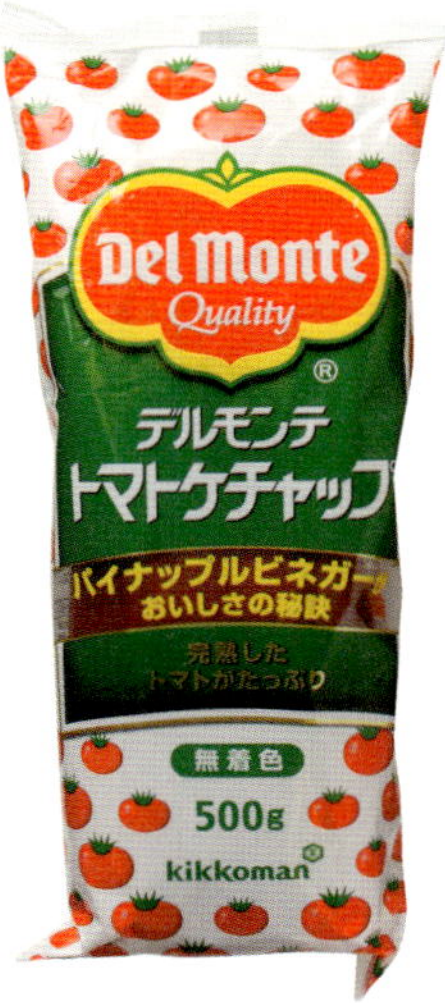

右ページの「カゴメ トマトケチャップ」と同様に、この製品にも添加物はいっさい使われていません。原材料も似ています。

「カゴメ トマトケチャップ」**とどちらを選ぶかは、味の好みや値段の違いによる**でしょう。

ハインツ トマトケチャップ

●ハインツ日本

★食品原料　トマト、砂糖、醸造酢、食塩、にんにく、香辛料
★添加物　香辛料抽出物

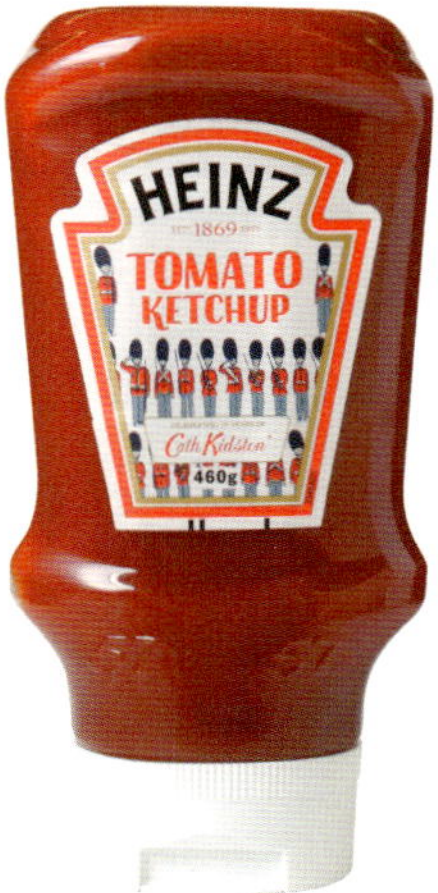

無添加製品ではありませんが、**使用されている添加物は香辛料抽出物のみ**です。

これは、コショウやサンショウ、ニンニクなど、一般に使われている香辛料から得られたものなので、安全性に問題はありません。

◉どれも微妙な製品の中で紛らわしい表示のものも

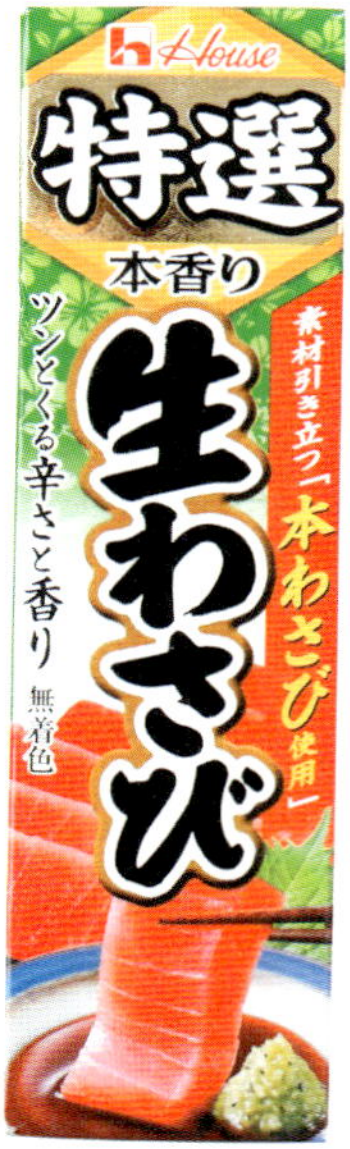

△

ハウス 特選 本香り生わさび

●ハウス食品

ソルビトール（ソルビット）は、糖アルコールの一種で、もともとは果実や海藻などに含まれています。工業的には、ぶどう糖やデンプンからつくられています。その由来や動物実験の結果から、安全性は高いと考えられます。ただし、人間が1日に50g以上摂取すると、下痢を起こすことがあります。

ミョウバン（硫酸アルミニウムK）は、形崩れの防止や保存性を高める目的で使われています。**人間がミョウバンを大量に摂取した場合、嘔吐《おうと》や下痢、消化管の炎症を起こします。**アルミニウムを摂取することになるので、とりすぎには注意しなければなりません。

★食品原料　本わさび、でんぷん、植物油脂、食塩、砂糖　**★添加物**　ソルビトール、増粘剤（加工デンプン）、ミョウバン、安定剤（キサンタンガム）、酒精、香辛料抽出物、香料

チューブ香辛料（わさび）

△ S&B 本生 本わさび

●ヱスビー食品

★食品原料　本わさび、コーン油、食塩
★添加物　ソルビット、加工デンプン、トレハロース、セルロース、酸味料、香料、増粘剤（キサンタン）

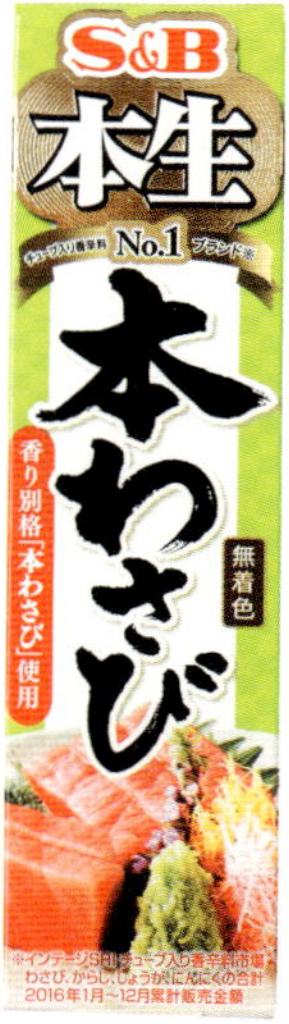

トレハロースは麦芽糖を酵素で処理するか、酵母などから抽出したものを酵素処理して得たもの。**ぶどう糖が二つ結合した二糖類で、きのこやエビなどにも含まれるので問題はありません。**セルロースはサツマイモや海藻などから得られたものです。

△ 田丸屋 静岡本わさび

●田丸屋本店

★食品原料　本わさび（静岡県産）、マルトース、食塩、食用植物油脂、小麦食物繊維　★添加物　ソルビトール、セルロース、加工でん粉、香辛料抽出物、環状オリゴ糖、酸味料、酸化防止剤（V.C）、安定剤（キサンタン）　★アレルギー表示　原材料の一部に小麦を含む

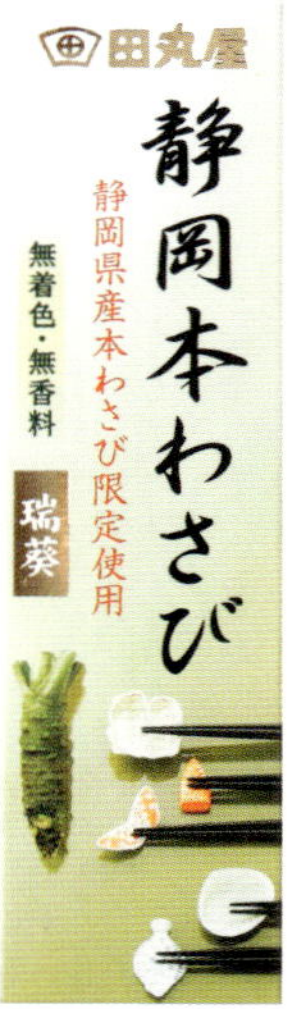

「無着色・無香料」との表示がありますが、**全部で8種類の添加物が使われています。**環状オリゴ糖は、サイクロデキストリンとも言い、デンプンを酵素で分解して得られた環状のデキストリンです。安全性に問題はありません。

●すき焼き店の老舗が たれ専門のメーカーに完勝

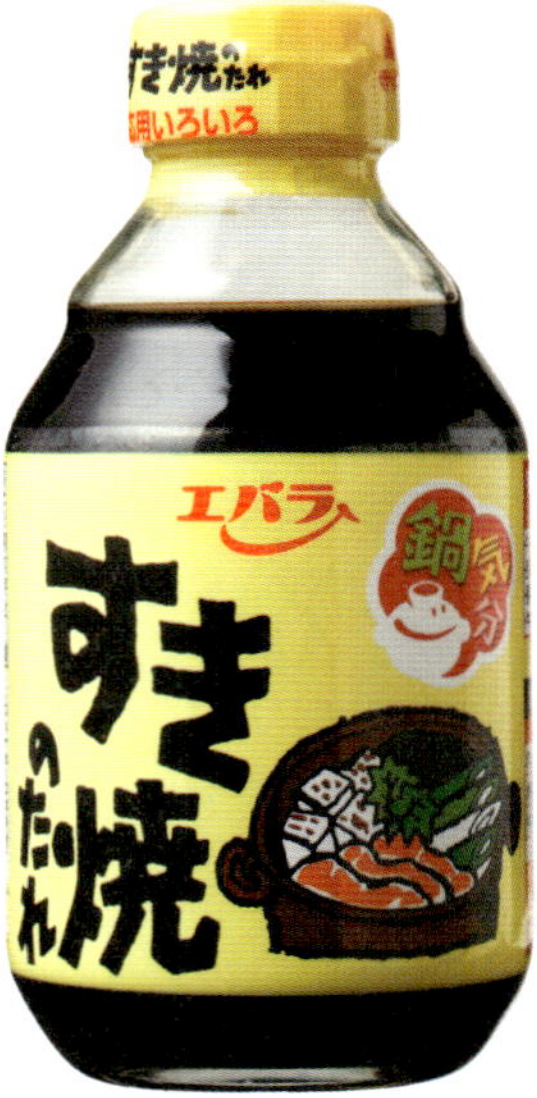

△ エバラ すき焼のたれ

●エバラ食品工業

たれの専門メーカー・エバラ食品工業の製品ですが、残念な点があります。カラメル色素を添加していることです。**しかも、カラメルⅠ〜Ⅳのうち、どれを使用したのか表示されていないため、消費者としては不安を抱かざるを得ないでしょう。**

カラメル色素は、たれの色を濃く見せるために使っていると考えられます。しかし、左ページの「人形町今半 すき焼わりした」はカラメル色素を使っていませんが、「エバラ すき焼のたれ」と同様に濃い色になっています。本当にカラメル色素が必要なのか、再考してもらいたいものです。

★食品原料　醤油、砂糖、食塩、みりん、鰹エキス
★添加物　カラメル色素
★アレルギー表示　小麦、大豆

すき焼きのたれ

人形町今半 すき焼わりした

●人形町今半

★食品原料 しょうゆ、本みりん、砂糖、清酒、昆布だし
★添加物 なし
★アレルギー表示 原材料の一部に大豆・小麦を含む

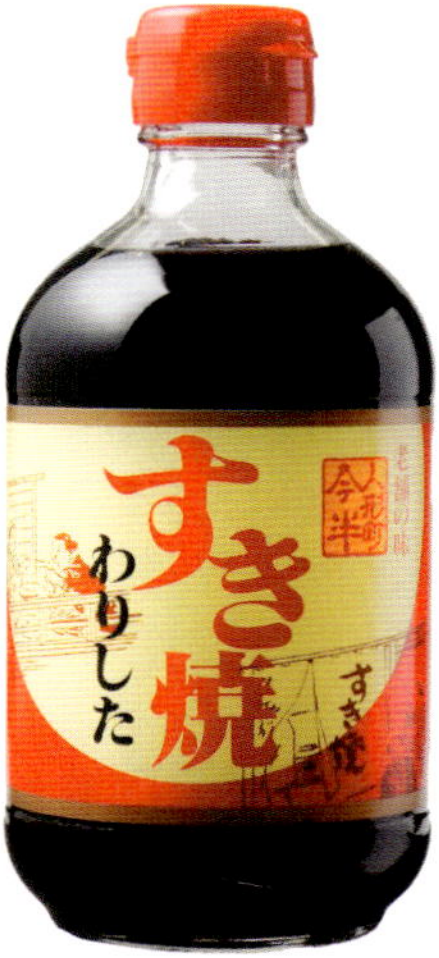

すき焼き店の老舗・人形町今半の味を再現したすき焼のたれです。**この製品はカラメル色素を使わず、そのほかの添加物もいっさい使っていません。**本来のすき焼きの味を楽しむことができるでしょう。

創味 すき焼のたれ

●創味食品

★食品原料 醤油、砂糖、みりん、かつお削りぶし、清酒
★添加物 なし
★アレルギー表示 小麦、大豆

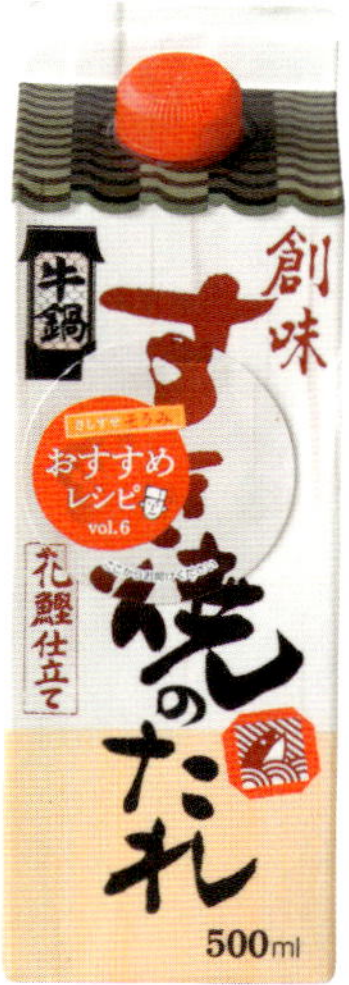

この製品も、カラメル色素を使わず、その他の添加物も使っていません。上の「人形町今半すき焼わりした」との違いは、**人形町今半のほうは昆布だしを使っているのに対し、こちらはかつお削りぶしを使っている点。**好みで選ぶとよいでしょう。

◉たれに甘味料が必要か？理解できない添加した理由

✕ ミツカン ごましゃぶ

●ミツカン

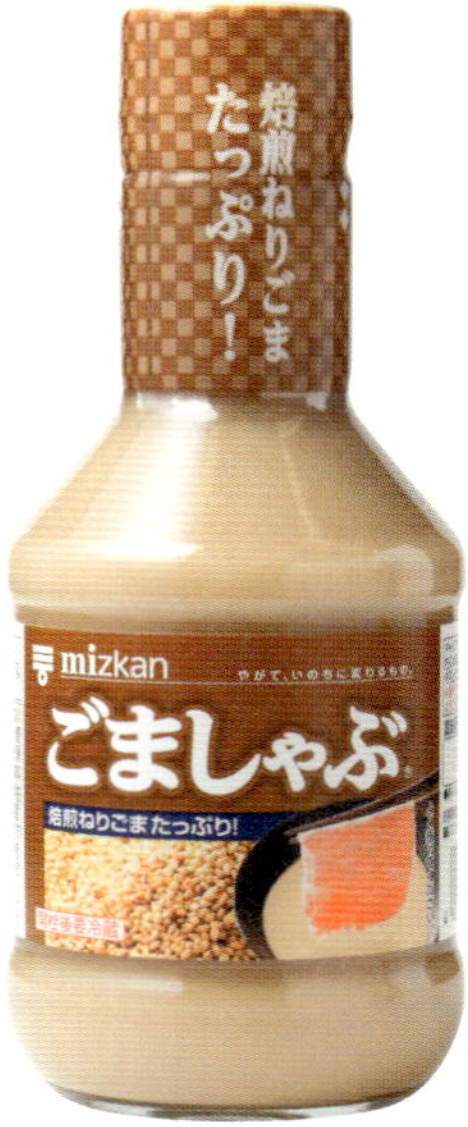

ポピュラーなごまだれですが、おススメできません。合成甘味料のスクラロースが添加されているからです。**果糖ぶどう糖液糖や砂糖を使っているのに、どうしてあえてスクラロースを添加するのか、理解できません。**

増粘多糖類は、植物や海藻、細菌などから抽出された粘性のある多糖類で、キサンタンガムなど30品目程度あります。基本的にはぶどう糖がたくさん結合した多糖類なので、それほど毒性の強いものはありませんが、いくつか不安を感じるものもあります。2品目以上使った場合は「増粘多糖類」としか表示されません。

★**食品原料**　ねりごま、醸造酢、みそ、ごま油、しょうゆ(小麦を含む)、果糖ぶどう糖液糖、食塩、砂糖、酵母エキス、香辛料(大豆を含む)

★**添加物**　調味料(アミノ酸等)、増粘多糖類、香料、香辛料抽出物、甘味料(スクラロース)

しゃぶしゃぶのたれ

△

ミツカン ぽんしゃぶ

●ミツカン

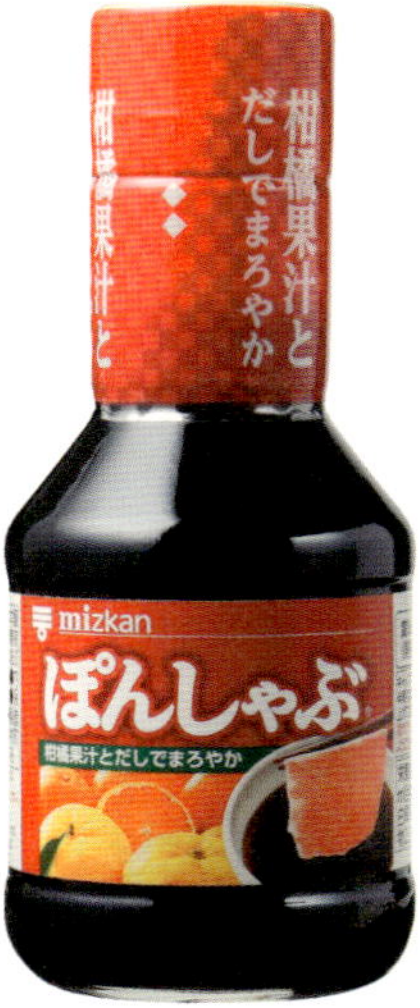

★食品原料　本醸造しょうゆ（小麦・大豆を含む）、果糖ぶどう糖液糖、醸造酢、食塩、かんきつ果汁、だし（かつおぶし、こんぶ）
★添加物　調味料（アミノ酸等）、酸味料

「ミツカン ごましゃぶ」と違って、合成甘味料のスクラロースは使われていません。ただし、調味料（アミノ酸等）が使われています。

また、酸味料も使われていますが、具体名（物質名）が表示されていません。

△

人形町今半 しゃぶしゃぶごまたれ

●人形町今半

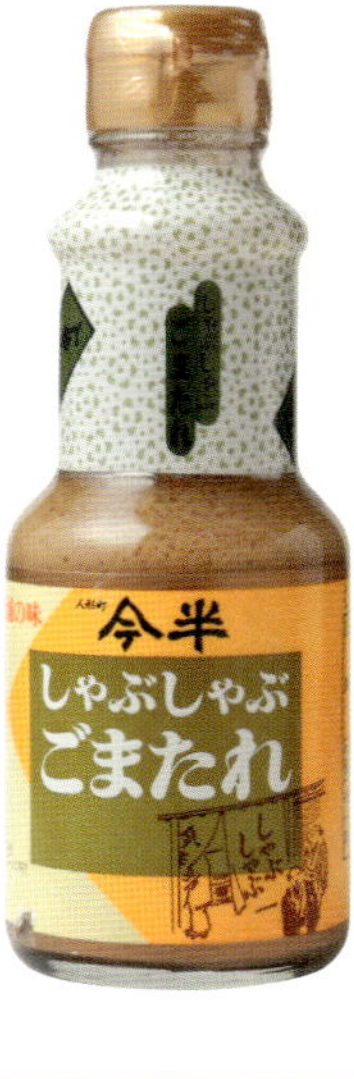

★食品原料　ごま、醤油、発酵調味料、ポン酢（醸造酢、レモン果汁、その他）、砂糖、ごま油、醸造酢、食塩、本味醂、かつお節エキス　**★添加物**　酸味料、香料
★アレルギー表示　原材料の一部に大豆・小麦を含む

この製品も、合成甘味料のスクラロースは使われていません。それはいいのですが、酸味料が使われていて、具体名が表示されていません。

また、香料も使われていますが、これも具体名が表示されていません。

△

味の素 コンソメ

●味の素

●いちばん有名な製品がこの中でもっとも微妙

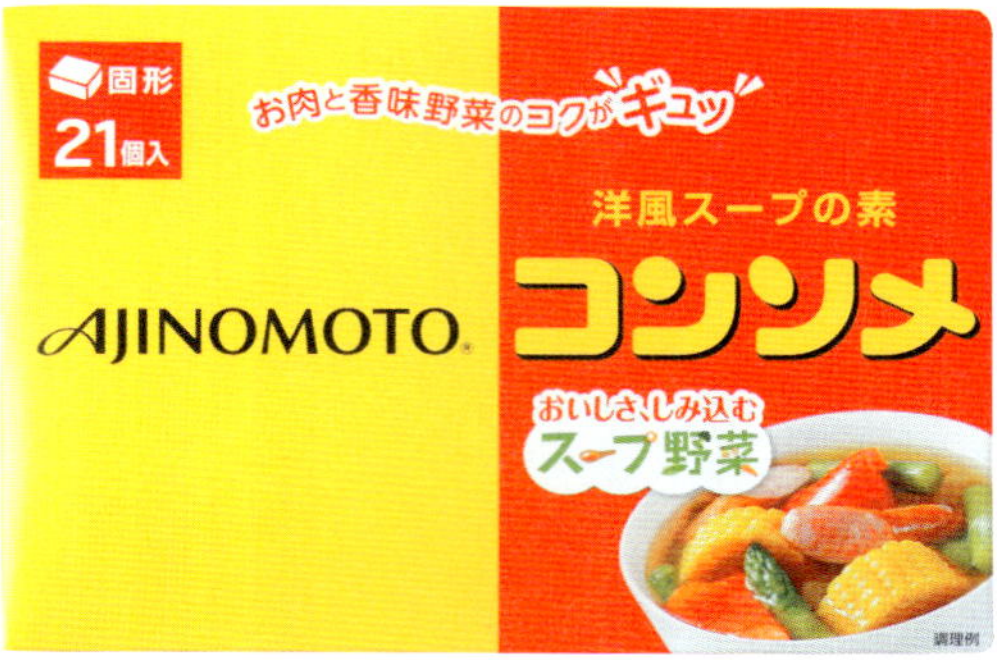

昔から売られているコンソメスープの素です。添加物は、調味料（アミノ酸等）、加工でん粉、酸味料のみです。加工デンプンは、デンプンに化学処理を施し、酸化デンプンや酢酸デンプンなどに変えたもので、全部で11品目あります。

内閣府の食品安全委員会は、「添加物として適切に使用される場合、安全性に懸念がないと考えられる」と言っています。デンプンをもとにつくっているので、「安全性は高い」と判断しているようです。**しかし、発がん性や生殖毒性に関して試験データのない品目もあるので、安全性が十分に確認されているとは言えません。**

★食品原料　食塩、乳糖、砂糖、食用油脂、野菜エキス、香辛料、酵母エキス、しょうゆ、ビーフエキス、チキンエキス、果糖、酵母エキス発酵調味料
★添加物　調味料（アミノ酸等）、加工でん粉、酸味料
★アレルギー表示　小麦、乳成分、牛肉、大豆、鶏肉

○ マギー 無添加ブイヨン

●ネスレ日本

★食品原料　食塩、デキストリン、酵母エキス、砂糖、たまねぎ、香辛料
★添加物　なし

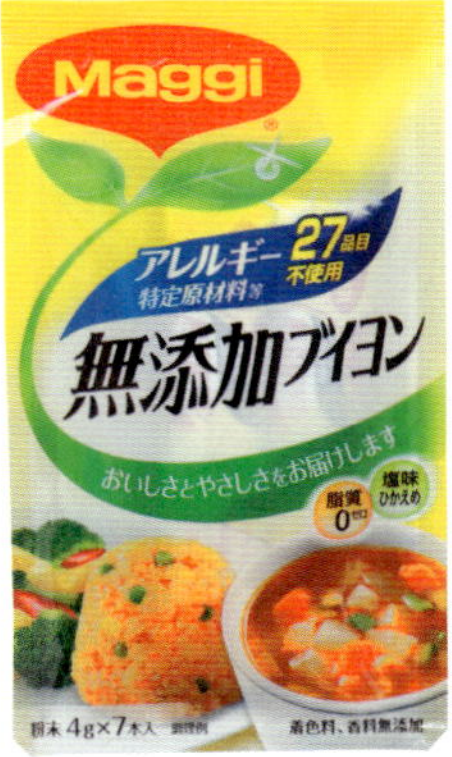

調味料（アミノ酸等）や、その他の添加物も使われていません。

デキストリンは、ぶどう糖がいくつも結合した状態のものです。デンプンを分解することで製造されています。その由来から、食品として扱われており、安全性に問題はありません。

△ 味の素 コンソメ顆粒

●味の素

★食品原料　食塩、乳糖、砂糖、食用加工油脂、香辛料、はくさいエキス、酵母エキス、しょうゆ、果糖、キャベツエキス、オニオンエキス、ビーフエキス、チキンエキス、酵母エキス発酵調味料、野菜エキス
★添加物　調味料（アミノ酸等）、酸味料
★アレルギー表示　小麦、乳成分、牛肉、大豆、鶏肉

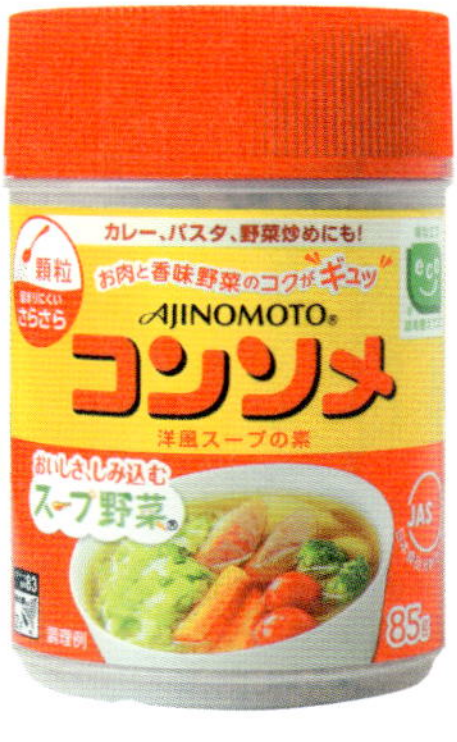

右ページの「味の素 コンソメ」と同様に、調味料（アミノ酸等）と酸味料は使われていますが、加工デンプンが使われていません。

添加物に関しては、それだけ安全性について不安となる要素が少ないということです。

◉同じ△の評価でもより安全度が高いほうを

△ エバラ プチッと鍋 キムチ鍋

●エバラ食品工業

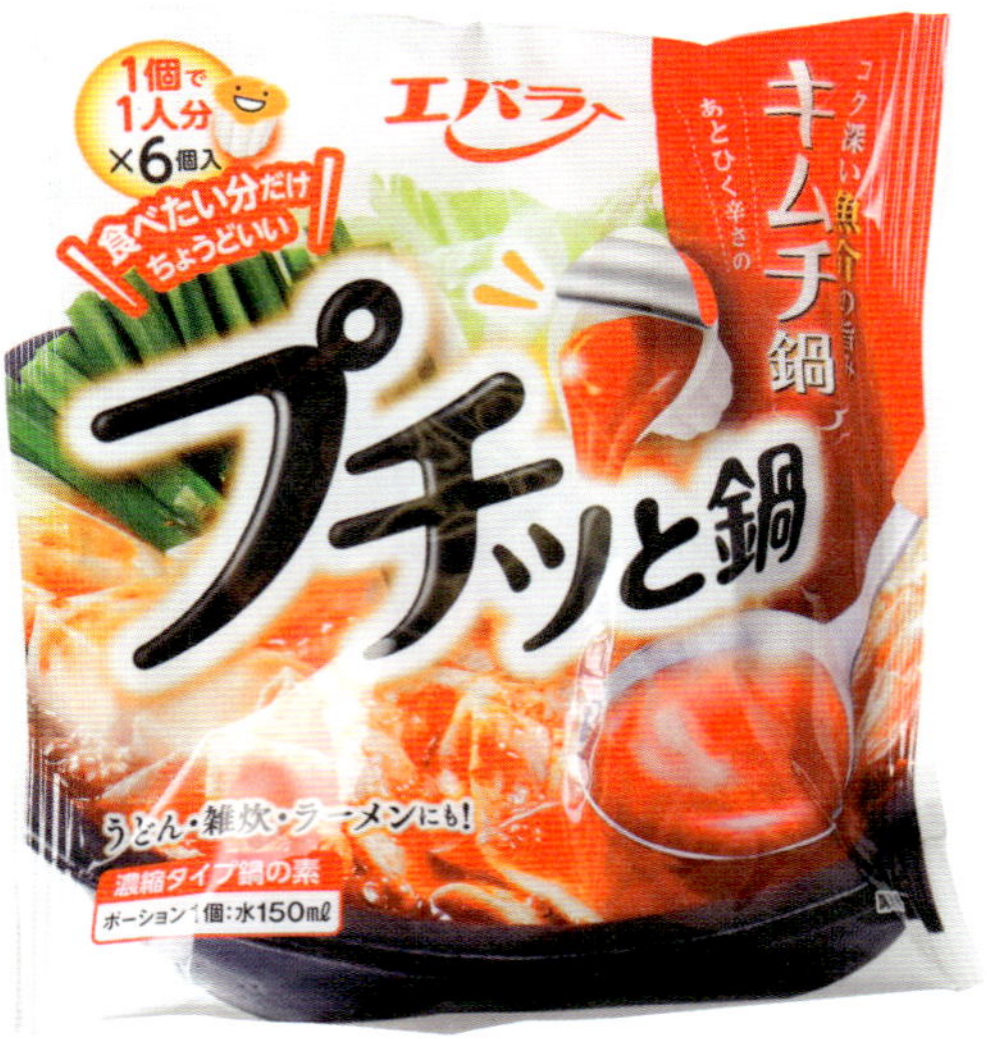

この製品には、調味料（アミノ酸等）や酸味料など、5種類の添加物が使われていますが、**とくにカラメル色素が気になる**ところです。香辛料抽出物は、コショウ、サンショウ、ニンニクなど、一般に香辛料として使われているものから抽出された成分なので、安全性に問題はありません。

なお、アミノ酸液とは、大豆やトウモロコシなどを原料とし、これらのタンパク質を酵素や酸などで分解したアミノ酸を含む液体調味料です。タンパク質を分解したことでできるアミノ酸を主成分としているため、食品として扱われています。

★食品原料　砂糖（国内製造）、みそ、魚醤（魚介類）、醸造酢、食塩、アミノ酸液、にんにく、魚介エキス（オキアミ、鮭）、唐辛子、煮干いわし、鰹節、酵母エキス

★添加物　調味料（アミノ酸等）、酸味料、カラメル色素、パプリカ色素、香辛料抽出物

★アレルギー表示　小麦、さけ、大豆、りんご、魚醤（魚介類）

鍋の素

△ エバラ プチッと鍋 寄せ鍋

●エバラ食品工業

★食品原料　醤油（国内製造）、砂糖、食塩、鰹エキス、昆布エキス、みりん、りんご酢、生姜エキス
★添加物　調味料（アミノ酸等）、酸味料
★アレルギー表示　小麦、大豆、りんご

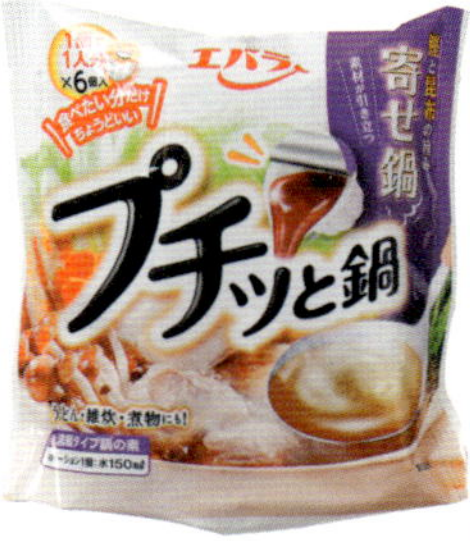

使用添加物は、調味料（アミノ酸等）と酸味料のみです。右ページで取り上げた「エバラプチッと鍋 キムチ鍋」と違って、カラメル色素は使われていません。

こちらのほうが安全度は高いと言えます。

△ 味の素 鍋キューブ 鶏だしうま塩

●味の素

★食品原料　食塩、乳糖、チキンパウダー、食用油脂、大豆たん白加水分解物、ゼラチン、デキストリン、ガーリックパウダー、香辛料、酵母エキス調味料、チキンエキス、酵母エキス、小麦・大豆発酵調味料　**★添加物**　調味料（アミノ酸等）、酸味料　**★アレルギー表示**　小麦、乳成分、大豆、鶏肉、ゼラチン

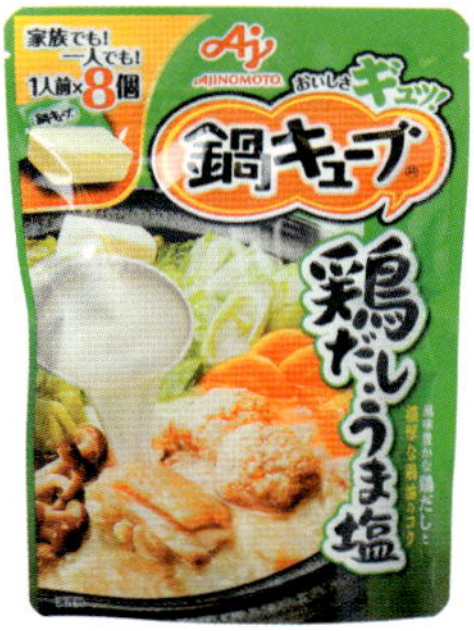

「エバラ プチッと鍋」シリーズが液状の製品であるのに対して、こちらは固形状です。

添加物は、調味料（アミノ酸等）と酸味料のみ。カラメル色素は使われていません。

●微妙な評価が多い中で無添加の優良製品もある

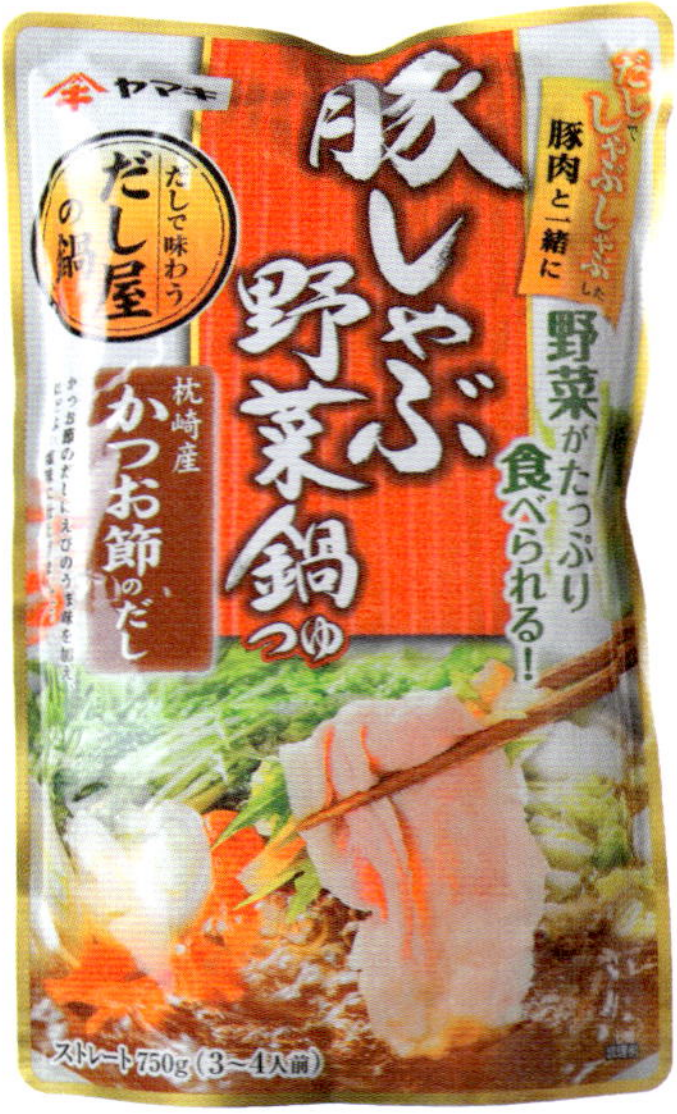

△

ヤマキ 豚しゃぶ野菜鍋つゆ

●ヤマキ

調味料（アミノ酸等）は、L-グルタミン酸Naをメインとしたもの。L-グルタミン酸Naは、昆布に含まれるうま味成分で、現在はサトウキビなどを原料に発酵法によって製造されます。**動物実験では毒性はほとんど見られませんが、人間が一度に大量に摂取すると、腕や顔に灼熱感を覚えたり、動悸を感じたりすることがあります。**

キサンタン（キサンタンガム）は、細菌のキサントモナス・キャンペストリスの培養液から得られた多糖類。男性5人に1日10・4～12・9g（3回に分けて）のキサンタンを23日間与えましたが、悪影響は認められませんでした。

★食品原料　かつおぶし濃縮だし、たん白加水分解物（大豆を含む）、還元水飴、米発酵調味料、かつおぶしエキス、食塩、魚介エキス（えびを含む）、かつおエキス、酵母エキス

★添加物　調味料（アミノ酸等）、増粘剤（キサンタン）

◯ カゴメ 甘熟トマト鍋スープ

●カゴメ

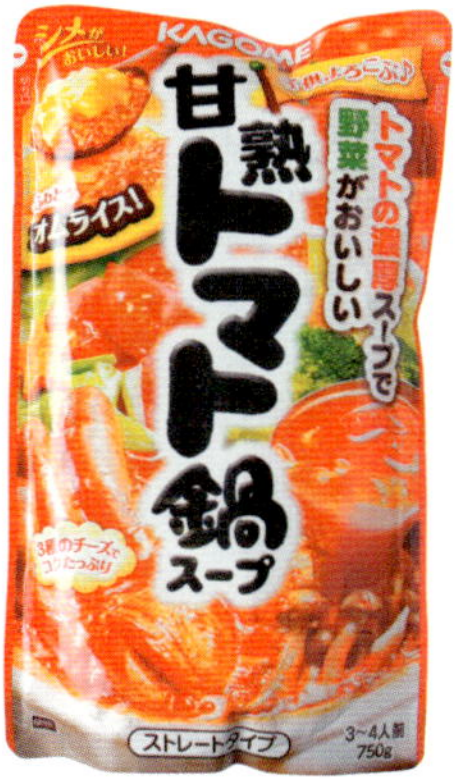

★食品原料　トマトペースト、砂糖、食塩、ナチュラルチーズ、大豆油、醸造酢、鰹節エキス、香辛料　★添加物　なし　★アレルギー表示　乳成分、大豆

右ページの「ヤマキ 豚しゃぶ野菜鍋つゆ」や「ミツカン キムチ鍋つゆ」など、レトルト鍋つゆは、調味料（アミノ酸等）が使われた製品が多いのですが、この製品には使われていません。

また、そのほかの添加物も使われていません。

△ ミツカン キムチ鍋つゆ

●ミツカン

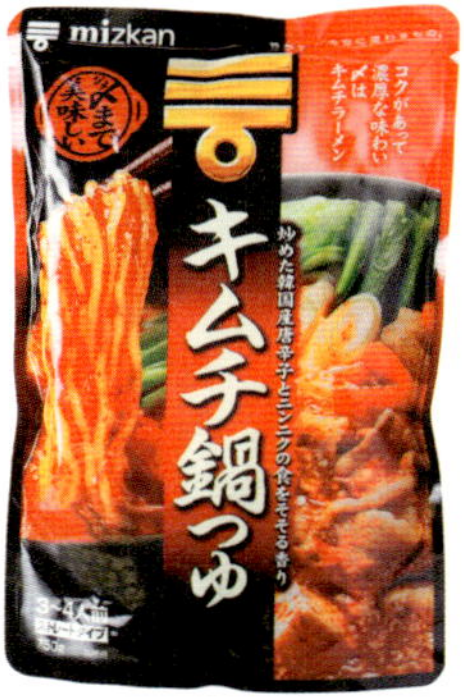

★食品原料　アミノ酸液（大豆を含む）、果糖ぶどう糖液糖、みそ（大豆を含む）、食塩、醸造酢等　★添加物　調味料（アミノ酸等）、パプリカ色素、増粘剤（キサンタンガム）　★アレルギー表示　ごま、大豆、鶏肉、豚肉、魚介類

パプリカ色素は、トウガラシ色素とも言います。**トウガラシから抽出された赤い色素で、安全性に問題はありません。**なお、アミノ酸液は、大豆やトウモロコシなどを酵素または酸で分解したアミノ酸を含む液体調味料で、食品に分類されています。

◉カラメル色素は避けること
同じ評価でもよりよいものに

△

S&Bシーズニング ローストビーフ

●ヱスビー食品

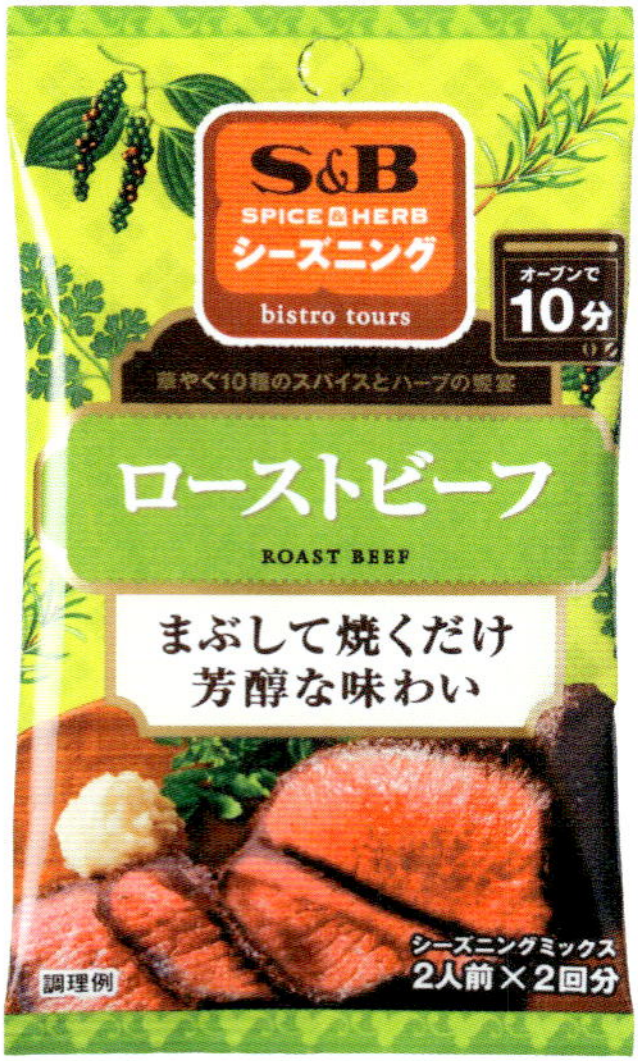

肉にまぶして焼くだけで、ローストビーフやステーキができるというクッキングスパイス。この製品は、多くのスパイスが使われており、添加物は4種類です。気になるのは、カラメル色素です。

カラメル色素は全部で4種類（カラメルⅠ、Ⅱ、Ⅲ、Ⅳ）あり、カラメルⅢとⅣには、4-メチルイミダゾールという発がん性物質が含まれています。カラメルⅠとⅡには含まれず、それほど問題はありません。**しかし「カラメル色素」としか表示されないため、どれが使われているのかわかりません。**どれを使っているのか、きちんと表示してもらいたいものです。

★食品原料　食塩（国内製造）、砂糖、コリアンダー、ブラックペッパー、ローストオニオン、でん粉、パプリカ、粉末醤油、ガーリック、ナツメッグ、ローズマリー、酵母エキスパウダー、タイム、メース、クローブ　★添加物　調味料（アミノ酸等）、加工デンプン、カラメル色素、酸味料
★アレルギー表示　一部に小麦・大豆を含む

△ ハウス スパイスクッキング ステーキ

●ハウス食品

★食品原料　食塩、ブラックペパー、ガーリック、オールスパイス、コリアンダー、カルダモン
★添加物　調味料（アミノ酸）

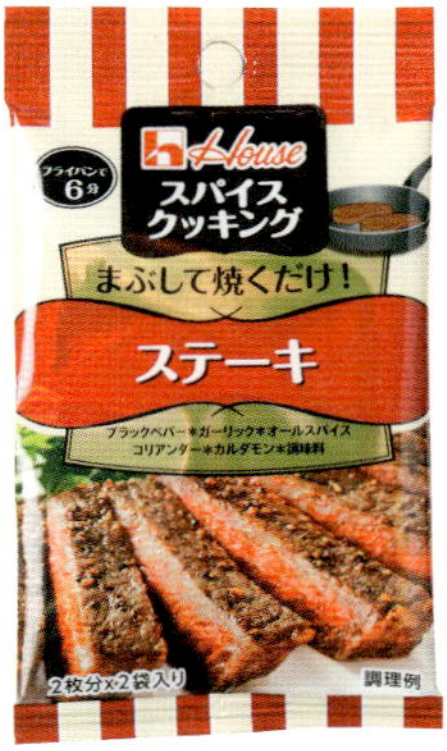

調味料（アミノ酸）は、L-グルタミン酸Naをメインとしたもの。**L-グルタミン酸Naは、人間が一度に大量に摂取すると、腕や顔に灼熱感を覚えたり、動悸を感じたりすることがあります。**オールスパイスは、フトモモ科の植物で果実や葉が香辛料として使われています。

△ GABAN まぶして焼くだけ ステーキ

●ハウス食品

★食品原料　食塩、ブラックペパー、コリアンダー、ガーリック、ガーリックパウダー、顆粒でんぷん、唐がらし、オールスパイス、ホワイトペパー、ナツメグ
★添加物　調味料（アミノ酸）、炭酸Ca
★アレルギー表示　一部に大豆を含む

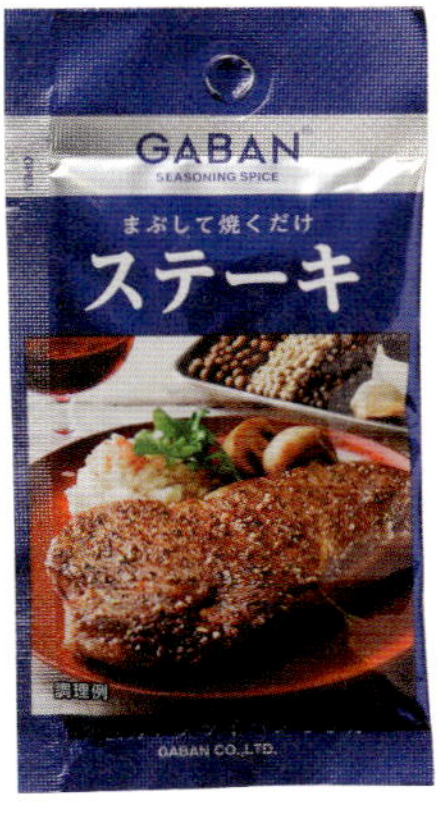

添加物は2種類使われています。
炭酸Ca（カルシウム）は、貝殻、骨、卵の殻などに含まれる成分です。**毒性はほとんどなく、安全性に問題はありません。**
ただし、この製品にも調味料（アミノ酸）が使われています。

●コラム

4 セブン-イレブンのおにぎりがおいしい理由とは？

「セブン-イレブンのおにぎりやサンドイッチはおいしい」という声をよく耳にします。私もそう思いますが、その理由は、添加物を減らして、素材の味を活かしているからと考えられます。セブン-イレブンは、おにぎりやお弁当、サンドイッチなどのプライベートブランド（PB）について、最初に保存料と合成着色料の使用をやめたコンビニです。

私と3人の執筆者で書いた『買ってはいけない』（金曜日）という本が、1999年5月に発行され、爆発的に売れて200万部を突破しました。その中で私はセブン-イレブンのおにぎりを取り上げ、それに使われている保存料と合成着色料のタール色素の危険性を指摘しました。

それから2年半後、セブン-イレブンは、おにぎり、お弁当、サンドイッチなど、PBの150品目について、保存料と合成着色料の使用をやめたのです。

これは、非常に大きな決断だったと思います。おにぎりやお弁当などは腐りやすく、それを

COLUMN

防ぐために保存料が必要でしたし、具材の明太子やたらこなどを鮮やかな色に保つためには、合成着色料が必要だったからです。

保存料を使わずに、もし、おにぎりやお弁当が原因の食中毒が一店舗でも発生すれば、セブン-イレブン全体の責任となり、売り上げは急落する心配もありました。

ただし、この決断は消費者にはとても歓迎されたようで、実施後にセブン-イレブンに聞いたところ「今回の取り組みについては、たいへん好評で、直接お店に、またお電話やお手紙によるお客様からのご支持を数多くいただいております」という答えが返ってきました。

最大手のセブン-イレブンが、保存料と合成着色料の使用をやめたため、ローソンやファミリーマートなども足並みをそろえざるを得なくなりました。PBのお弁当やおにぎりなどについて、次々に保存料と合成着色料の使用をやめていったのです。

セブン-イレブンでは、保存料と合成着色料の使用をやめただけでなく、おにぎり、お弁当、サンドイッチ、ケーキなどの添加物を少なくする努力をしています。

そのため、添加物の雑味が少なく、食べもの本来の味が活かされているので、冒頭のような声をよく耳にするのだと思います。

第5章

おいしいお菓子

●膨張剤を含む製品が多い中 グリコのOK商品が際立つ

△

ムーンライトクッキー

●森永製菓

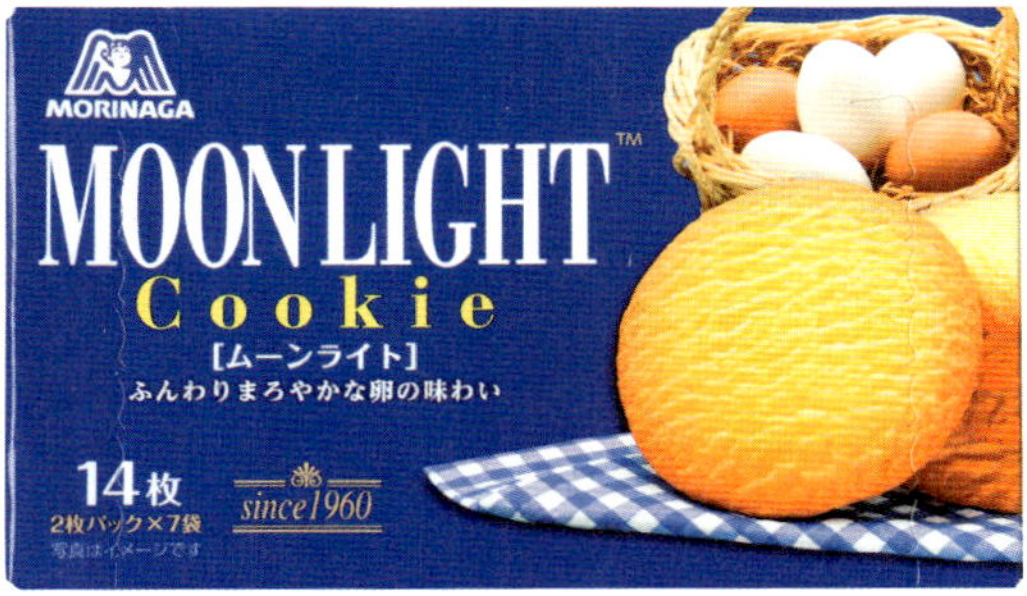

定番のロングセラークッキーです。カロテン色素は、植物から抽出された黄、だいだい、赤色の色素で、ニンジンカロテンやパーム油カロテンなどがあります。安全性に問題はありません。

ただし、香料が添加されているため、やや鼻を突くにおいがします。具体的に何が使われているのか表示されていないので、不安が残ります。膨張剤も使われていて、これも具体名が表示されていません。一般に炭酸水素Na（重曹）が使われることが多いのですが、詳しいことは不明。膨張剤が添加されていると、食べた際に口に違和感を覚えることがあります。

★食品原料　小麦粉、砂糖、ショートニング、鶏卵、バターオイル、植物油脂、マーガリン、卵黄、食塩　★添加物　乳化剤（大豆由来）、香料、膨張剤、カロテン色素
★アレルギー表示　小麦、卵、乳、大豆

○ 発酵バターが薫る ショートブレッド

●江崎グリコ

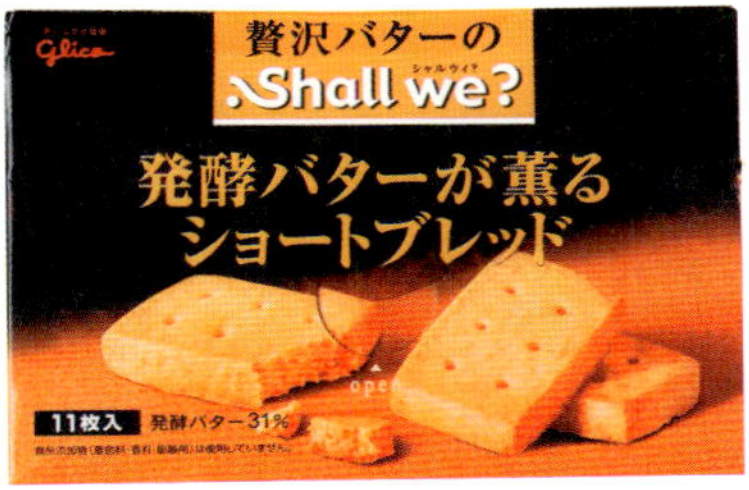

★食品原料　小麦粉、発酵バター、砂糖、マカデミアナッツパウダー、食塩　★添加物　なし　★アレルギー表示　乳成分、小麦

クッキーには通常、膨張剤が使われていますが、この製品には使われていません。**また、香料など、そのほかの添加物も使われていないので、安心して食べることができます。**発酵バターの味が活きた、おいしいクッキーに仕上がっています。

△ ココナッツサブレ

●日清シスコ

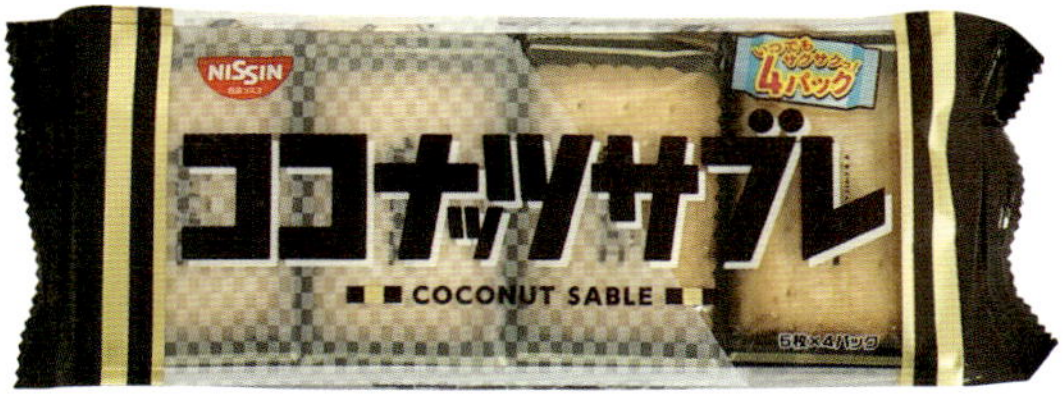

★食品原料　小麦粉、砂糖、ショートニング、植物油脂、ココナッツ、食塩、脱脂粉乳　★添加物　膨張剤、乳化剤、香料
★アレルギー物質　乳、小麦、大豆

これも定番のクッキーですが、膨張剤、乳化剤、香料が添加されています。**しかし、いずれ具体名（物質名）が表示されていません。**

何が添加されているのか消費者にもわかるように、具体名を表示してもらいたいものです。

◉チョコはカロリーよりも添加物を気にしよう

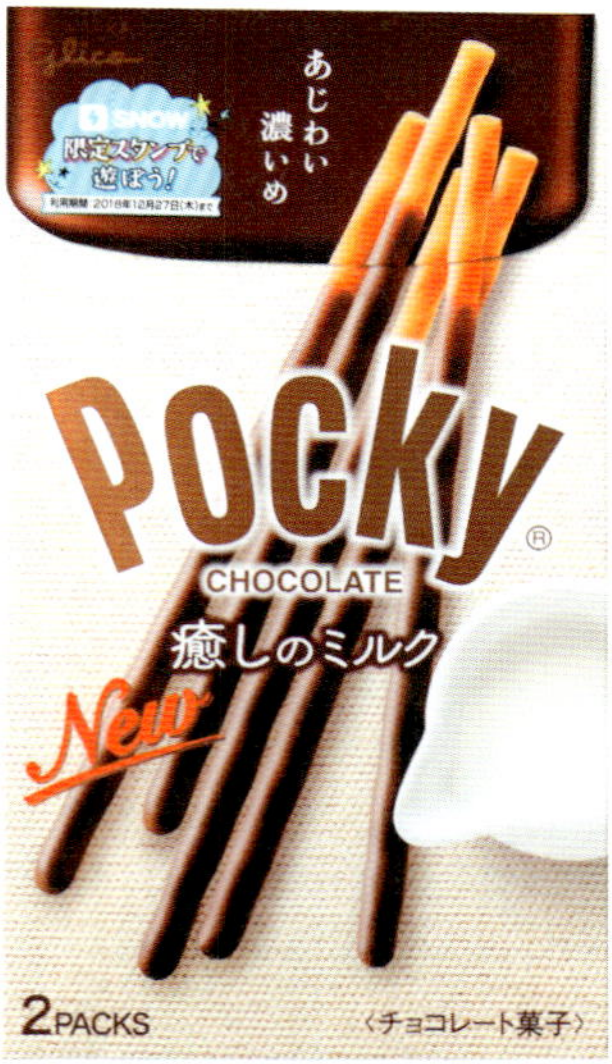

✕

ポッキーチョコレート 癒しのミルク

●江崎グリコ

「ポッキーチョコレート」の姉妹品ですが、通常の「ポッキーチョコレート」とは違う点があります。**それは、合成甘味料スクラロースが添加されている点です。したがって、NGです。**

ちなみに、「ポッキーチョコレート」の原材料は、「小麦粉、砂糖、カカオマス、植物油脂、全粉乳、ショートニング、モルトエキス、でん粉、食塩、イースト、ココアバター／乳化剤、香料、膨張剤、アナトー色素、調味料（無機塩）、（一部に乳成分・小麦・大豆を含む）」です。乳化剤以降が添加物ですが、スクラロースは含まれていません。この製品は△です。

★食品原料　小麦粉、砂糖、全粉乳、カカオマス、植物油脂、ココアバター、ショートニング、モルトエキス、食塩、発酵バター、イースト

★添加物　乳化剤、香料、膨張剤、甘味料（スクラロース）

★アレルギー表示　乳成分、小麦、大豆

△ キットカット

●ネスレ日本

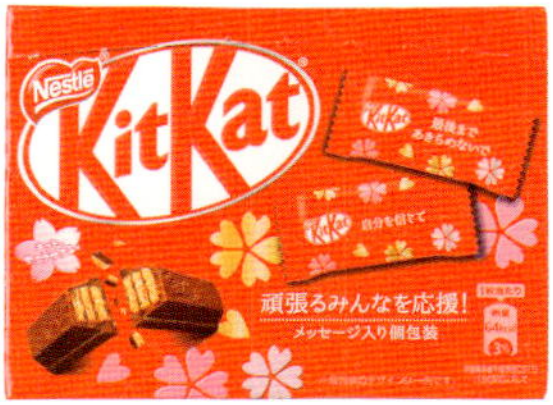

★食品原料　砂糖、全粉乳、植物油脂、乳糖、カカオマス、小麦粉、ココアバター、ココアパウダー、イースト
★添加物　乳化剤、重曹、イーストフード、香料
★アレルギー表示　一部に小麦・乳成分・大豆を含む

乳化剤（水と油を混じりやすくする添加物）や香料は、具体名（物質名）が表示されていません。

なお、重曹は炭酸水素Na（ナトリウム）のこと。

また、イーストフードはイーストに混ぜて使う添加物です。

重曹もイーストフードも、危険性が高いとまでは言えません。

△ アルフォート全粒粉入りビスケット

●ブルボン

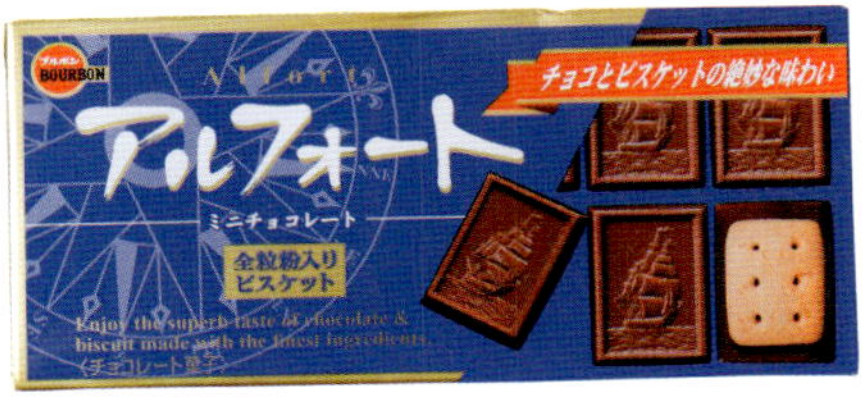

★食品原料　砂糖、小麦粉、全粉乳、カカオマス、ショートニング、植物油脂、ココアバター、小麦全粒粉、小麦ふすま、食塩、小麦胚芽
★添加物　加工デンプン、乳化剤（大豆由来）、膨張剤、香料
★アレルギー表示　乳、小麦、大豆

この製品も合成甘味料は添加されていませんが、膨張剤や香料、加工デンプンが添加されています。具体名は表示されていません。**乳化剤は「大豆由来」とあるので、大豆から得られたレシチンと考えられます。**レシチンは問題ありません。

◉×の製品は言わずもがな △の製品も子どもには微妙

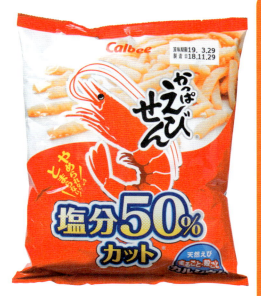

△ かっぱえびせん

●カルビー

膨張剤は、炭酸水素ナトリウム（重曹）、炭酸水素アンモニウムなど40品目程度あります。毒性の強いものはそれほど見当たりませんが、どれをいくつ使っても「膨張剤」としか表示されません。**膨張剤が使われた食品を食べると、人によっては、口に違和感や胃部不快感を覚えることがあります。**

甘草は、マメ科のカンゾウの根茎から抽出された甘味成分。人間に甘草を投与した試験では、問題はなく、マウスやラットに投与した実験でも、毒性は認められませんでした。甘草は、漢方薬として広く使われていることから、安全性に問題はないと考えられます。

★食品原料　小麦粉、でん粉、植物油、えび、砂糖、食塩（五島灘の塩65%使用）
★添加物　膨張剤、調味料（アミノ酸等）、甘味料（甘草）　★アレルギー表示　小麦、えび

△ とんがりコーン

●ハウス食品

★食品原料　コーングリッツ、植物油脂、砂糖、砂糖、焼とうもろこし風味シーズニング、しょうゆ加工品、食塩、スイートコーンシーズニング、たん白加水分解物　**★添加物**　調味料（無機塩等）、重曹、カラメル色素、香料、酸化防止剤（ビタミンE）　**★アレルギー表示**　乳成分、小麦、大豆、鶏肉、豚肉

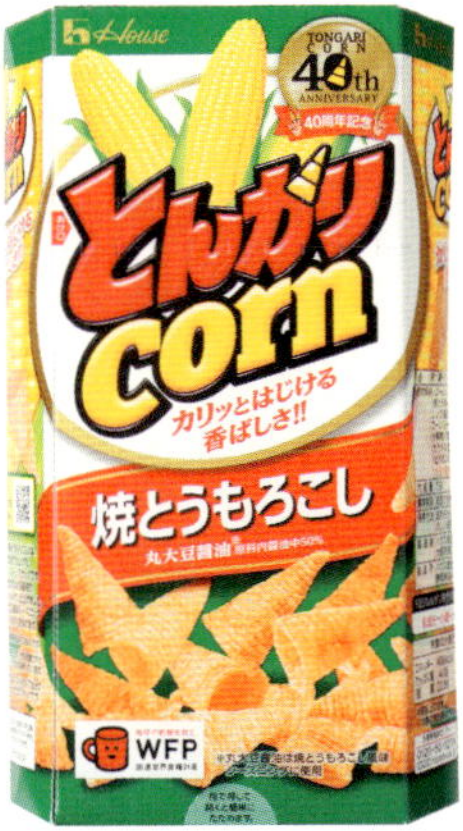

調味料は、アミノ酸系、核酸系、有機酸、無機塩の4種類。無機塩には、塩化K（カリウム）やリン酸三K、リン酸三Naなどのリン酸塩が数多くあります。**リン酸をとりすぎると血中のカルシウムが減り、骨が弱くなる心配があります。**

× チーズ味 うまい輪

●リスカ

★食品原料　コーン（アメリカ、遺伝子組換えでない）、植物油脂、チーズパウダー、乳糖、クリーミングパウダー、たん白濃縮ホエイパウダー、砂糖、食塩、香辛料　**★添加物**　調味料（アミノ酸等）、香料、卵殻カルシウム、パプリカ色素、甘味料（スクラロース）　**★アレルギー表示**　一部に小麦・乳成分・卵・大豆を含む

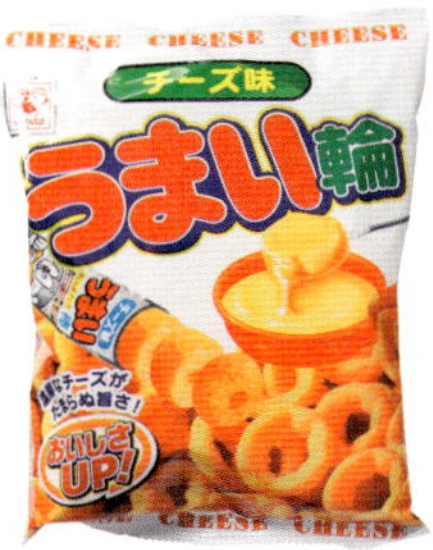

合成甘味料の**スクラロースが添加されているのでNGです。**なお、パプリカ色素は、トウガラシから抽出された赤い色素で、トウガラシ色素とも言います。その由来から、安全性に問題はありません。

●無添加製品でも喉の炎症は抑えられる

×
ノンシュガー 果実のど飴
●カンロ

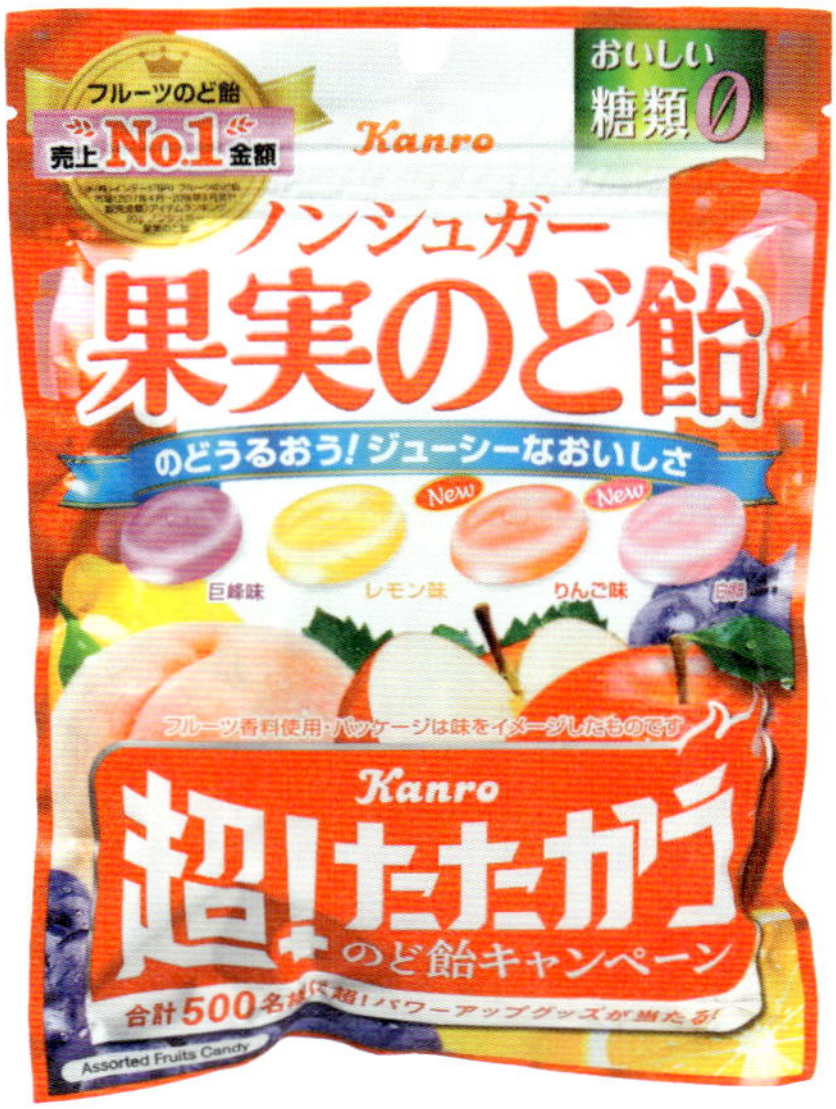

パッケージには、「のど飴 売り上げNo.1金額」と大きく書かれています。**売れている製品のようですが、合成甘味料のスクラロースが添加されているのでNGです。**

以前、都内の出版社の女性編集者が家に取材に訪れた際、その女性は、あるメーカーののど飴をなめていたのですが「舌がしびれるような感じがする」と言うので原材料を見ると、スクラロースが含まれていました。

ほかに着色料のカラメル、すなわちカラメル色素が添加されています。酸味料や香料も添加されていますが、具体名が表示されていません。

★食品原料　還元水飴、濃縮果汁（もも、りんご、ぶどう、レモン）、果実エキス、ハーブエキス
★添加物　酸味料、ビタミンC、香料、ソルビトール、着色料（紅花黄、野菜色素、クチナシ、カラメル）、乳化剤（大豆由来）、甘味料（スクラロース）

○ はちみつ100％のキャンデー

●扇雀飴本舗

★食品原料　はちみつ
★添加物　なし

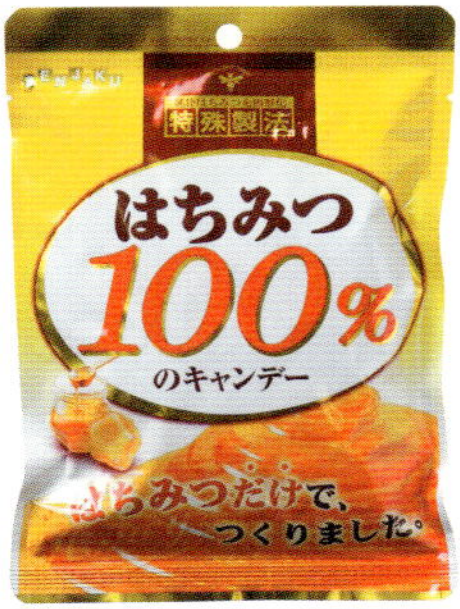

「はちみつだけで、つくりました」と大きく表示されています。**添加物をまったく使わず、ハチミツだけでつくった珍しいキャンディです。**

純粋ハチミツを固形化する特殊製法とのこと。ハチミツは、喉の炎症を抑える働きがあることがわかっています。

△ 金のミルク 濃い贅沢

●カンロ

★食品原料　砂糖、水飴、乳製品、生クリーム、たんぱく質濃縮ホエイパウダー、ホエイパウダー、濃縮乳、還元水飴、食塩、乳等を主要原料とする食品
★添加物　乳化剤

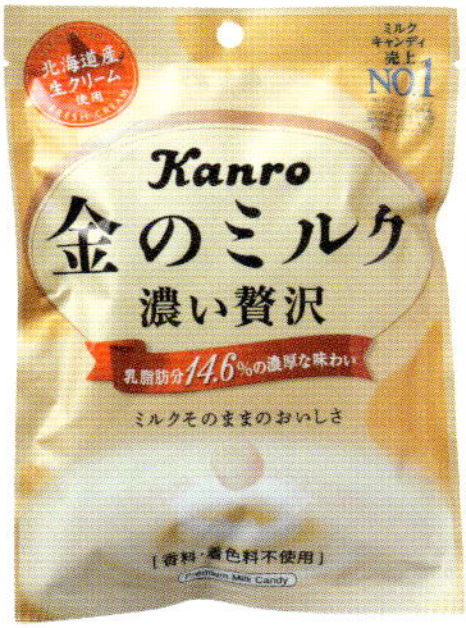

乳化剤は、水と油など混じりにくい液体を混じりやすくするためのもので、全部で13品目あります。**6品目はもともと食品に含まれているか、またはそれに近いものなので、安全性にほとんど問題はありません。**その他は不安のあるものもあります。

◉素朴なイメージながら意外にOK食品がない

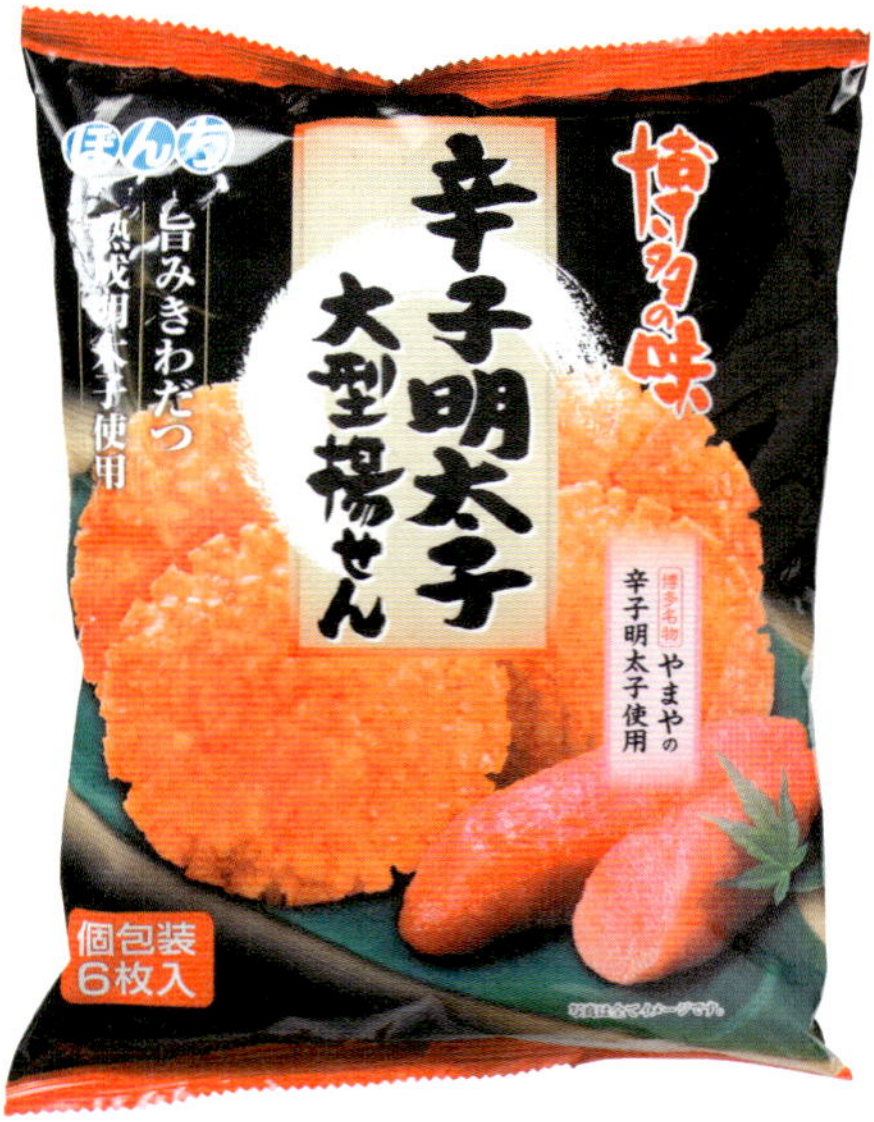

✕

辛子明太子 大型揚せん

●ぼんち

通常、辛子明太子には、発色剤の亜硝酸Naが添加されています。そのため、辛子明太子を原材料として何らかの食品を製造すると、その食品には亜硝酸Naが含まれることになります。まさにこの製品もそうで、亜硝酸Naが含まれています。

亜硝酸Naは、辛子明太子の原料となる魚卵に多く含まれるアミンという物質と反応し、発がん性のあるニトロソアミン類に変化します。**したがって、この製品を食べ続けると、がんになるリスクが高まる可能性があります。**さらに、カラメル色素も添加されているので、リスクが増します。

★食品原料　うるち米（国内産、米国産）、植物油脂、しょうゆ（小麦・大豆を含む）、砂糖、辛子明太子（小麦・大豆を含む）、みりん、メンタイシーズニング（乳成分・小麦・大豆・鶏肉・豚肉を含む）、昆布だし、唐辛子　**★添加物**　加工デンプン、調味料（アミノ酸等）、トウガラシ色素（大豆由来）、ソルビット、香料（大豆由来）、野菜色素、カラメル色素、発色剤（亜硝酸Na）、香辛料抽出物
★アレルギー表示　乳成分、小麦、大豆、鶏肉、豚肉

せんべい

△ 亀田の柿の種

●亀田製菓

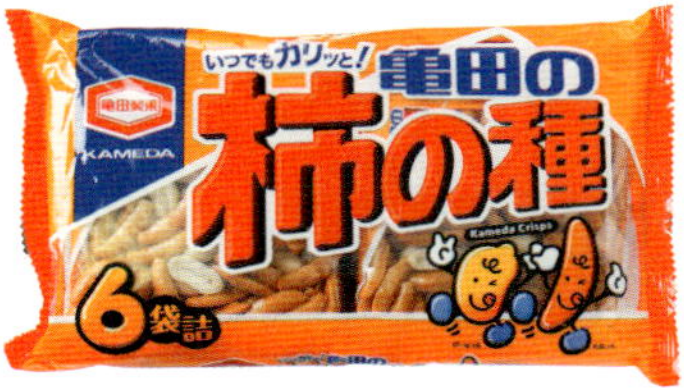

★食品原料　ピーナッツ（ピーナッツ、植物油脂（大豆を含む）、食塩）、米（国産）等　**★添加物**　加工でん粉、調味料（アミノ酸等）、ソルビトール、パプリカ色素、カラメル色素、香辛料抽出物、乳化剤
★アレルギー表示　卵、小麦、落花生、大豆、鶏肉、豚肉

カラメル色素が添加されていますが、Ⅰ～Ⅳの4種類のうち、どれなのか表示されていません。ソルビトールは、もともとは果実や海藻などに含まれる糖アルコールで、工業的にはブドウ糖やデンプンからつくられています。**問題はありません。**

△ 厚焼 ごま

●金吾堂製菓

★食品原料　うるち米（国産）、しょうゆ（大豆・小麦を含む）、黒ごま、砂糖、コンブエキス、デキストリン、ばれいしょでん粉、発酵調味料（大豆を含む）
★添加物　調味料（アミノ酸等）

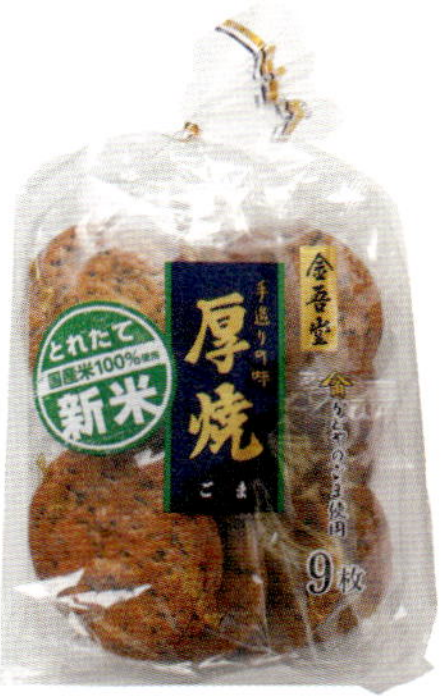

添加物は、調味料（アミノ酸等）のみです。**せんべいによく使われているカラメル色素が添加されていないので、その点は評価できます。**また、添加物が少ないため、お米やごまの本来の味が活かされていて、おいしい味に仕上がっています。

◉気軽に栄養補給できる？添加物まで補給しちゃう

✕ inバープロテイン グラノーラココア味

●森永製菓

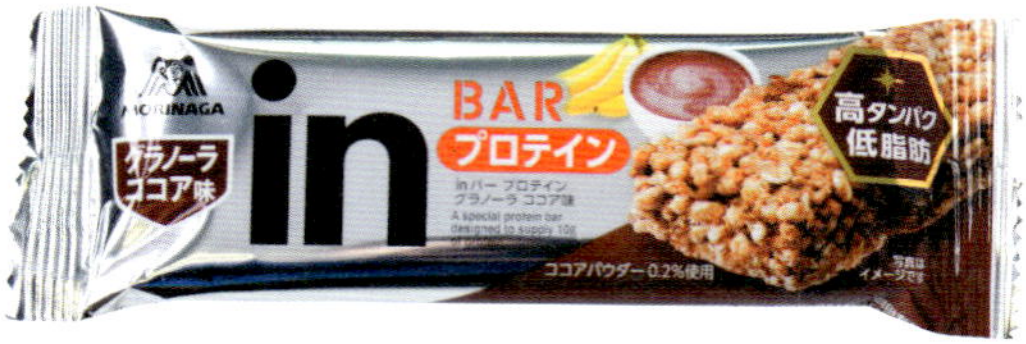

ビタミンやたんぱく質などの栄養素を、手軽に補給できるということで人気のあるスナックバーですが、体に悪影響をおよぼす心配のある成分を含む製品は避けたいもの。この製品には、漂白剤の亜硫酸Naが添加されているので、避けたほうがいいでしょう。

亜硫酸Naは、亜硫酸塩の一種で、体内で亜硫酸に変化し、胃や腸の粘膜を刺激しやすいとされています。**人間の場合、亜硫酸Naを4g摂取すると、中毒症状が現れることがあり、5・8gでは胃腸の激しい刺激症状が現れます。**また、カラメル色素が添加されている点も気になります。

★食品原料　大豆たんぱく、大豆パフ、水あめ、砂糖、ドライバナナ、オーツ麦フレーク、米パフ、黒みつ、モルトエキス（小麦を含む）、ココアパウダー、ショートニング、食塩、シナモン

★添加物　、グリセリン、香料、トレハロース、炭酸Ca、カラメル色素、乳化剤、ナイアシン、パントテン酸Ca、調味料（アミノ酸等）、漂白剤（亜硫酸Na）、V.B6、V.B2、V.B1、葉酸、V.B12

★アレルギー表示　小麦、大豆、バナナ

スナックバー

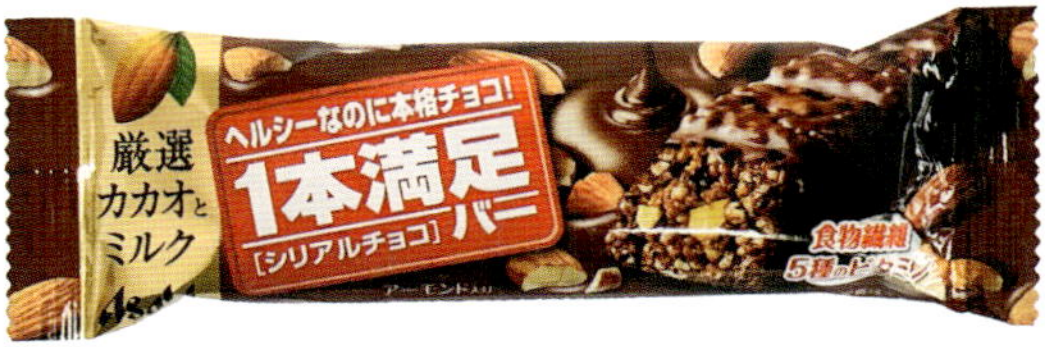

△ 1本満足バー シリアルチョコ

●アサヒグループ食品

★食品原料　砂糖、コーンフレーク、カカオマス、全粉乳、植物油脂、ココアバター、アーモンド、レーズン、小麦パフ、乳糖、グルコマンナン、酵母エキス　★添加物　セルロース、乳化剤（大豆由来）、香料、V.E、V.B6、V.B2、V.B1、V.B12

セルロースは、植物や海藻などから得られたもので、安全性に問題はありません。乳化剤は、大豆から得られたレシチンと考えられます。**香料が添加されていますが、具体名が表示されていません。**ただし、刺激性の強いにおいではありません。

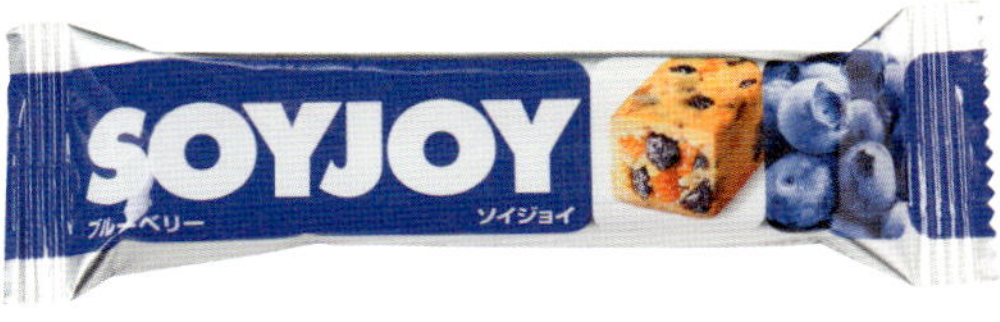

△ ソイジョイ ブルーベリー

●大塚製薬

★食品原料　大豆粉（遺伝子組換えでない）、レーズン、食用植物油脂、砂糖、卵、ココナッツ、ブルーベリー、難消化性デキストリン、パイナップル、ホワイトチョコレート、イヌリン、脱脂粉乳、食塩　★添加物　香料、レシチン（大豆由来）

香料が添加されていて、やや刺激性の強いにおいがします。イヌリンとは、植物に含まれる多糖類で食物繊維の一種です。難消化性デキストリンも食物繊維の一種。**食物繊維は消化されにくいため、多量に摂取すると下痢を起こすことがあります。**

◉「お豆なら安全」は早計
×と△の製品しかない！

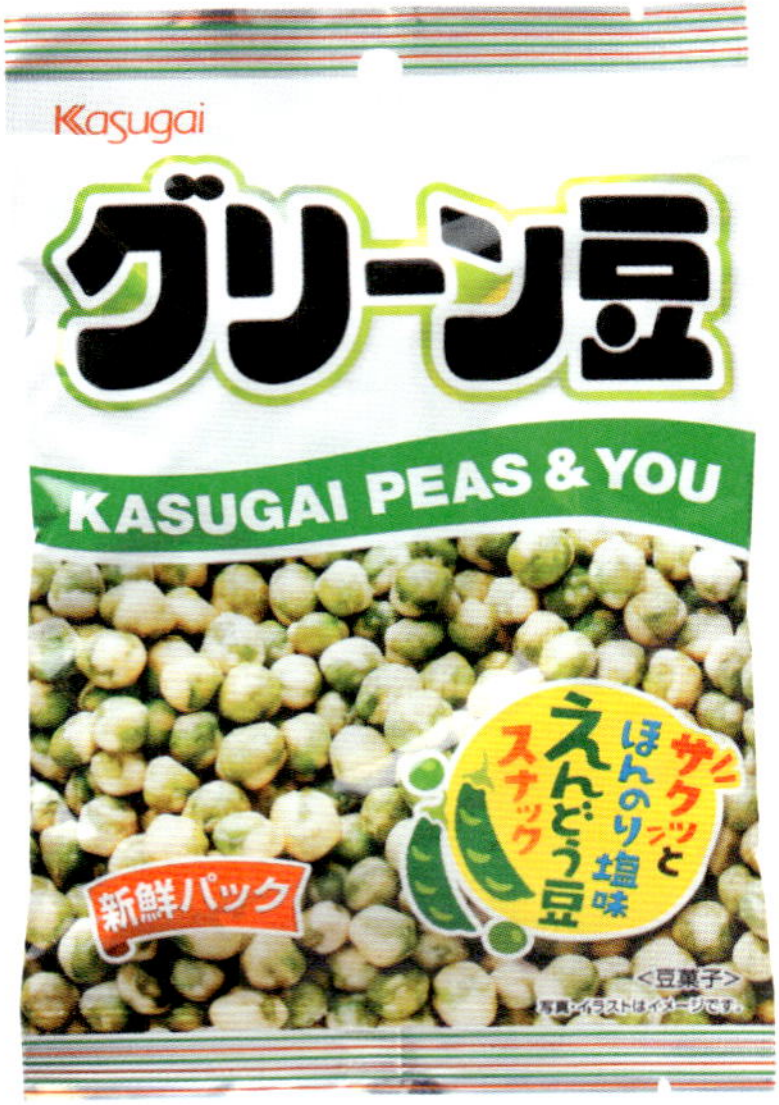

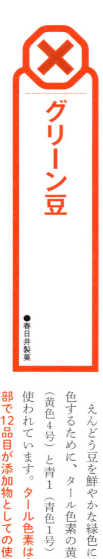

×
グリーン豆

●春日井製菓

えんどう豆を鮮やかな緑色に着色するために、タール色素の黄4（黄色4号）と青1（青色1号）が使われています。**タール色素は全部で12品目が添加物としての使用を認められていますが、いずれも発がん性が疑われています。**黄4を、それぞれ0・5、1、2、5％含むえさをラットに2年間食べさせた実験で、5％群では明瞭な、2％群では軽度な下痢が見られ、さらに人間に蕁麻疹を起こすことが知られています。また、青1を2％または3％含む液を、ラットの皮膚に1週間に1回、94～99週にわたって注射した実験では、76％以上にがんが発生しました。

★食品原料　えんどう豆、食用油脂、でん粉、砂糖、小麦粉、寒梅粉ミックス、食塩、配合調味料　★添加物　調味料（アミノ酸等）、着色料（黄4、青1）
★アレルギー表示　小麦、大豆

△ うすピー

●春日井製菓

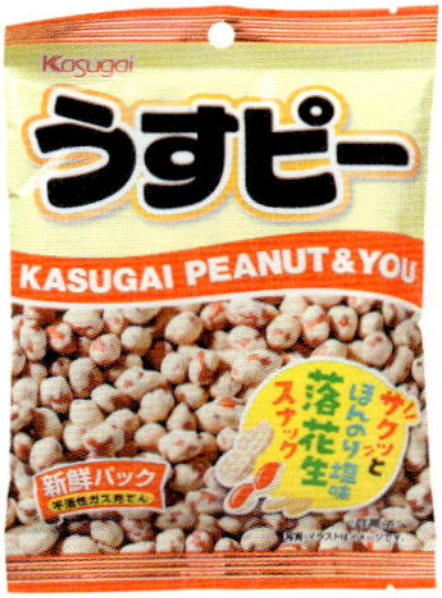

★食品原料　落花生、小麦粉、砂糖、寒梅粉ミックス、でん粉、食用油脂、食塩、配合調味料
★添加物　膨張剤、調味料（アミノ酸等）
★アレルギー表示　小麦、落花生、大豆

タール色素は使われていません。**膨張剤は、全部で40品目程度ありますが、毒性の強いものはそれほど見当たりません。**ただし、膨張剤が添加された食品を食べると、人によっては口に違和感や、胃部不快感を覚えることがあります。

△ でん六豆

●でん六

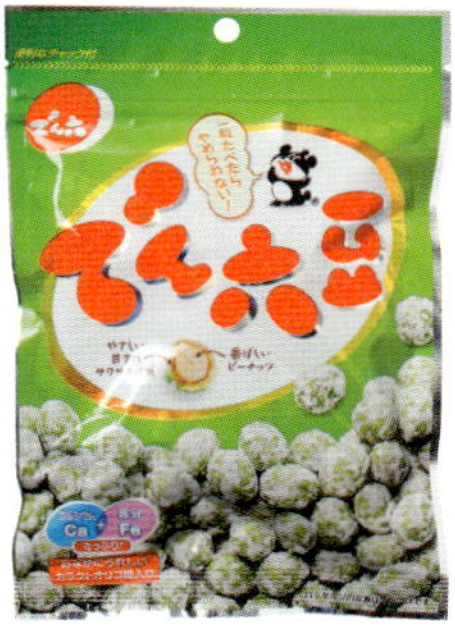

★食品原料　ピーナッツ、砂糖、小麦粉、寒梅粉、澱粉、米粉、食塩、ガラクトオリゴ糖　★添加物　膨張剤、炭酸カルシウム、着色料（クチナシ）、ピロリン酸鉄
★アレルギー表示　一部に乳成分・小麦・落花生を含む

炭酸カルシウムは、貝、卵殻、骨の成分であり、安全性に問題はありません。**ピロリン酸鉄も、鉄を補給するための栄養強化剤であり、問題ありません。**なお、寒梅粉とは、もち米を蒸した後に餅生地とし、それを焼いて乾燥させてから粉末にしたもの。

◉酒のお供にもおやつにも不都合なものが多い

×

THEおつまみ厚切ビーフジャーキー

●なとり

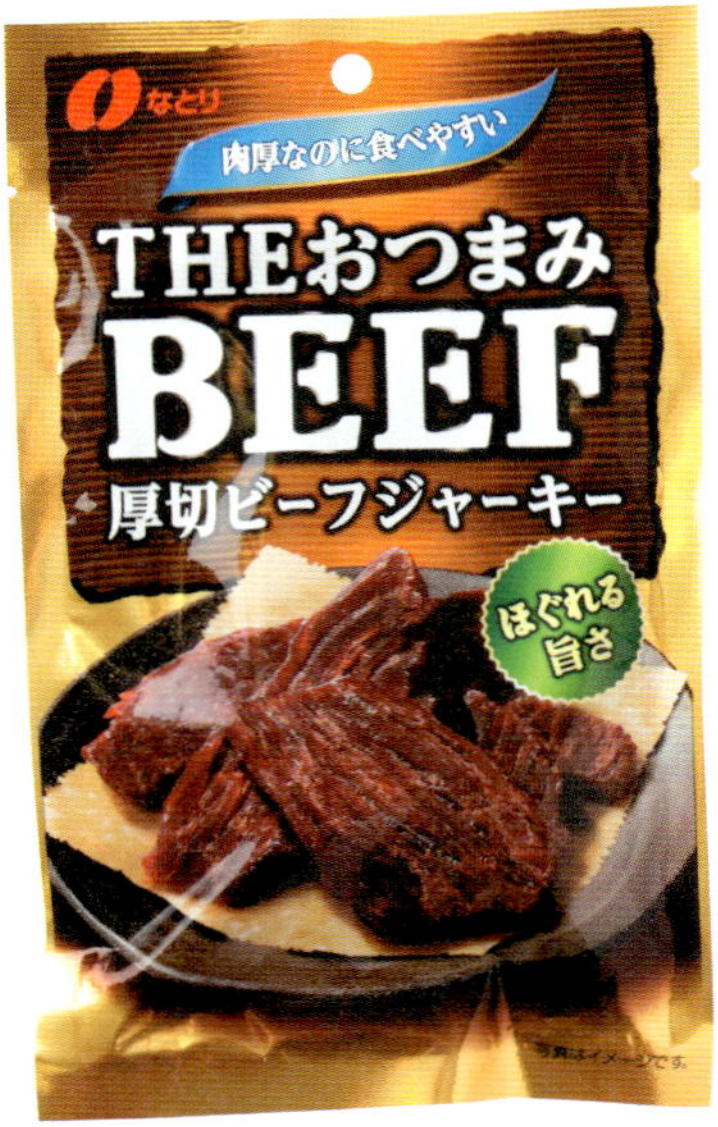

原材料の牛肉が黒ずむのを防ぐために、ハムやウインナーソーセージと同様に、発色剤の亜硝酸Naが添加されています。

そのため、発がん性のあるニトロソアミン類ができる心配があります。

さらに、カラメル色素も添加されています。カラメル色素は、Ⅰ〜Ⅳの4種類がありますが、カラメルⅢとカラメルⅣには、発がん性のある4-メチルイミダゾールが含まれています。

ただし、「カラメル色素」としか表示されていないので、4種類のうちのどれが使われているのかわかりません。

★食品原料　牛肉、糖類（ぶどう糖、砂糖）、しょうゆ、食塩、粉末水飴、みりん、ビーフエキス、酵母エキス、香辛料　★添加物　トレハロース、調味料（アミノ酸等）、増粘多糖類、スパイス、酸化防止剤（ビタミンC）、発色剤（亜硝酸Na）、カラメル色素

★アレルギー表示　小麦、牛肉、大豆、豚肉

おつまみ

○ 技の逸品 あたりめ

●なとり

★食品原料　いか、食塩、焼酎
★添加物　なし
★アレルギー表示　いか

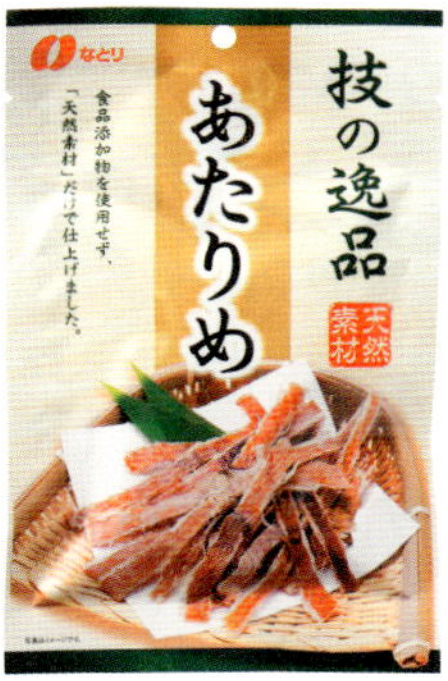

添加物が使われていないので、安心して食べることができます。**食品原料の焼酎は、あたりめの味をよくするとともに、保存性を高める目的でも使われていると考えられます。**

じつに賢い使い方と言えるでしょう。

× よっちゃんのす漬いか

●よっちゃん食品工業

★食品原料　いか、醸造酢、食塩、醗酵調味料、還元水あめ、たん白加水分解物、デキストリン　★添加物　ソルビット、調味料（アミノ酸等）、酸味料、着色料（カラメル、黄4、赤102）、甘味料（ステビア）　★アレルギー表示　一部にいか・大豆・ゼラチンを含む

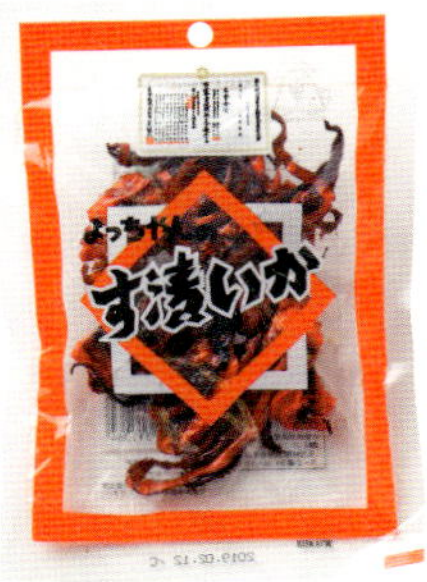

タール色素の黄4（黄色4号）と赤102（赤色102号）が使われています。**これらは発がん性の疑いがあります。**また蕁麻疹を起こす添加物として知られています。

さらに、カラメル色素も使われています。

●コラム

5 がんか、単なる腫瘍か見きわめよう

今や私たちの最大の脅威になっているがんですが、それにはさまざまな状態があり、本当にがんと言えるのか、疑わしいケースも多いようです。

がんとは、悪性の腫瘍《しゅよう》のことです。腫瘍は、正常な機能を失った細胞のかたまりです。それには悪性とそうではないものがあって、悪性の場合を「がん」と言うのです。悪性でない場合は単なる腫瘍ですが、それが「がん」と判断されているケースもあると考えられます。

悪性でない腫瘍であれば、それほど問題はありません。一定の大きさでとどまり、臓器を機能不全に陥れることはないからです。また転移することもなく、ほかの臓器を侵食することもないからです。

一方、悪性の腫瘍は、際限なく増殖して、正常細胞を侵食し、臓器を機能不全に陥れてしまいます。また、転移してほかの臓器で増殖し、それを機能不全にしてしまいます。その結果、人を死に追いやるのです。これが、本当のがんです。

COLUMN

腫瘍が悪性か、悪性でないかを判断するのは、なかなか難しいようです。以前、岩手県に行った際に、開業医の方と懇談する機会があったのですが、悪性かどうかを正確に判断できるのか質問したところ、内科医は「判断できる」と答えましたが、脳外科医は「判断できない」と答えました。

こんなケースがあります。

知人の元テレビディレクターは、都内の大学病院で前立腺がんと診断され、検査のために肛門から金属の棒を入れられたところ、翌日から腰に激痛が走り、歩けなくなってしまったといいます。前日まで普通の生活をしていたにもかかわらずです。

そのため「このままではがん治療で死んでしまう」と考え、治療を拒否しました。そして、自然な食事を心がけるようにしたところ、体調は回復し、がんは消失したとのことです。この知人の場合、実際はがんではなく、悪性でない腫瘍であった可能性が高いと言えます。

ですから、がんと診断されても、本当に悪性なのか、あるいは悪性でないのかの見極めが大切です。もし悪性でなければ、すぐに生死に関わるということはありませんので、それほど慌てる必要はないのです。

第6章

よく買う飲みもの

●OK食品は見つからず…せめて×の製品は避けよう

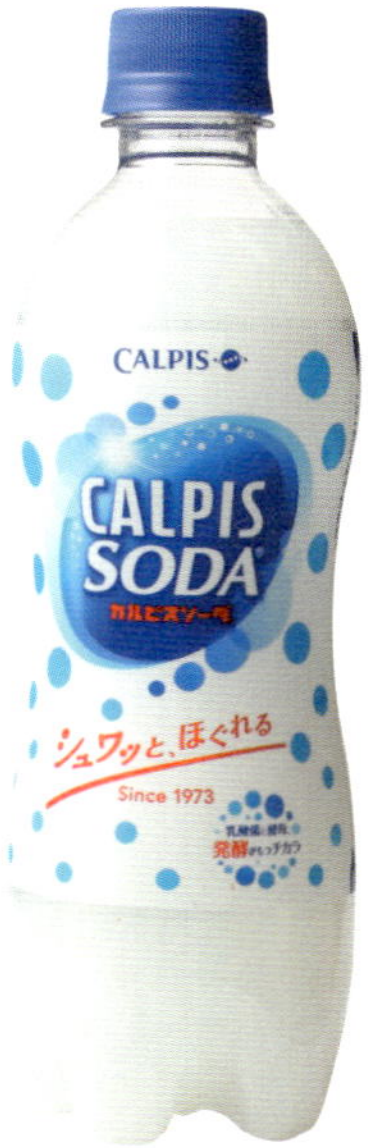

× カルピスソーダ

●アサヒ飲料

「カルピス」は体にいいというイメージがありますが、**合成甘味料のアスパルテームとアセスルファムK（カリウム）が添加されているため、この製品はNGです。**

アスパルテームについては、1990年代後半にアメリカで、複数の研究者により、脳腫瘍を起こす可能性が指摘されました。2005年のイタリアでの動物実験では、アスパルテームによって白血病やリンパ腫が発生することが認められ、人間が食品からとっている量に近い量でも異常が観察されました。アセスルファムKは、肝臓へのダメージや免疫力を低下させることが懸念されます。

★食品原料　砂糖類（果糖ぶどう糖液糖、砂糖）、脱脂粉乳、乳酸菌飲料
★添加物　炭酸、香料、酸味料、安定剤（大豆多糖類）、甘味料（アスパルテーム・L-フェニルアラニン化合物、アセスルファムK）　★アレルギー表示　乳、大豆

炭酸飲料

△ スプライト

●コカ・コーラ カスタマー マーケティング

★食品原料　果糖ぶどう糖液糖、果汁（レモン、ライム）
★添加物　炭酸、香料、酸味料、甘味料（ステビア）、酸化防止剤（ビタミンC）

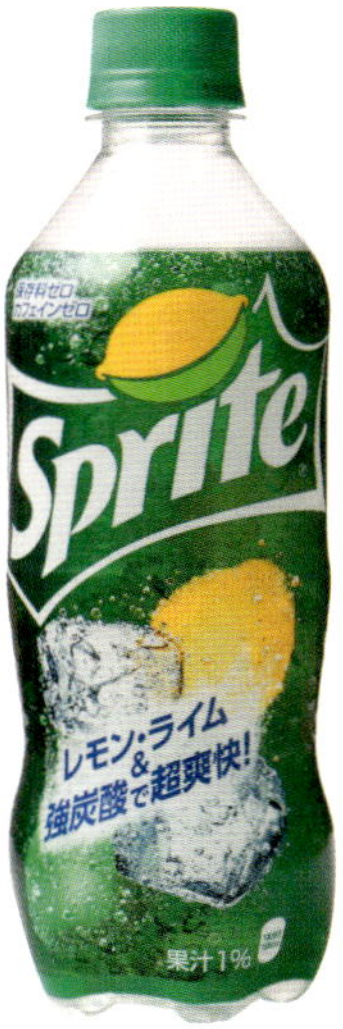

ステビアは南米原産のキク科・ステビアの葉から抽出した甘味成分。EU委員会では、ステビアが精巣に悪影響を示す可能性があるとして使用を認めませんでしたが、**2011年12月に体重1kgあたり4mg以下の摂取に抑えるという条件で認可**しました。

△ キリンレモン

●キリンビバレッジ

★食品原料　砂糖類（果糖ぶどう糖液糖、砂糖）、レモンピールエキス（瀬戸内産）
★添加物　炭酸、酸味料、香料、炭酸水素ナトリウム

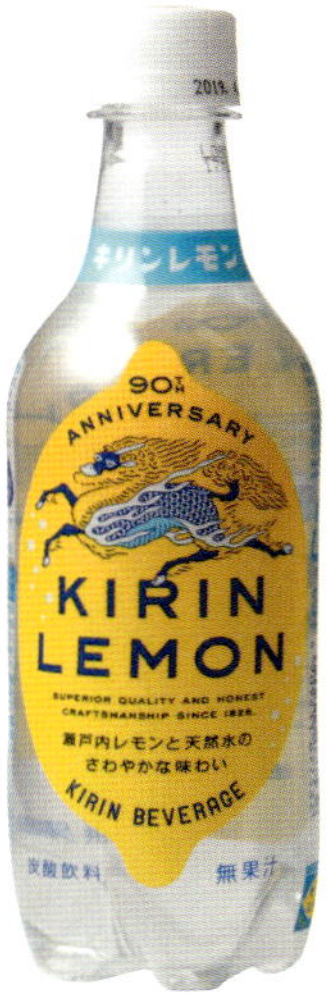

使われている添加物は4種類と少ないほうです。炭酸水素Na（ナトリウム）は、一般に「重曹」と言われています。制酸薬として胃薬にも使われていますが、**副作用として、お腹の膨満感やむかつきなど**があげられています。

◉買ってもOKはブラック一択 それも無添加のものだけ

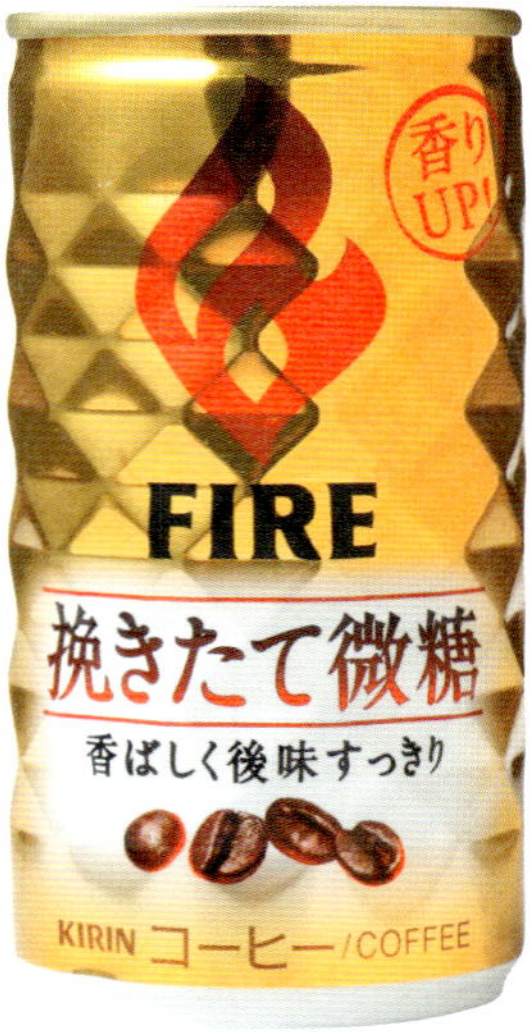

✕ ファイア 挽きたて微糖

●キリンビバレッジ

「微糖」とは、文字どおり糖類がわずかということです。

糖類は高血糖や肥満をもたらすため、最近ではみんなから敬遠され、微糖の缶コーヒーは人気があります。

しかし、糖類がわずかということは、甘さもわずかということで、その代わりに甘味のあるものを加えなければなりません。

そこで、添加されているのが、合成甘味料のアセスルファムKとスクラロースです。これらが添加された製品はNGです。

そのほかにも香料や乳化剤が添加されていますが、具体的に何が使われているのかわかりません。

★食品原料　牛乳、コーヒー、砂糖、全粉乳、脱脂粉乳、デキストリン
★添加物　香料、乳化剤、カゼインNa、甘味料（アセスルファムK、スクラロース）

○

ボス 無糖・ブラック

●サントリーフーズ

★食品原料　コーヒー
★添加物　なし

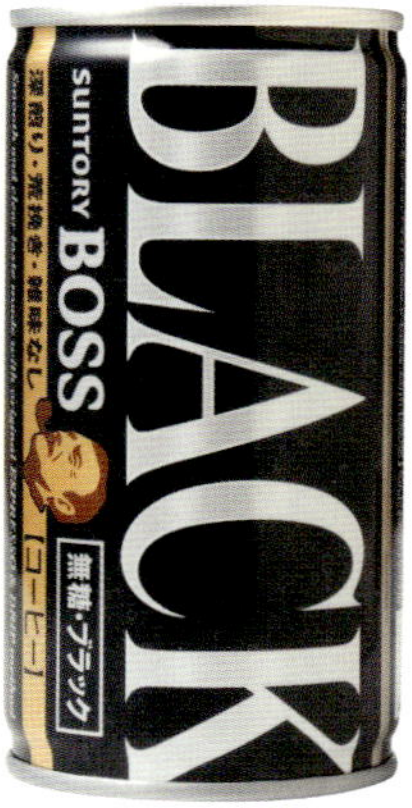

無糖・ブラックの缶コーヒーは、ほかのメーカーからも出ていますが、たいてい香料が添加されています。

ところが、**この製品には香料は添加されておらず、原材料はコーヒーのみです。**

そのため自然な香りと味に仕上がっています。

△

ジョージア エメラルドマウンテン ブレンド

●コカ・コーラ カスタマーマーケティング

★食品原料　牛乳、コーヒー、砂糖
★添加物　香料、カゼインNa、乳化剤

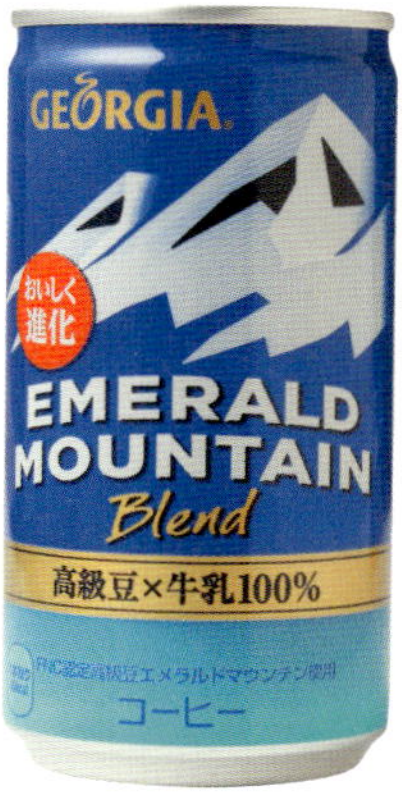

添加物として香料と乳化剤が使われていますが、具体名が表示されていません。

カゼインNaは、牛乳に含まれるたんぱく質の一種のカゼインと、ナトリウムを結合させたもので、乳化作用があります。**安全性に問題はありません。**

◉合成甘味料もカラメル色素も乳化剤も不使用の優良品！

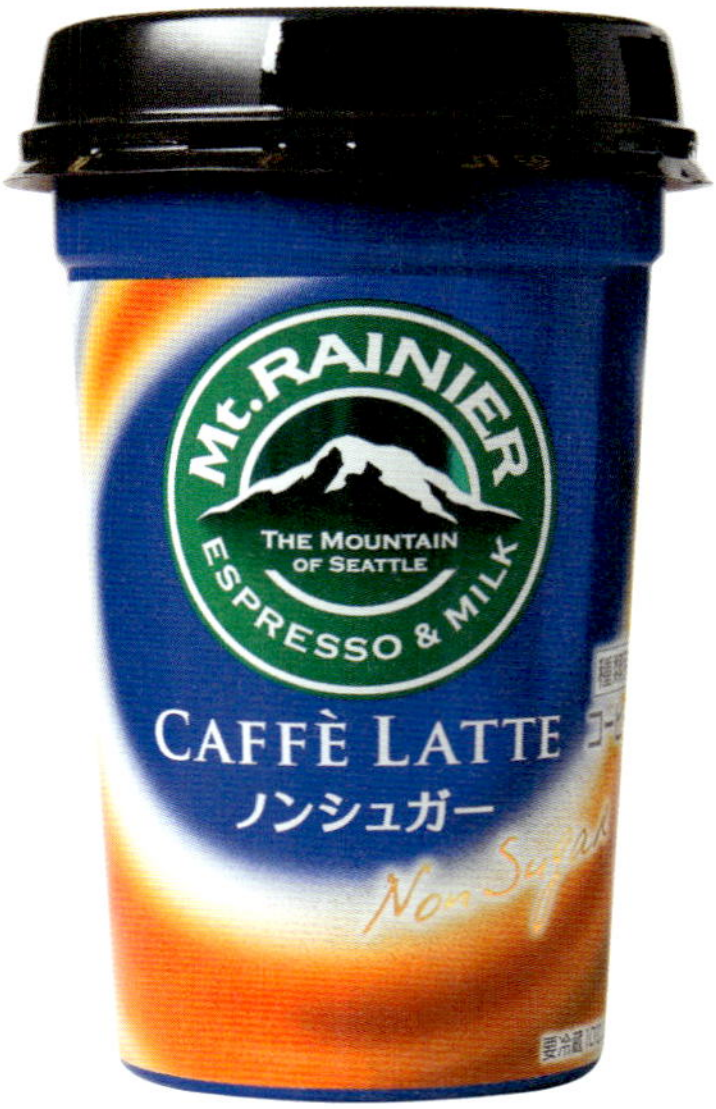

×

マウントレーニア カフェラッテ ノンシュガー

●森永乳業

「マウントレーニア カフェラッテ」シリーズには、いくつか種類がありますが、この「ノンシュガー」はNGです。というのも、**砂糖の代わりに合成甘味料のアセスルファムKとスクラロースを使っているから**です。

通常の「マウントレーニア カフェラッテ」の場合、原材料は「乳製品、砂糖、果糖ぶどう糖液糖、コーヒー、乳、乳化剤、香料」であり、アセスルファムKやスクラロースは使われていません。

ただし、乳化剤と香料が使われていて、具体名が表示されていません。したがって、△という判断になります。

★食品原料　コーヒー、マルトオリゴ糖、乳製品、乳たんぱく質、食塩
★添加物　香料、乳化剤、甘味料（アセスルファムK、スクラロース）
★アレルギー表示　乳

カフェオレ

○ 高千穂牧場 カフェ・オ・レ

●高千穂牧場

★食品原料　牛乳、砂糖、コーヒー
★添加物　なし

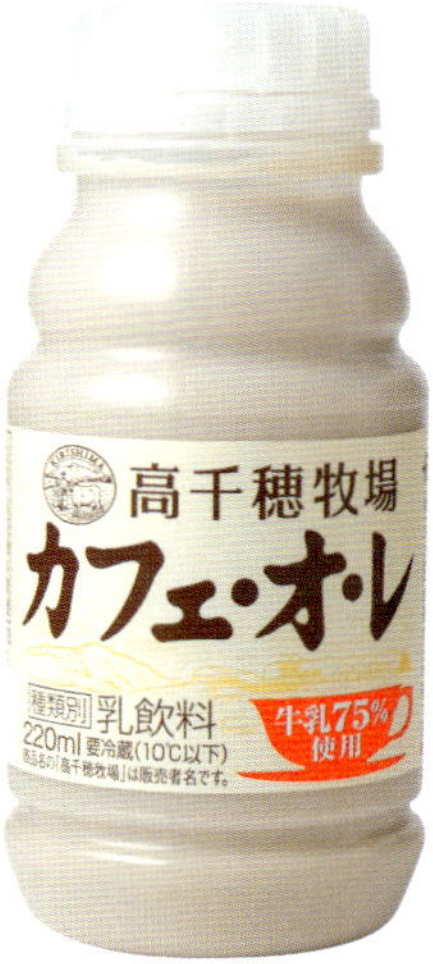

合成甘味料や、乳化剤も香料なども、この製品には使われていません。**原材料は、牛乳と砂糖とコーヒーのみです。**

パッケージには「牛乳75％使用」という表示がありますが、牛乳が多いため、コクがあってなめらかな味に仕上がっています。

△ マイルド カフェオーレ

●東京グリコ乳業

★食品原料　砂糖、乳、乳製品、果糖ぶどう糖液糖、コーヒー、クリーミングパウダー
★添加物　カラメル色素、pH調整剤、乳化剤、香料
★アレルギー表示　乳成分

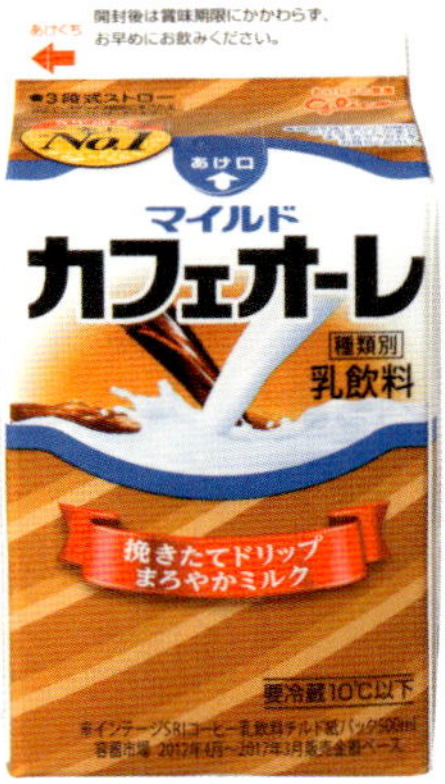

この製品には、合成甘味料は使われていませんが、カラメル色素、pH調整剤、乳化剤、香料が使われています。

カラメル色素以外は、具体名が表示されていません。そのため、何が使われているのかわかりません。

◉コンビニ製品のほうが乳業メーカーよりいい？

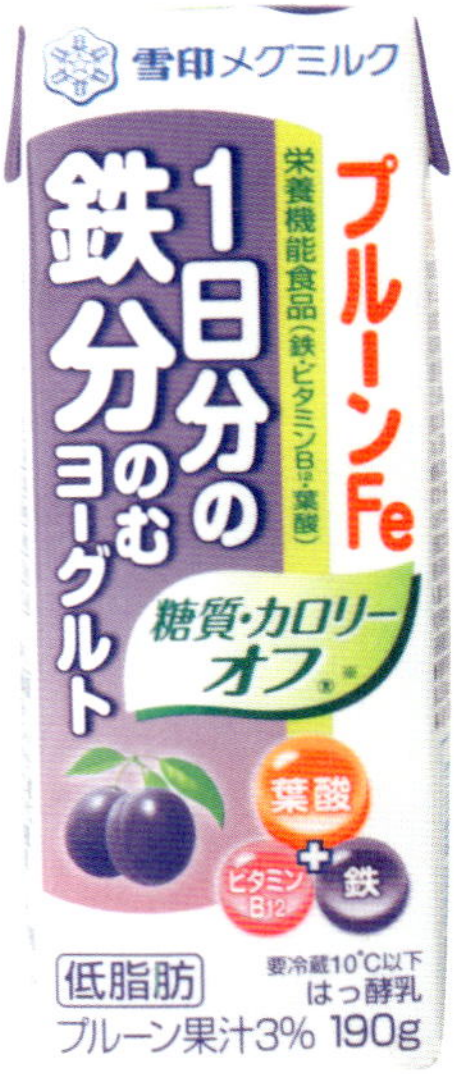

✕ 1日分の鉄分のむヨーグルト

●雪印メグミルク

鉄やビタミンB12、葉酸を補給できる栄養機能食品です。その点はいいのですが、合成甘味料のスクラロースが添加されているので、NGです。**健康にプラスになることをうたいながら、どうして有機塩素化合物の一種であるスクラロースを安易に添加するのか、不思議でなりません。**

なお、クエン酸鉄アンモニウム、葉酸、ビタミンB12は添加物の一種ですが、いずれも栄養強化剤であり、安全性に問題はありません。

本当に健康にプラスになる製品づくりを目指すのなら、甘味料も安全性の高いものにしてもらいたいものです。

★食品原料　生乳、乳製品、プルーン果汁、砂糖・異性化液糖、ガラクトオリゴ糖シロップ
★添加物　香料、クエン酸鉄アンモニウム、甘味料（スクラロース）、葉酸、ビタミンB12
★アレルギー表示　乳成分

飲むヨーグルト

○ セブンプレミアム 生きて腸まで届く乳酸菌 のむヨーグルト プレーン

●セブン＆アイ・ホールディングス

★食品原料　牛乳、乳製品、三温糖、ガラクトオリゴ糖液糖
★添加物　なし
★アレルギー表示　一部に乳成分を含む

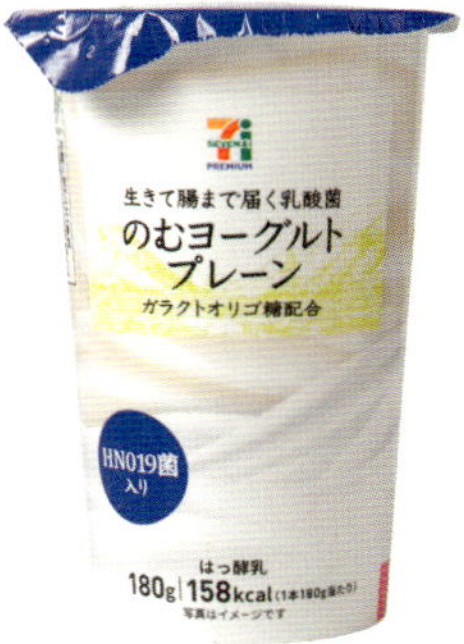

ガラクトオリゴ糖は母乳に含まれる成分。腸内で善玉菌のビフィズス菌を増やす働きがあります。なお、三温糖にカラメル色素が含まれることがあるため、製造元の日本ルナに聞くと**「カラメル色素を添加していない三温糖を使っています」**とのこと。

△ 明治プロビオヨーグルト LG21ドリンクタイプ

●明治

★食品原料　乳製品、ぶどう糖果糖液糖、砂糖
★添加物　安定剤（ペクチン）、茶抽出物、香料
★アレルギー表示　乳成分

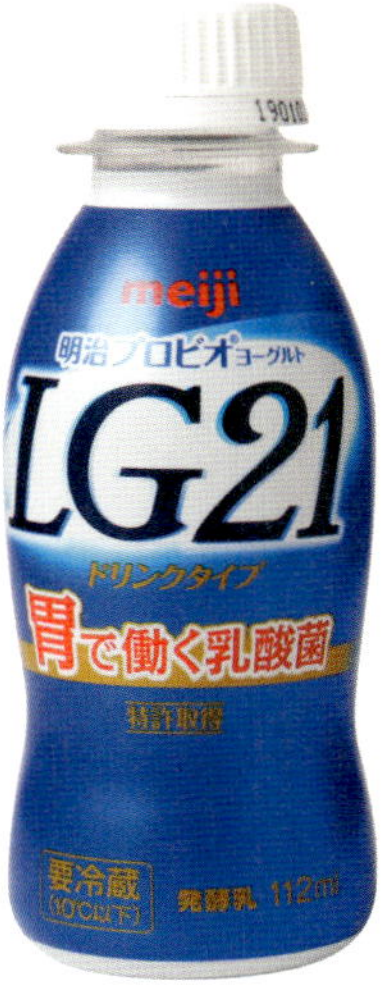

安定剤のペクチンは、サトウダイコンやりんごなどから、熱水または酸性水溶液で抽出したものより得られたもの、あるいはこれをアルカリ性水溶液または酵素で分解したものより得られたものです。**成分は多糖類で、毒性はほとんどありません。**

◉カロリーよりも添加物を気にしてほしい

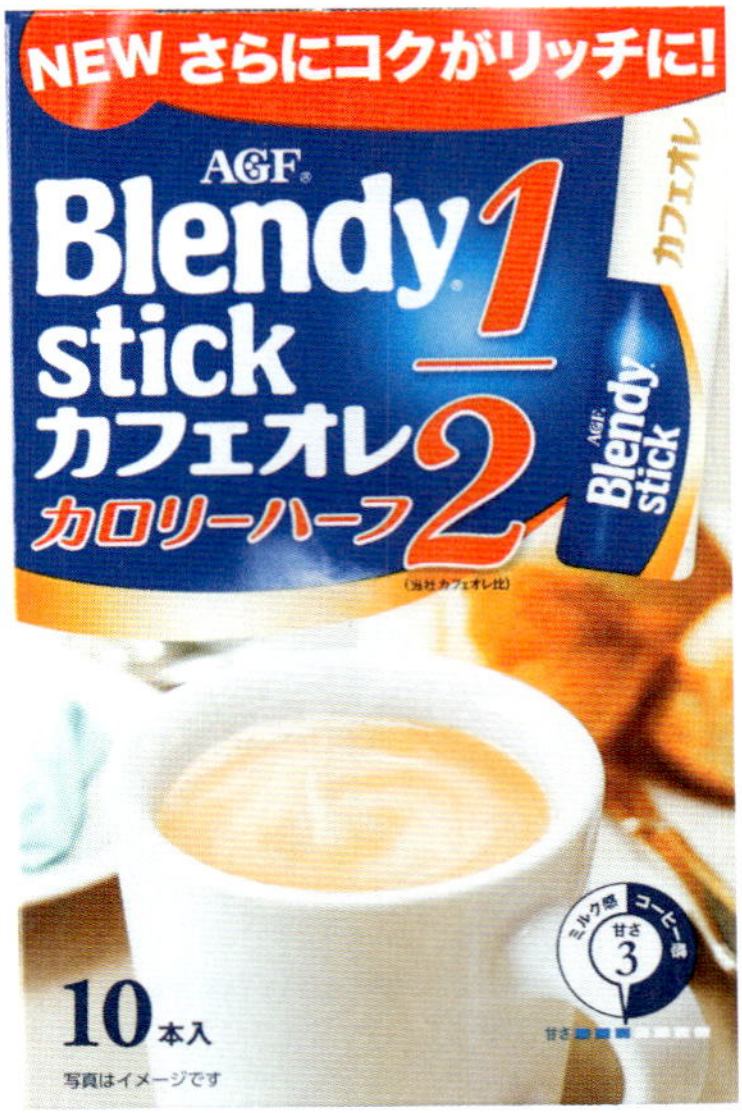

×
ブレンディ スティックカフェオレ カロリーハーフ

●味の素AGF

「カロリーハーフ」ということで、糖質とカロリーを減らしているのですが、その代わりに合成甘味料のアスパルテームとアセスルファムKが添加されています。

これらの添加物が使われている製品はNGです。

また、難消化性デキストリンとエリスリトールが使われていますが、これらは消化されにくいため、一度に多く摂取したり、体質によっては下痢を起こすことがあります。

そのためパッケージには、「飲み過ぎあるいは体質・体調により、お腹が緩くなることがあります」と小さな文字で書かれています。

★食品原料　難消化性デキストリン、植物油脂、インスタントコーヒー、エリスリトール、水あめ、脱脂粉乳　**★添加物**　pH調整剤、乳たん白、香料（乳由来）、乳化剤、甘味料（アスパルテーム・L-フェニルアラニン化合物、アセスルファムK）、微粒酸化ケイ素、調味料（アミノ酸）

★アレルギー表示　乳成分

スティックコーヒー

○ UCC ザ・ブレンドスティック117

●ユーシーシー上島珈琲

★食品原料　コーヒー豆（生豆生産国名：ブラジル、コロンビア他）
★添加物　なし

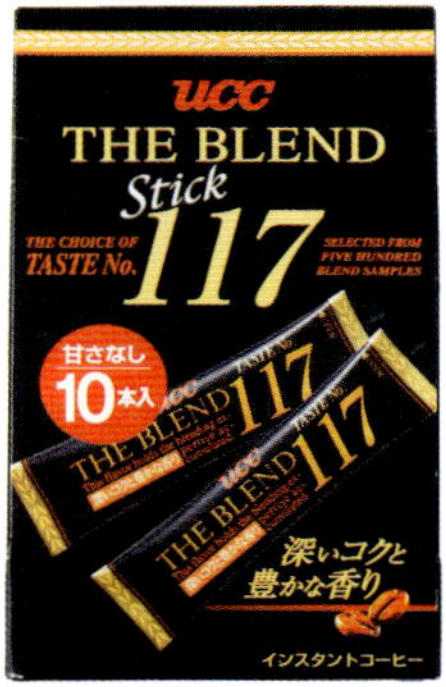

右の「ブレンディ スティックカフェオレ カロリーハーフ」とは違って、この製品には添加物はいっさい使われていません。**したがって、安心して飲むことができます。**

また、コーヒー豆の本来の味が活かされています。

✕ ネスカフェ ゴールドブレンド 濃厚ミルクラテ

●ネスレ日本

★食品原料　コーンシロップ、植物油脂、脱脂粉乳、コーヒー、デキストリン、乳糖、カゼイン、食塩　★添加物　リン酸塩（K、Na）、酸化ケイ素、香料、カゼインNa、甘味料（アスパルテーム・L-フェニルアラニン化合物、アセスルファムK）、クエン酸Na

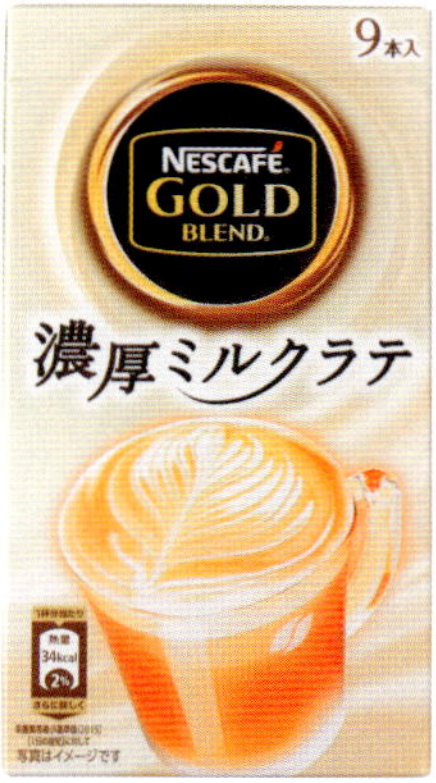

この製品にも、合成甘味料のアスパルテームとアセスルファムKが添加されています。

なお、酸化ケイ素はガラスの成分である二酸化ケイ素を粉末状にしたものです。消化されることなく、ほとんどが体外に排出されます。

●栄養補給の魅力より添加物への不安のほうが強い

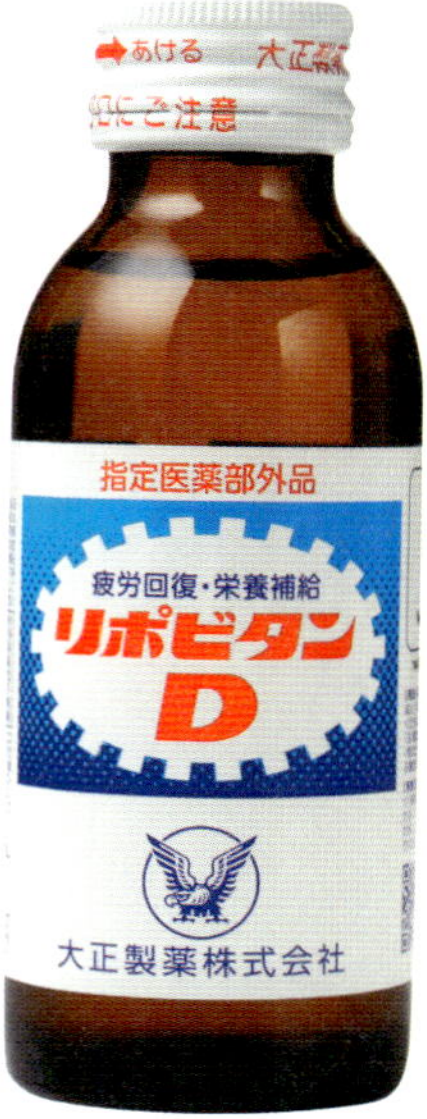

×

リポビタンD

●大正製薬

この製品は食品ではなく、指定医薬部外品です。そのため、「疲労の回復・予防」などの効能が表示されています。

しかし、合成保存料の安息香酸Naが添加されているので、飲まないほうが無難です。

安息香酸Naは毒性が強く、5％含むえさをラットに食べさせた実験では、すべてが過敏状態、尿失禁、痙攣などを起こして死亡しました。

また、**ビタミンCと化学反応を起こして、人間に白血病を起こすことが判明しているベンゼンに変化することがあるので、微量でも危険性が高い**と言えます。

★成分（100mL中） タウリン1000mg、イノシトール50mg、ニコチン酸アミド20mg、チアミン硝化物（ビタミンB1）5mg、リボフラビンリン酸エステルナトリウム（ビタミンB2）5mg、ピリドキシン塩酸塩（ビタミンB6）5mg、無水カフェイン50mg

★添加物 白糖、D-ソルビトール、クエン酸、安息香酸Na、香料、グリセリン、バニリン

△ オロナミンCドリンク

●大塚製薬

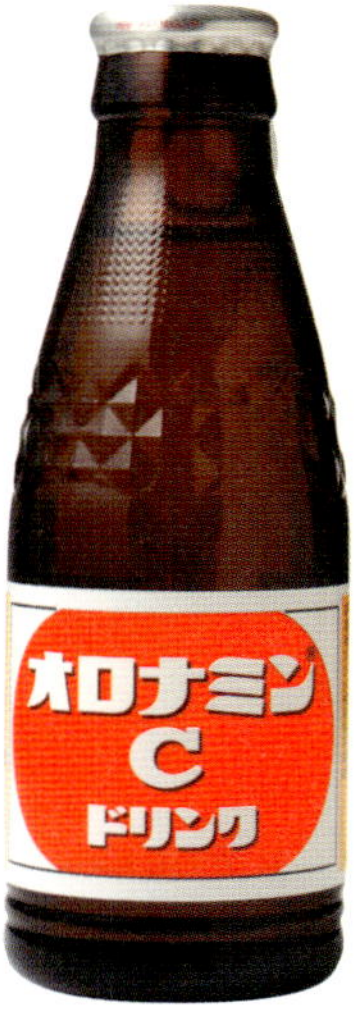

★食品原料　糖類（砂糖（国内製造）、ぶどう糖果糖液糖）、ハチミツ、食塩
★添加物　炭酸、香料、ビタミンC、クエン酸、カフェイン、ナイアシンアミド、ビタミンB6、ビタミンB2、溶性ビタミンP、イソロイシン、トレオニン、フェニルアラニン、グルタミン酸Na

炭酸が添加されていて、それに防腐効果があるので、保存料は添加されていません。添加物の多くは、ビタミンとアミノ酸で、これらは栄養強化剤です。**ただし、香料が添加されています。**またカフェインも添加されています。

× タフマン

●ヤクルト本社

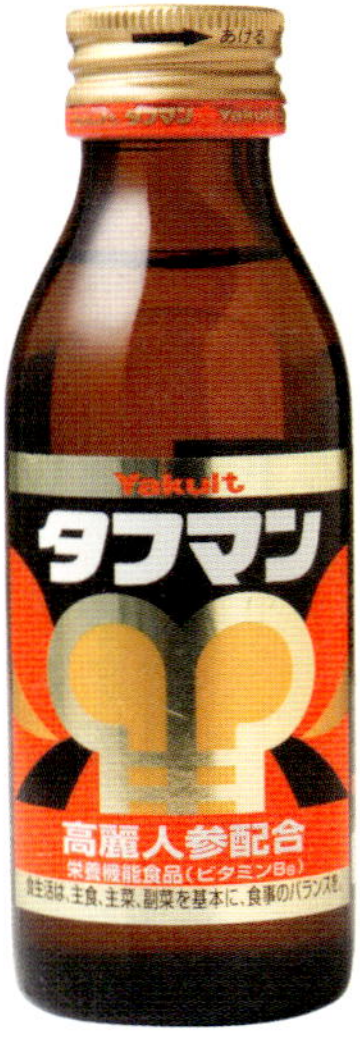

★食品原料　果糖ぶどう糖液糖、ワイン、はちみつ、高麗人参エキス、クコシエキス、ガラナエキス　**★添加物**　香辛料抽出物、酸味料、香料、V.C、リジン、環状オリゴ糖、イノシトール、カフェイン、保存料（安息香酸Na）、グルタミン酸Na、V.B2、ナイアシン、V.B6、甘味料（スクラロース）

合成保存料の安息香酸Naが添加されていますが、安息香酸Naは、添加物のV・C（ビタミンC）と反応して、ベンゼンができている可能性があります。**また合成甘味料のスクラロースも入っています。**したがってNGです。

●合成甘味料が目立つ中でまだマシと言える製品も

✕ ドライゼロ

●アサヒビール

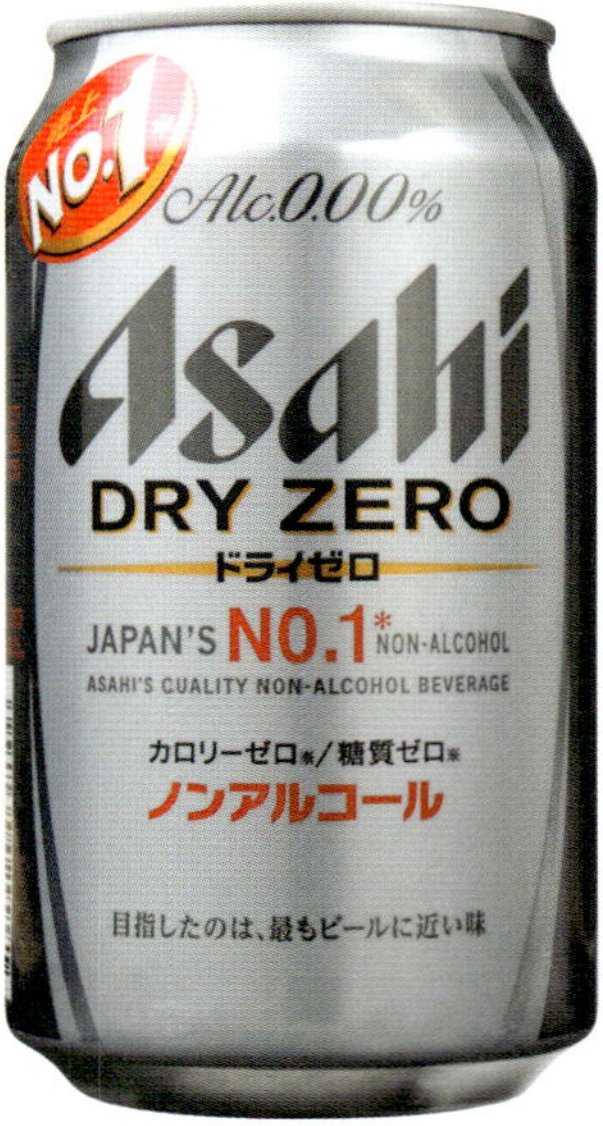

缶に「売上No.1」と大きく表示されています。ノンアルコールビール（ビールテイスト飲料）の中ではいちばん売れているようですが、おススメできません。

なぜなら、合成甘味料のアセスルファムKが添加されているからです。

この製品を毎日飲んでいると、肝臓にダメージを受けたり、リンパ球が減って免疫力が低下する心配があります。

また、カラメル色素が添加されている点も気になるところです。

このほか、香料や酸味料が添加されていますが、具体名は表示されていません。

★食品原料　食物繊維、大豆ペプチド、ホップ
★添加物　香料、酸味料、カラメル色素、酸化防止剤（ビタミンC）、甘味料（アセスルファムK）

ノンアルコールビール

△

ゼロイチ

●キリンビール

★食品原料　麦芽、水あめ、食物繊維、米発酵エキス、ホップ
★添加物　香料、酸味料、調味料（アミノ酸）、乳化剤

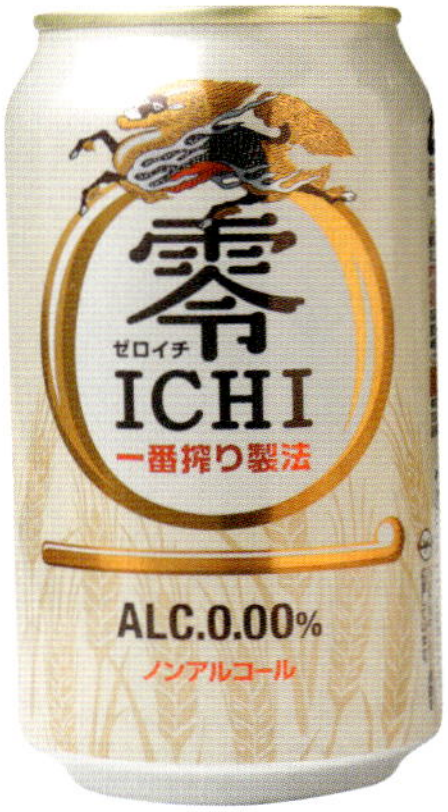

この製品は、右ページの「ドライゼロ」と違って、合成甘味料のアセスルファムKは添加されていません。

ただし、香料、酸味料、乳化剤などが添加されています。それらの具体名は表示されていません。

×

オールフリー

●サントリービール

★食品原料　麦芽、ホップ
★添加物　香料、酸味料、カラメル色素、酸化防止剤（ビタミンC）、苦味料、甘味料（アセスルファムK）

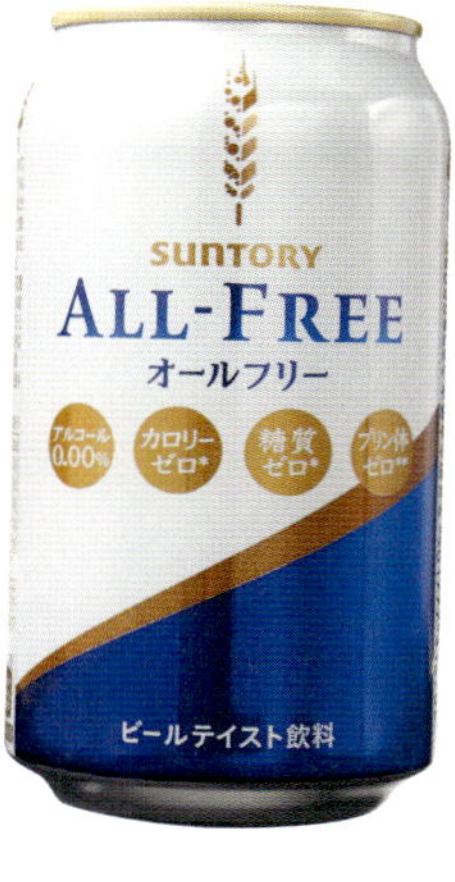

「ドライゼロ」と並ぶ人気製品ですが、**同様に合成甘味料のアセスルファムKが添加されているのでNGです。**

さらに、カラメル色素、香料、酸味料、苦味料など、全部で6種類の添加物が使われています。

◉ワインに硫黄や香料？
無添加ものなら頭痛とも無縁

✕

メルシャン ボン・ルージュ（赤）

●メルシャン

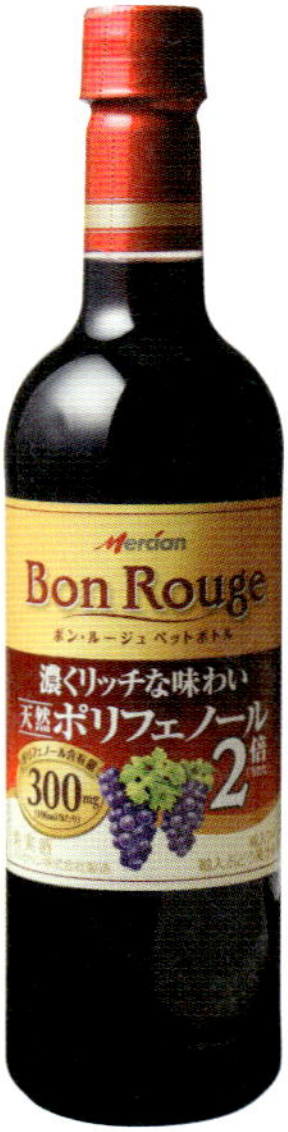

酸化防止剤の亜硫酸塩は数種類ありますが、ワインによく使われているのは二酸化硫黄《いおう》です。これは、気体を亜硫酸ガスといい、火山が噴火したガスや工場排煙などにも含まれている有毒物質です。**「ワインを飲むと頭痛がする」と言う人は少なくありませんが、その主な原因は、ワインに添加されている二酸化硫黄と考えられます。**なぜなら、そういう人でも、無添加のワインを飲んだ場合は頭痛を感じないからです。

二酸化硫黄は毒物なので、人体に何らかの悪影響を及ぼし、その結果、人によっては頭痛が起こると考えられます。

★食品原料　輸入ワイン、濃縮還元輸入ぶどう果汁（外国産）
★添加物　酸化防止剤（亜硫酸塩）

○ うれしいワイン 酸化防止剤無添加 ポリフェノールリッチ赤 有機プレミアム

●サッポロビール

★食品原料 有機濃縮還元ぶどう果汁(イタリア産)

★添加物 なし

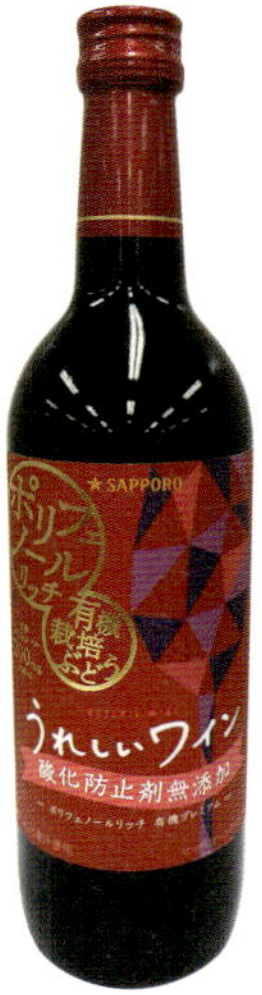

酸化防止剤の亜硫酸塩が添加されていないワインです。また、香料も使われておらず、無添加です。

イタリア産の有機栽培ぶどうの濃縮還元果汁を発酵させてつくったワインです。したがって、安心して飲むことができます。

× サントネージュ リラ赤

●アサヒビール

★食品原料 濃縮還元ぶどう果汁(外国産)

★添加物 香料、酸化防止剤(亜硫酸塩)

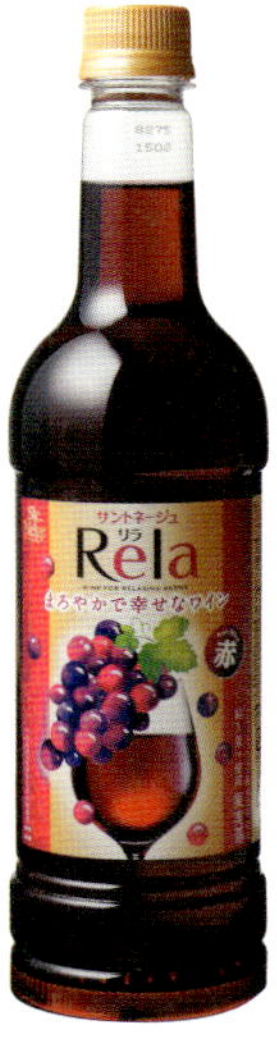

この製品にも、酸化防止剤の亜硫酸塩が使われています。したがって「メルシャン ボン・ルージュ」と同様な問題があります。**さらに、香料まで添加されています。**ワインに香料を添加するのは、いかがなものでしょうか。

●カラメル色素を使いすぎ この中ではキリン一択！

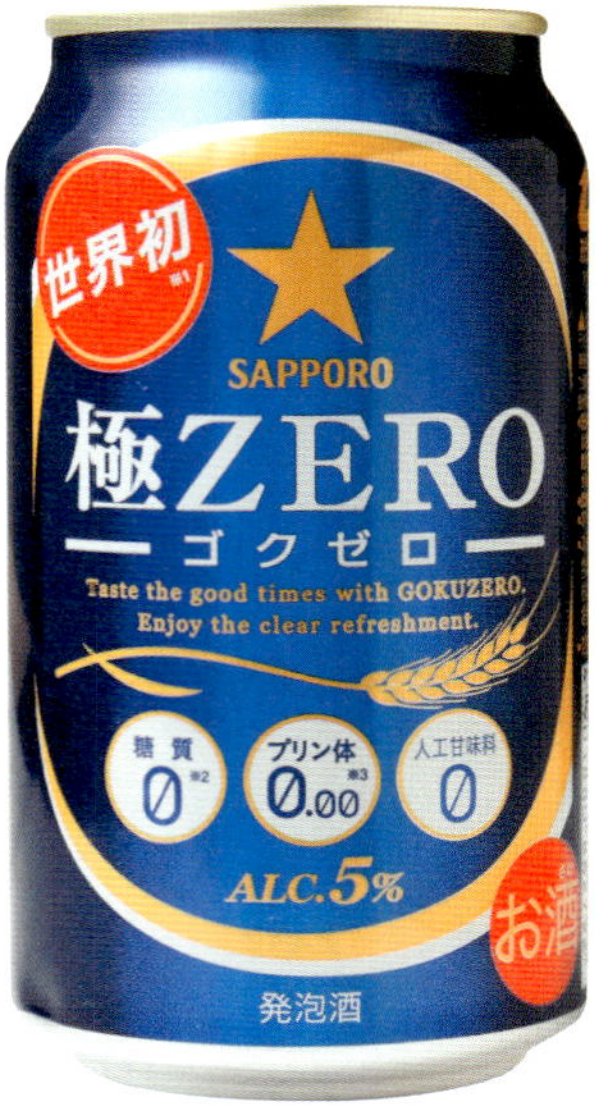

△ 極ZERO（ゴクゼロ）

●サッポロビール

「糖質０」「プリン体０」「人工甘味料０」がウリの製品です。**それはいいのですが、添加物がけっこう使われています。**とくにカラメル色素が気になります。カラメル色素はⅠ～Ⅳの４種類がありますが、カラメルⅢとⅣには、４-メチルイミダゾールという発がん性物質が含まれています。しかし「カラメル色素」としか表示されていないため、どれなのか不明。

塩化カルシウムは、安全性に問題はありません。アルギン酸エステルは、動物実験では毒性は認められていませんが、アレルギー体質の人が摂取すると、皮膚発疹を起こすことがあります。

★食品原料　麦芽、ホップ、大麦、糖類、スピリッツ、水溶性食物繊維

★添加物　苦味料、カラメル色素、香料、塩化カルシウム、酸味料、安定剤（アルギン酸エステル）

○ 淡麗 グリーンラベル〈生〉
糖質70%オフ

●キリンビール

★食品原料　麦芽、ホップ、大麦、コーン、糖類
★添加物　なし

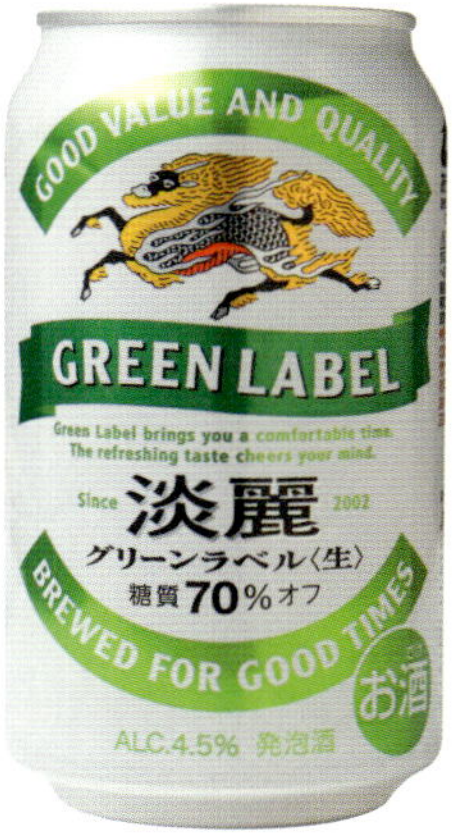

添加物は使われていません。糖質は100mℓあたり0・5〜1・1g含まれています。文部科学省の『日本食品標準成分表2015年版（七訂）』によると、発泡酒の場合、100gに含まれる炭水化物（糖質）は3・6g。1・1gはこの約30%なので、70%オフというのは間違っていないようです。

△ アサヒ スタイルフリー〈生〉
糖質0

●アサヒビール

★食品原料　麦芽、ホップ、大麦、米、コーン、スターチ、糖類、酵母エキス、食物繊維、大豆たんぱく
★添加物　カラメル色素

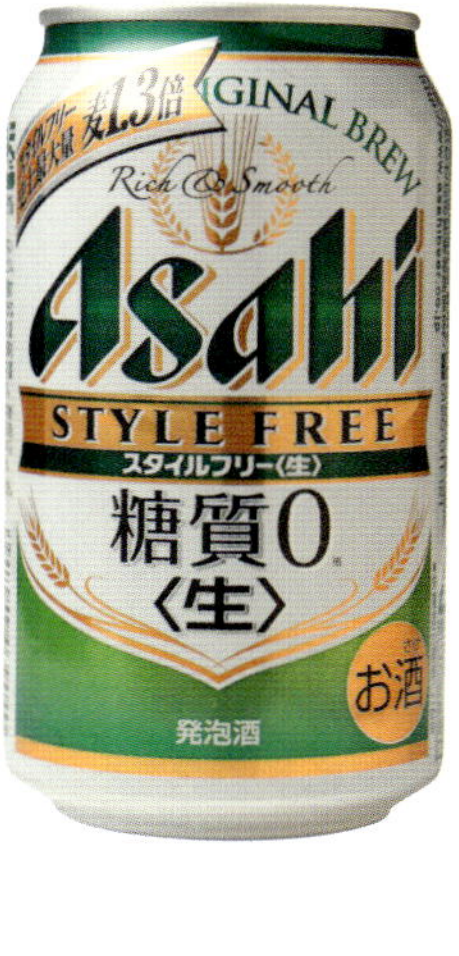

100mℓあたりの糖質は0gと表示されています。

ただし、カラメル色素が添加されている点が気になるところです。

こうした着色料を使わずに、ビールらしい色を出してもらいたいものです。

△

アサヒ 贅沢ZERO

●アサヒビール

◉無添加ものもけっこう多い 炭酸ガスくらいなら問題なし

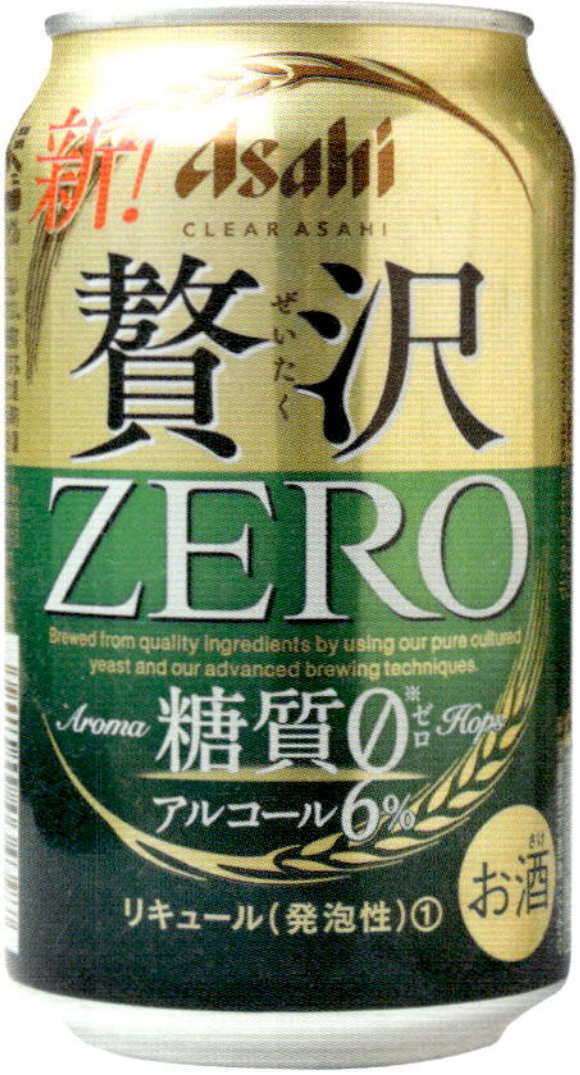

第3のビールとは「ビール風味の発泡アルコール飲料」のことで、酒税法では「その他の発泡性酒類」です。発泡性酒類には、ビールがあり、次に発泡酒、そして第3のビール（その他の発泡性酒類）があります。第3のビールは2種類あり、一つはホップと糖類、大豆たんぱくなどを原料として発酵させたもので、「その他の醸造酒（発泡性）①」と表示。もう一つは発泡酒にスピリッツ（小麦または大麦からつくったアルコールを蒸留したもの）を加えたもので、「リキュール（発泡性）①」と表示。

この製品は後者ですが、カラメル色素が使われている点が気がかり。

★食品原料　発泡酒（麦芽、麦芽エキス、ホップ、米、コーン、スターチ、糖類、アルコール、食物繊維、大豆たんぱく）、スピリッツ（大麦）

★添加物　カラメル色素、調味料（アミノ酸）

クリア アサヒ

●アサヒビール

★食品原料　発泡酒（麦芽、ホップ、大麦、コーン、スターチ）、スピリッツ（大麦）
★添加物　なし

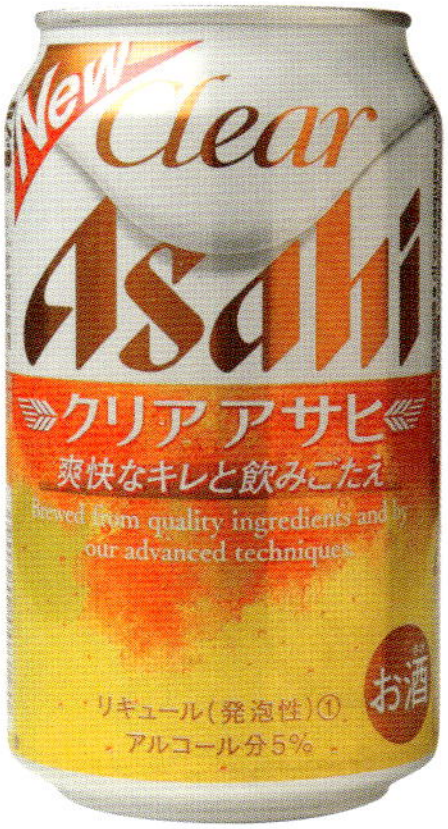

代表的な第3のビールです。発泡酒にスピリッツを混ぜたもので、「リキュール（発泡性）①」と表示されています。**ただし「アサヒ 贅沢ZERO」とは違って、カラメル色素は使われていません。**また、その他の添加物も使われていません。

金麦

●サントリービール

★食品原料　発泡酒（麦芽、ホップ、糖類）、スピリッツ（小麦）
★添加物　炭酸ガス

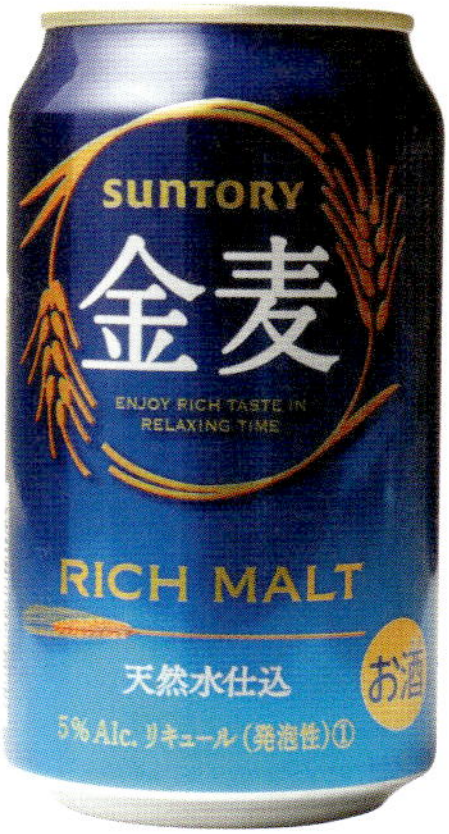

これも代表的な第3のビールで、「リキュール（発泡性）①」と表示されています。カラメル色素は、使われていません。

なお、炭酸ガスは添加物の一種ですが、二酸化炭素のことです。**水に溶けると炭酸になります。安全性に問題はありません。**

●何が入っているのか不明という製品が多い

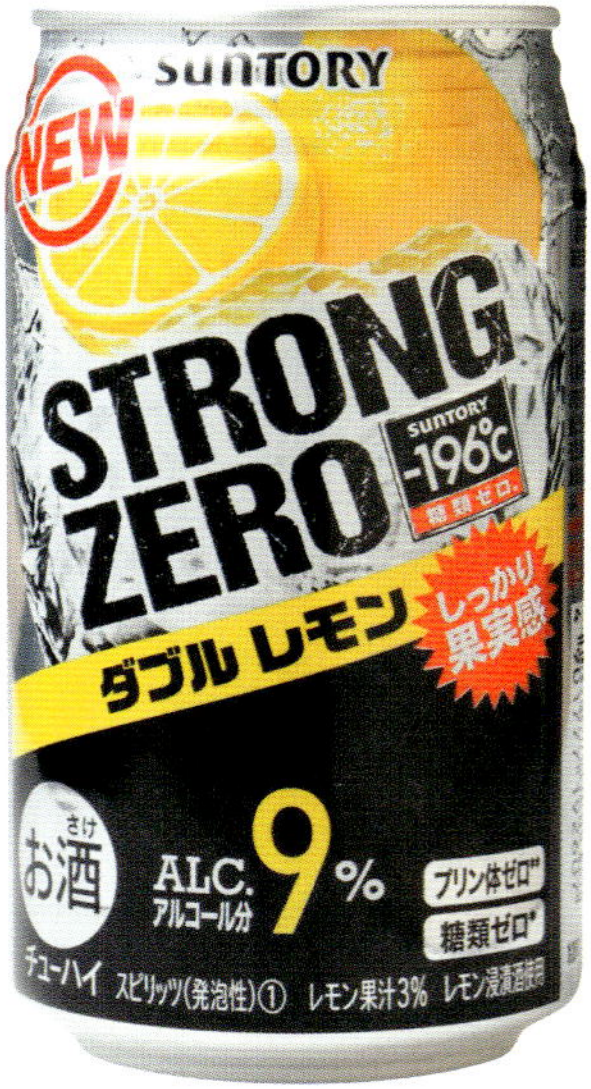

×ストロングゼロダブルレモン

●サントリースピリッツ

テレビで盛んにCMが流れている製品ですがNGです。なぜなら、合成甘味料のスクラロースとアセスルファムKが添加されているからです。**とくにアルコール飲料のアセスルファムKは問題です。**

アセスルファムKは自然界に存在しない化学合成物質で、3％含むえさをイヌに2年間食べさせた実験で、肝臓障害の際に増えるGPTが増加し、リンパ球が減少しました。GPTが増加したということは、肝臓の細胞が壊れたということです。

したがって、アルコールとの相乗作用で、肝臓がダメージを受ける危険性があります。

★食品原料　レモン、ウオツカ(国内製造)
★添加物　炭酸、酸味料、香料、ビタミンC、甘味料(アセスルファムK、スクラロース)

缶チューハイ（レモン）

△ 氷結 シチリア産レモン

●キリンビール

★食品原料 レモン果汁、ウォッカ、糖類

★添加物 酸味料、香料

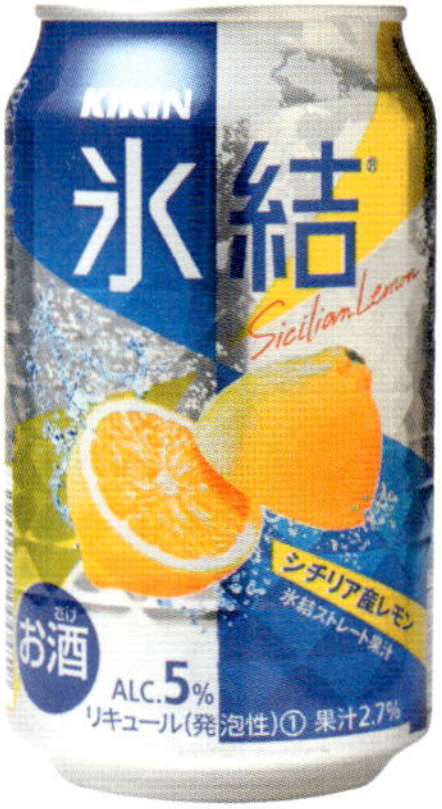

この製品には、右の「ストロングゼロ ダブルレモン」と違って、合成甘味料は添加されていません。**ただし、酸味料と香料が添加されていて、それらの物質名が表示されていません。**

そのため、具体的に何が添加されているのかわかりません。

△ タカラ 焼酎ハイボール レモン

●宝酒造

★食品原料 焼酎、レモン果汁、糖類

★添加物 香料、酸味料、カラメル色素

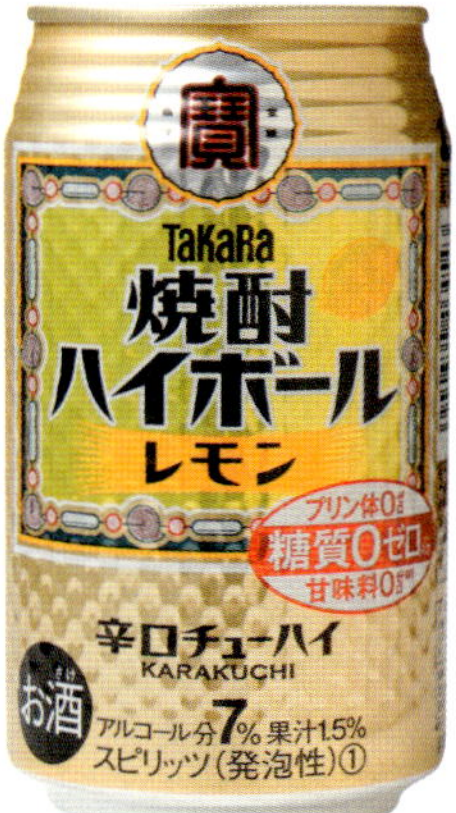

合成甘味料は使われていませんが、香料と酸味料が添加されていて、具体名（物質名）が表示されていません。

さらにカラメル色素が添加されています。 カラメル色素Ⅰ～Ⅳの四種類ありますが、どれが使われているのか表示されていません。

第7章

添加物の基礎知識

□添加物は食品ではない

食品添加物（添加物）は、食品ではありません。米や小麦粉などの穀類、野菜、果物、しょうゆ、みそ、塩、砂糖などの食品原料を使って、加工食品を製造する際に添加されるものです。添加物は、食品行政の基本法である食品衛生法で、次のように定められています。

「食品の製造の過程において又は食品の加工若《も》しくは保存の目的で、食品に添加、混和、浸潤その他の方法によって使用する物」（同法第４条）。

つまり、食品原料を使って食品を製造する際に、加工しやすくしたり、保存性を高めたりするなどの目的で、添加するものということです。

添加物が一般に使われるようになったのは、第２次世界大戦後です。１９４７年に食品行政の要である食品衛生法が制定され、翌年に初めて着色料や保存料など合計60品目の添加物が認可（指定）されました。

その後、添加物の数は増え続け、とくに高度経済成長期に急増しました。つまり、添加物が一般に使われるようになって、まだ70年くらいしかたっていないのです。

添加物には、指定添加物と既存添加物があります。指定添加物は、厚生労働大臣が「使用してよい」と定めたもので、化学的合成品がほとんどですが、天然物も少しだけ含まれます。また、既存添加物は、国内で広く使用されていて、長い食経験のあるもので、例外的に使用が認められているもので、既存添加物名簿に収載されたものです。

2019年2月現在で、指定添加物は455品目、既存添加物は365品目あります。これら以外の品目を、添加物として使用することは禁止されています。

なお、指定添加物と既存添加物のほかに、一般飲食物添加物と天然香料というものがあります。一般飲食物添加物とは、一般に食品として利用されているものを添加物の目的で使用するというもので、約100品目がリストアップされています。また、天然香料は、自然界の植物や昆虫などから抽出された香り成分で、なんと約600品目がリストアップ。**ただし、これらはリストアップされていないものでも、使用することができます。**その点が、前の指定添加物と既存添加物との大きな違いです。

用途名が併記された添加物は要注意

添加物は、その用途によって分類されています。たとえば、保存性を高める目的で使われるのが「保存料」で、ソルビン酸、ソルビン酸K（カリウム）、安息香酸、安息香酸Na（ナトリウム）などがあります。保存料は、漬けもの、ハム・ソーセージ、魚肉練り製品、清涼飲料、栄養ドリンクなど、多くの食品に使われています。

また、着色の目的で使われるのが「着色料」です。赤色102号（赤102）、黄色4号（黄4）、青色1号（青1）、カラメル色素、パプリカ色素などがあり、これも多くの食品に使われています。

それから、酸味をつける目的で使われるのが「酸味料」で、乳酸、クエン酸、リンゴ酸などがあります。このほか、甘味料、漂白剤、防カビ剤、調味料、膨張剤、香料など、用途によって分類されています。これらを用途名といいます。

では、ほかに添加物にはどんな用途があるのでしょうか？

表示の仕方と関連づけながら、見ていきましょう。

各食品には原材料名欄があります。**そこには、まず食品原料が使用量の多い順に表示され、次に添加物がやはり使用料の多い順に表示されます。**これらの表示は、食品表示法によって義務づけられています。

左の図は、伊藤ハムの「朝のフレッシュ ロースハム」の原材料名です。まず「豚ロース肉」「糖類（水あめ、砂糖）」「卵たん白」などの食品原料が、使用料の多い順に書かれています。

それは「ポークエキス調味料」で終わり、「／」以降の「調味料（有機酸等）」からが添加物となり、香辛料抽出物で終わりです。

添加物は、原則としてすべて物質名を表示することになっています。物質名とは、添加物の具体的な名称です。スクラロース、赤色102号、安息香酸Na、乳酸、クエン酸などの具体的な名称が物質名です。図の中では「カゼインNa」、「ビタミンC」、「亜硝酸Na」、「コチニール色素」が物質名です。

一方「調味料」「酸化防止剤」「発色剤」というのは、用途名です。つまり、どんな用途に使われているのかを示すものです。ちなみに「酸化防止剤（ビタミンC）」とは、酸化防止剤としてビタミンCが、「発色剤（亜硝酸Na）」とは、発色剤として亜硝酸Naが使われているという意味です。

このように、用途名と物質名を両方書くことを用途名併記と言います。 酸化防止剤や発色剤の場合、用途名併記が義務づけられているため、こうした表示がなされているのです。ほかにも、用途併記が義務づけられているものがあります。

それは、酸化防止剤と発色剤も含めて、次の用途に使わ

［朝のフレッシュロースハム］の原材料名

豚ロース肉、糖類（水あめ、砂糖）、卵たん白、植物性たん白、食塩、乳たん白、ポークエキス調味料／調味料（有機酸等）、リン酸塩（Na）、増粘多糖類、カゼインNa、酸化防止剤（ビタミンC）、発色剤（亜硝酸Na）、コチニール色素、香辛料抽出物、（一部に卵・乳成分・豚肉・大豆を含む）

れる添加物です。

・保存料……保存性を高める
・着色料……着色する
・甘味料……甘味をつける
・発色剤……黒ずみを防いで、色を鮮やかに保つ
・漂白剤……漂白する
・糊料（増粘剤、ゲル化剤、安定剤）……とろみや粘性をもたせたり、ゼリー状に固める
・酸化防止剤……酸化を防止する
・防カビ剤……カビの発生や腐敗を防ぐ

以上ですが、たとえば安息香酸Naが保存料として使われていた場合は「保存料（安息香酸Na）」。スクラロースが甘味料として使われていた場合は「甘味料（スクラロース）」という表示になります。

なお、着色料については、添加物名に「色」の文字がある場合、用途名を併記しなくてよいことになっています。たとえば「カラメル色素」は「色素」の文字があるので、用途名は併記されていません。着色料と書かなくても、使用目的がわかるからです。

これら用途名併記が義務づけられている添加物は、じつは毒性の強いものが多いのです。

そもそも、用途名併記を義務づけたのは、消費者にどんな添加物が使われているのかを認識してもらい、毒性の強いものを多く摂取しないようにしてもらうためだったのです。

ただし、すべてが毒性が強いというわけではなく、ビタミンCやEのように、毒性がほとんどないものも少ないながらあります。

「一括名表示」という大きな抜け穴

添加物は、原則としてすべて物質名が表示され、その一部は用途名も併記されるということなのですが、残念ながら実際には違っているのです。**ほとんどは、物質名が表示されていないのです。**

なぜかというと、一括名表示という抜け穴があるからです。一括名とは、用途名とほぼ同じ。酸味料、香料、調味料などです。

これらの用途に使われる添加物は、物質名ではなく、一括名を表示するだけでよいのです。たとえば、乳酸とクエン酸とリンゴ酸が、酸味料として使われたとします。この場合、「酸味料」という一括名（用途名）を表示すればよいということになっています。

一括名表示が認められているものは、次の添加物です。

・酸味料……酸味をつける
・香料……香りをつける
・調味料……味付けをする
・乳化剤……油と水を混じりやすくする
・膨張剤……食品を膨らます
・pH調整剤……酸性度やアルカリ度を調節し、保存性を高める
・イーストフード……パンをふっくらさせる
・ガムベース……ガムの基材となる
・チューインガム軟化剤……ガムを軟らかくする
・豆腐用凝固剤……豆乳を固める
・かんすい……ラーメンの風味や色あいを出す
・苦味料……苦味をつける
・光沢剤……つやを出す
・酵素……タンパク質からできた酵素で、さまざまな働きがある

以上ですが、それぞれの一括名に当てはまる添加物は、おおよそ数十品目あります。した

がって、大半の添加物は、いずれかの一括名に当てはまることになり、物質名が表示されないということになってしまうのです。

なお、一括名表示が認められた添加物は、全般的にそれほど危険性の高いものはありません。そのため、物質名ではなく、一括名の表示が認められているという面もあります。

合成香料の中には、毒性の強いものもありますが、添加量が微量なので影響は少ないと考えられています。

表示されない添加物が3種類ある

さらに、表示免除が認められている添加物があります。つまり、添加物を使っていても、表示しなくてよいのです。それは、次の3種類です。

まず、栄養強化剤（強化剤）。これは、食品の栄養を高めるためのもので、ビタミン類、アミノ酸類、ミネラル類があります。体にとってプラスになり、安全性も高いと考えられているので、表示が免除されています。ただし、メーカーの判断で表示してもかまいません。

次に、加工助剤。これは、食品を製造する際に使われる添加物で、最終の食品には残らないもの、あるいは残っても微量で、食品の成分には影響を与えないものです。

たとえば、塩酸や硫酸がこれにあたります。これらは、タンパク質を分解するなどの目的で使われていますが、水酸化Na（これも添加物の一つ）などによって中和して、食品に残らないようにしています。この場合、加工助剤とみなされ、表示が免除されます。

もう一つは、キャリーオーバーで、原材料に含まれる添加物のことです。

たとえば、せんべいの原材料は、米としょうゆですが、しょうゆの中に保存料が含まれることがあります。この際、保存料がせんべいに残らないか、あるいは残っても微量で効果を発揮しない場合、キャリーオーバーとなります。そのため、表示免除となり、「米、しょうゆ」という表示になります。

このほか、店頭でバラ売りされているパン、ケーキ、あめなども、添加物の表示をしなくてよいことになっています。つまり、容器に入っていない食品は、添加物を表示しなくてよいのです。ただし、グレープフルーツやオレンジ、レモンなどで、防カビ剤が使われている場合、バラ売りでもプレートやポップなどで使用防カビ剤を表示することになっています。

回 危険性の高い添加物とは？

指定添加物は、ほとんどが石油製品などを原料に、化学的に合成された合成添加物です。一方、既存添加物は、すべて植物、海藻、昆虫、細菌、鉱物など自然界に存在するものから特定の成分を抽出した天然添加物です。

安全性の観点からとくに問題になるのは、合成添加物です。人工的につくられたものであるため、未知な部分が多く、また体内でうまく処理されないものが多いからです。

合成添加物は、次の二つのタイプに分類されます。

1　自然界にまったく存在しない化学合成物質
2　自然界に存在する成分を真似て化学合成したもの

１に該当するものは、スクラロースやアセスルファムＫ、赤色１０２号や黄色４号、青色１号などのタール色素、防カビ剤のＯＰＰ（オルトフェニルフェノール）やＴＢＺ（チアベンダゾール）、酸化防止剤のＢＨＡ（ブチルヒドロキシアニソール）やＢＨＴ（ジブチルヒドロキシトルエン）など数多くあります。

それらは、体が処理できないものが多く、そのため分解されることがないので、血液に乗って体中をぐるぐるめぐり、肝臓や腎臓などの各臓器に達することになります。

地球環境中に排出されたダイオキシンや、農薬のＤＤＴなどの化学物質は、分解されることなく環境中をぐるぐるめぐり、「環境汚染」を引き起こしています。

したがって、体内に入って分解されることなく、体中をぐるぐるめぐっている添加物は「人体汚染」を起こしていると言えます。**それらの汚染物質は、各臓器の細胞の機能を低下**

させたり、遺伝子を傷つけたりして、がんの引き金になっているのです。たとえば、タール色素の赤色2号（赤2）は、アメリカの動物実験で発がん性の疑いが強いことがわかり、同国では使用が禁止されました。しかし、日本では今も使用が認められています。

また、OPPは、ネズミを使った実験で発がん性が認められています。TBZは、催奇形性《さいきけいせい》（胎児に障害をもたらす毒性）が認められています。

ちなみに、OPPとTBZは、輸入されたレモン、オレンジ、グレープフルーツなどに使われています。BHAについては、動物実験で発がん性が認められています。

これらの自然界に存在しない化学合成物質は、近年になってつくられたものであり、それだけ未知な部分も多く、人間が摂取した場合にどのような影響をおよぼすかも未知です。安全であるかどうか、本当のところわかっていません。したがって、本来は食品に混ぜるべきではないのです。

危険ではない添加物を見分けよう

合成添加物の2に該当するのは、ビタミンA、B_1、B_2、C、Eなどのビタミン類、乳酸、クエン酸、リンゴ酸などの酸、L-グルタミン酸Na、グリシンなどのアミノ酸類、ソルビトールなどの糖アルコールなどがあります。これらは、もともと食品に含まれている成分が多いので、毒性はそれほどありません。ただし、人工的に合成された純粋な化学物質であるため、大量に摂取したり、あるいは何種類、何十種類も一度に摂取すると、口内や胃、腸の粘膜を刺激して、痛みや不快な症状を起こすことがあります。

一方、天然添加物（既存添加物）は、もともと自然界にあるものから特定成分を抽出しているので、毒性の強いものはそれほど見当たりません。ただし、以前ハムなどに使われていたアカネ色素については、動物実験で発がん性が認められたため、２００４年に既存添加物名簿から削除され、使用が禁止されました。**このように、天然添加物の中にも危険性の高いものもあるので、今後とも注意していく必要があります。**

なお、一般飲食物添加物については、もともと食品として利用されているものなので、安全性に問題はありません。また、天然香料については、植物から抽出されたものが多いのですが、なかには正体不明のものもあるので、これも注意しなければならないでしょう。

以上のように添加物と一口に言っても、危険性の高いものとそうでないものとがあります。したがって、**われわれ消費者としては、危険性の高い添加物を避けるように心がければよい**のです。そうすれば、がんやその他の病気になるリスクを低下させることができます。

次ページに「危険性の高い添加物一覧」を示しますので、それらはできるだけ避けるようにしてください。

〔危険性の高い添加物一覧〕

〔発がん性やその疑いがある〕

・着色料……タール色素（赤2、赤3、赤40、赤102、赤104、赤105、赤106、黄4、黄5、青1、青2、緑3）、二酸化チタン、カラメルⅢ、カラメルⅣ
・甘味料……アスパルテーム、ネオテーム、サッカリン、サッカリンNa
・発色剤……亜硝酸Na
・小麦粉改良剤……臭素酸K
・防カビ剤……OPP、OPP-Na、ピリメタニル、フルジオキソニル、プロピコナゾール
・漂白剤……過酸化水素
・酸化防止剤……BHA、BHT

〔催奇形性やその疑いがある〕
・防カビ剤…TBZ
・酸化防止剤……EDTA-Na

〔急性毒性が強く、臓器などに障害をもたらす可能性がある〕
・防カビ剤……イマザリル、ジフェニル、アゾキシストロビン
・漂白剤……亜硫酸Na、次亜硫酸Na、ピロ亜硫酸Na、ピロ亜硫酸K、二酸化硫黄
・保存料……安息香酸Na、パラベン

〔体内で異物となって、臓器や免疫などに障害をもたらす可能性がある〕
・アセスルファムK、スクラロース

おわりに

私たちは、毎日さまざまな食品を食べて暮らしていますが、誰もが「安全な食品を食べたい」と願っているでしょう。しかし、それが今は、なかなか難しい時代です。食品を製造・販売する企業は、消費者の健康よりも、利益を上げることを優先させています。

そのため、長期間保存を可能にしたり、きれいに見せかけたり、印象に残るにおいにしたり、ダイエットをうたったりなどのために、安全性の疑わしいさまざまな添加物が使われているのです。

一方、添加物を規制する立場の厚生労働省は、業者寄りの行政をおこなっているため、それらの使用を平気で認めている傾向にあります。こうした状況にあっては、消費者は自己防衛を図っていかなければならないのです。

今や日本人の3人に1人が、がんで死亡しているという紛れもない事実があります。また、2人に1人ががんを発病している状況です。しかも、30代から50代の働き盛りでもがんになる人が多く、それらの年代の死亡原因のトップががんなのです。

こうした状況を招いている一因として、添加物が考えられます。毎日、食品とともにとっている添加物の影響が、長いあいだ積もり積もって、がんが発生している可能性が高いのです。ですから、発がん性やその疑いがある添加物は、極力避けるべきです。

また、肝臓や腎臓にダメージを与えたり、免疫力を低下させたりする可能性のある添加物も、できるだけ避けたほうがよいのです。

本書では、これら危険性の高い添加物が使われている食品に対して、×（NG）マークをつけています。ですから、そうした製品を買わないようにすることで、害を減らせるのです。

日々の生活の中で、健康を維持するということは、人間が生きていく上で非常に重要なことです。本書が、その一助になることを願ってやみません。

なお、本書の編集・制作にあたっては、WAVE出版編集部の丑久保和哉さんに労を取っていただきました。この場を借りて、感謝の意を表したいと思います。

2019年3月　渡辺雄二

渡辺雄二（わたなべ・ゆうじ）
1954年生まれ、栃木県出身。千葉大学工学部合成化学科卒業。消費生活問題紙の記者をへて、1982年にフリーの科学ジャーナリストとなる。食品・環境・医療・バイオテクノロジーなどの諸問題を消費者の視点で提起し続け、雑誌や新聞に精力的に執筆。とりわけ食品添加物、合成洗剤、遺伝子組み換え食品に造詣が深く、全国各地で講演もおこなっている。
著書には『「食べてはいけない」「食べてもいい」添加物』『コンビニの「買ってはいけない」「買ってもいい」食品』（以上、大和書房）、『飲んではいけない飲みもの 飲んでもいい飲みもの』『買ってはいけないお菓子 買ってもいいお菓子』『買ってはいけないインスタント食品 買ってもいいインスタント食品』（以上、だいわ文庫）、『食べるなら、どっち⁉』『使うなら、どっち⁉』（以上、サンクチュアリ出版）、ミリオンセラーとなった『買ってはいけない』（共著、金曜日）などがある。

ブックデザイン　福田和雄（FUKUDA DESIGN）
DTP　朝日メディアインターナショナル
写真　原 幹和

OK食品 NG食品　どちらを食べますか？

2019年4月25日第1版第1刷発行

編　者　渡辺雄二
発行所　WAVE出版
〒102-0074　東京都千代田区九段南3-9-12
TEL 03-3261-3713　FAX 03-3261-3823
振替 00100-7-366376
E-mail: info@wave-publishers.co.jp
http://www.wave-publishers.co.jp
印刷・製本　シナノパブリッシングプレス

NDC917　231p　19cm　ISBN978-4-86621-207-4